皮肤病

实用中医外治法

王少军 编著

SPM 南方传媒
广东科技出版社
全国优秀出版社
· 广 州 ·

图书在版编目（CIP）数据

皮肤病实用中医外治法 / 王少军编著. —广州：广东
科技出版社，2022.5
　　ISBN 978-7-5359-7813-4

　　Ⅰ.①皮…　Ⅱ.①王…　Ⅲ.①皮肤病—中医治疗法—
外治法　Ⅳ.①R275

中国版本图书馆CIP数据核字（2022）第018064号

皮肤病实用中医外治法
Pifubing Shiyong Zhongyi Waizhifa

出 版 人：严奉强
责任编辑：李　芹　曾永琳　王　珈
装帧设计：友间文化
责任校对：于强强
责任印制：彭海波
出版发行：广东科技出版社
　　　　　（广州市环市东路水荫路11号　邮政编码：510075）
销售热线：020-37607413
http://www.gdstp.com.cn
E-mail: gdkjbw@nfcb.com.cn
经　　销：广东新华发行集团股份有限公司
印　　刷：广州一龙印刷有限公司
　　　　　（广州市增城区荔新九路43号1幢自编101房　邮政编码　511340）
规　　格：787mm×1 092mm　1/16　印张17.25　字数345千
版　　次：2022年5月第1版
　　　　　2022年5月第1次印刷
定　　价：108.00元

如发现因印装质量问题影响阅读，请与广东科技出版社印制室联系调换（电话：020-37607272）。

前 言
Preface

　　《皮肤病实用中医外治法》是一部适合临床医生参考的治疗皮肤病的工具书。书中介绍了具有独特优势的针灸疗法及中药外用经典方药等。

　　本书阐述了针灸治疗皮肤病的优势为局部治疗配合整体调理。局部治疗是采用毫针刺、刮痧、艾灸、火针等疗法直接作用于患病部位，达到祛邪治标的目的；整体调理是采用毫针刺、耳针、脐针、放血、穴位埋线、自血穴位注射、拔罐等疗法，以整体观理论为指导，辨证取穴、调理阴阳，达到外病内治的目的；同时重视"心身同治"，这是中医治疗皮肤病的特色。

　　本书分为上、下两篇。上篇主要介绍了中医治疗皮肤病的实用外治法，包括针灸疗法、中药外敷疗法、中药熏洗疗法；下篇介绍了40余种皮肤病的实用中医外治法，主要方法附有操作视频。每种皮肤病后附有典型病例分析，代表性的病例有治疗前后对比图。书中还提供了300多个切实有效的中药外用方。考虑到有些皮肤病在临床需配合中药内服疗效更好，本书在每一种皮肤病后都附有中药内治法。

　　本书的撰写得到中国中医科学院第十一批基本科研业务费自主选题院内联合创新专项（ZZ11-050）的基金资助。在临床图片收集、视频录制过程中得到团队成员曹文杰、王之彦、李彩彩、李思婷、李芹、尹业辉、宋子威等大力支持和帮助，在此深表感谢。也要感谢前来就诊的患者，是他们给了我们展示的平台。感谢你们的一路相伴，成就了这本书。希望这本书的出版，能为读者解决一些实际问题。

王少军
2021年11月6日

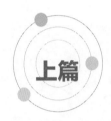

上篇 概 论

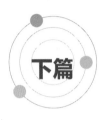

下篇 常见皮肤病的中医治疗

（附：典型病例分析、操作视频、中药内治法）

目录

上篇

概论

第一章　皮肤病概述

一、皮肤病的定义

皮肤病是发生在皮肤、黏膜及皮肤附属器官疾病的总称。皮肤是人体最大的器官，皮肤病的种类繁多，多种发生在内脏的疾病也可以在皮肤上有所表现。

二、从中医的角度分析皮肤病病因及其致病特点

皮肤的正常生理活动受到破坏，就会发生皮肤病。破坏皮肤正常生理活动的致病因素，称为病因。各种病因作用于人体所引起的病变机制，称为病机。导致皮肤病发生的原因是多种多样的，如六淫、七情、饮食、劳逸、虫毒及外伤等。六淫、虫毒等常直接浸淫皮肤而发病，七情、饮食等影响脏腑功能后可间接引起皮肤病。

（一）六淫诱发皮肤病的原因与致病特点

风、寒、暑、湿、燥、火（热）是自然界6种正常的气候变化，无致病作用，称为六气。当六气反常时，则有致病作用，如六气过盛超越机体抵抗力，或机体抵抗力下降，六气侵袭机体，六气均变为不正之气，称为六淫。

1. 风邪

风为春季的主气，但其四季常在，故全年都可外感风邪；内风多因肝脏功能失调而产生。风邪所致的皮肤症状主要为风团、鳞屑和瘙痒。其性质与致病特点如下。

（1）风性善行而数变。表现为风团发无定处，时起时消，变化无常；瘙痒发无定时，速痒速止。如荨麻疹就具有此特点。

（2）风性升发向上。风邪侵袭体表，由于升发特性，使皮损易于扩散增多；又因其性趋向上，故皮损好发于体表上半部。如玫瑰糠疹好发于胸背，其皮疹由一个母斑而后扩散增多。又如面部脂溢性皮炎，多与风邪有关。

风为阳邪，外风侵袭体表，皮肤易偏干燥，出现细薄鳞屑，如单纯糠疹；内风外发体表，皮肤干燥失润，易出鳞屑，尤其经反复搔抓，致使皮肤粗糙或肥厚，如皮肤瘙痒症。风为阳邪，风胜化燥，所以鳞屑多干燥。

2. 寒邪

寒为冬季的主气，外感寒邪在冬季、秋季均可发生；内寒主要由脾肾阳虚所致。寒邪所致的皮肤症状为皮肤温度低，皮损色白或青紫，产生结节、结块及疼痛。其性质与致病特点如下。

（1）寒性收引。外寒侵袭，腠理毛窍闭，络脉收引，气血不充则皮疹色白，其证为表实，如荨麻疹。内寒外发，四肢不温，手足发绀，其证为里虚，如硬皮病。

（2）寒性凝滞。寒邪易使气血凝滞，阻于经脉，不通则痛，如肢端动脉痉挛病；寒凝气血，肌肤失养，导致皮肤板硬、肢端发绀，如硬皮病、雷诺氏病等；寒凝气血，久郁不化，局部则出现结节或结块，如硬红斑。

寒为阴邪，若寒邪偏盛，则易伤阳气，故硬皮病患者，冬季手足症状加重，寒冷性荨麻疹触及寒凉易发病。寒性属阴，遇热寒性减弱，故症状减轻，如硬皮病、肢端动脉痉挛病、寒冷性荨麻疹等，均有得暖病情缓解的表现。

3. 暑邪

暑为夏季的主气，暑邪独见于盛夏，而无内暑。暑邪所致的皮肤症状为丘疹、水疱等。其性质与致病特点如下。

（1）暑性炎热。暑为夏季的火热之气所化，浸淫皮肤后，易出现红斑、红色丘疹，多见于夏季皮炎、红痱子。

（2）暑性升散。暑为阳邪，性升散，故皮疹好发于上半身，如红痱子；暑性升散易伤津耗气，故常伴咽干、口渴、倦怠等症状。

（3）暑多夹湿。表现在皮疹方面，如小水疱，多见于白痱子；表现在全身症状方面，如口渴但不多饮、身热不扬、纳呆。

4. 湿邪

湿为长夏的主气，外感湿邪可因气候变化异常而来，又可因居住潮湿、接触水湿、涉水淋雨等而来；内湿多由脾失健运所致。湿邪所致的皮肤症状有丘疱疹、水疱、大疱、浸渍、糜烂、渗出及水肿性红斑、浸润性风团等。其性质与致病特点如下。

（1）湿性重浊。湿邪多伤于下，故湿邪所致皮肤病多发于下肢、外阴、双足，如小腿湿疹、急性女阴溃疡、阴囊湿疹、糜烂型足癣等。泛发性湿疹、天疱疮、脂溢性皮炎等也发于上半身，这与湿夹风、热邪相兼有关。

（2）湿性黏滞。湿性黏腻，郁滞难除，故所致皮肤病往往缠绵难愈，病程较长，易反复发作。如湿疹，易由急性转成亚急性、慢性。

湿为阴邪，有两方面特征：一是湿可以由阴转化为阳，即湿邪久郁，可以化热，使湿热内蕴，所以湿邪所致皮损不单是水疱、大疱，尚有红斑、红色丘疹相随出现，如湿疹、多形红斑等；另外湿易与其他邪气相兼，如风湿、湿毒、寒湿等，因此湿邪诱发的皮肤病常出现复杂多变的症状。二是湿易阻遏阳气，临床上可出现头晕、肢困乏力、胸腹痞满、纳呆等全身症状。

5. 燥邪

燥为秋季的主气，外感燥邪多见于秋季，但肥皂、洗衣粉及其他化学物品也可致燥病；内燥常因体内津血亏虚化生。燥邪致病的皮肤症状有皮肤干燥、粗糙、鳞屑等。其性质与致病特点如下。

（1）燥性干涩，易伤津液。由于这种性质，患者常出现上述的皮肤症状。外燥所致者，症状轻，易恢复；内燥所致者，症状不易改善，如手足皲裂症、鱼鳞病。

（2）燥为阳邪，有时可从风、热转化而来。内燥常使黏膜干燥失养，如干燥综合征，可伴口咽干燥、唾液减少等症状。

6. 火邪

火与热只是程度不同，火为热之甚，热为火之渐。外火热，多由直接感受温热邪气所致；内火热，常由脏腑阴阳气血失调所致。此外，风、寒、暑、湿、燥等各种外邪，或者精神刺激即所谓的"五志过极"，在一定条件下均可化火，所以又有"五气化火""五志化火"之说。火热之邪所致的皮肤症状有红斑、红色丘疹、紫斑、脓疱等。其性质与致病特点如下。

（1）火性向上。表现在两个方面：一是火热上腾，使有些皮肤病好发于身体上半部位及头面、上肢，如面部丹毒、黄水疮、神经性皮炎、痤疮等；二是火热外发，使红斑、丘疹、脓疱等出现在皮肤各处。

（2）火性暴烈。火热所致皮肤病多发病急，病程短，皮疹发生快，消退也快。

火为阳邪，比其他阳邪刚烈，火热有燎原之势，因此可外伤皮肤，内伤脏腑，使有些皮肤病患者出现危笃病情，如系统性红斑狼疮毒热燔营证。

（二）七情诱发皮肤病的原因与致病特点

喜、怒、忧、思、悲、恐、惊称为七情，这是中医学对人体精神情志、思维活动的高度概括。在一般情况下，人不能没有正常的精神、神志和思维活动。在某些情况下，七情超越了正常活动范围，就成了致病因素。《素问·阴阳应象大论》曰："人有五脏、化五气，以生喜怒悲忧恐。"并指出怒伤肝、喜伤心、思伤脾、忧伤肺、恐伤肾的情志变化与五脏的关系。

七情异常变化，可引起脏腑功能紊乱、气血阴阳失调，从而导致皮肤病。如心绪烦扰，心火内生，促使火热伏于营血、外发于肌肤，出现红斑、丘疹、鳞屑等，多见于银屑病、神经性皮炎；突然的精神刺激，使血热生风，风动发落，常见于斑秃；暴怒伤肝，肝气郁结，则面部黄褐斑加重。

精神及心理因素引起的皮肤病为典型的身心性皮肤病，在疾病的发生、发展中，精神及心理因素起着重要作用。最初被提出的身心性皮肤病是神经性皮炎，随着研究不断深入，病种范围不断扩大，现在常被研究的身心性皮肤病还有皮肤瘙痒症、银屑病、痤疮、酒渣鼻、脂溢性皮炎、扁平苔藓、湿疹、慢性荨麻疹、系统性红斑狼疮、白癜风、斑秃等。

（三）饮食诱发皮肤病的原因与致病特点

饮食不节导致皮肤病或加重病情，在临床上是屡见不鲜的。饮食不节主要是脾胃功能的损伤导致皮肤病。大致有以下几个方面：①过食生冷或暴饮暴食，脾虚运化不周，产生内湿，湿邪外发肌肤，而发生湿疹，亦可见脾虚湿盛证的带状疱疹；②过食或偏嗜鱼虾海味腥发之物，脾运失常，内生湿热，致使皮肤出现红斑、丘疹、水疱等皮损，如湿疹、过敏性皮炎等常见病；③过食辛辣、油腻食物，致脾运失常，生湿化热，湿热上蒸，熏于颜面，而生痤疮、酒渣鼻、脂溢性皮炎等皮肤病。此外，也有脾胃素虚，气血化生不足，皮肤失养，从而出现皮肤角化增生这一类疾病。

（四）疫疠、虫毒诱发皮肤病的原因与致病特点

疫疠是一类具有强烈传染性的致病邪气。在皮肤科，疫疠所致疾病就是麻

风。虫毒致病，一方面是指疥虫、虱子等直接引起的皮肤病，如疥疮、虱病等；另一方面是指昆虫类叮咬刺伤皮肤而引起的皮肤病，如各种虫咬皮炎。此外，皮肤科常提到的毒，可由体内脏腑功能失调所致，产生内火内热，郁久化毒，此为内毒；外毒既包括现代医学所指的细菌、病毒、真菌等，又包括接触或服食的某种药物及其他有毒物质。毒邪致病在皮肤科颇多，故不做赘述。

（五）劳倦、外伤诱发皮肤病的原因与致病特点

由于劳倦直接引起的皮肤病比较少见，然而过度疲劳或房事过度，可削弱机体的抵抗力，加重如红斑狼疮、硬皮病等皮肤病的病情，应当充分休息，避免劳累，节制房事。

外伤可使皮肤直接破损，则毒虫乘隙入侵导致皮肤病，如丹毒、痈、疖等。长途跋涉可引起胼胝、鸡眼等。

（六）先天禀赋与皮肤病的相关性

先天禀赋是一种特殊的致病因素。它包括禀赋遗传和禀性不耐两种。禀赋遗传所致的皮肤病，如鱼鳞病。禀性不耐多指素体湿热内蕴，又受到食物、药物及其他特殊物品的刺激，从而突然发生皮肤病，如药疹、过敏性皮炎、接触性皮炎及湿疹等。

三、皮肤病的中医辨证

皮肤病的基本辨证方法与内科疾病基本相同，有八纲辨证、脏腑辨证、卫气营血辨证、气血辨证等。皮肤病有其特殊性，既有全身症状及舌脉变化，又有明显的皮肤损害，因此还应注意局部皮肤损害和整体的关系，皮肤损害辨证在皮肤病辨证中起重要作用。

（一）八纲辨证

八纲即表、里、寒、热、虚、实、阴、阳八个辨证的纲领，其中阴阳二纲又可以总括其他六纲，即表、实、热为阳，里、虚、寒为阴。八纲辨证是辨别证候的总纲，能够概括其他各种辨证方法的共性，掌握八纲辨证，就能将繁杂的临床表现，如疾病类别、深浅、性质及邪正的盛衰，进行归纳总结，从而指导临床。

1. 阳证

凡符合"阳"的一般属性的证候称为阳证,如表证、热证、实证可概属于阳证的范畴。临床上表现为急性、泛发全身、变化快和自觉痒痛明显的皮肤病,同时伴有发热、面红、烦躁、口干渴、大便干、小便黄及脉浮、滑数等症状,如急性泛发性湿疹、接触性皮炎、银屑病进行期、药疹、急性荨麻疹等。

2. 阴证

凡符合"阴"的一般属性的证候称为阴证,如里证、寒证、虚证可概属于阴证的范畴。临床上表现为慢性、渗出性、肥厚性及自觉症状较轻微的皮肤病,同时伴有口淡、口腻、饮食欠佳,不思饮食,胸腹胀满,大便不成形或先干后稀,脉沉细、沉缓或迟,舌质淡,舌体胖嫩或边缘有齿痕,舌苔腻或干而苔少等症状,如寒冷性荨麻疹、冻疮、硬皮病、慢性溃疡等。

(二)脏腑辨证

脏腑辨证是根据脏腑的功能失常和病理变化所表现的特点来判断皮肤病病症与脏腑的关系,如肝胆湿热证,多表现为胸胁满闷疼痛、小便短赤、带下色黄腥臭、外阴瘙痒、舌质红、舌苔黄腻、脉弦数,多见于急性湿疹、带状疱疹等。色素性皮肤病(如黄褐斑、黑变病、白癜风),多由于肝肾阴虚或肝郁气滞所致。慢性角化、肥厚性皮肤病,多由于脾虚湿滞或心脾两虚所致。出血性皮肤病,如过敏性紫癜、色素性紫癜等,多由于血热壅盛、迫血妄行,或脾虚不统血所致。先天性皮肤病,如鱼鳞病、大疱性表皮松解症等,多由于先天肾经亏损和后天肝血不足所致。

(三)卫气营血辨证

卫气营血是古人用来代表疾病发展过程的4个不同层次。赵炳南先生首先将其应用于全身症状明显的急性皮肤病的辨证。疾病初期皮肤潮红、肿胀、泛发脓疱,伴有发热、恶寒、口渴思饮;舌质红,舌苔黄,脉洪大而数,此多属卫分或气分证。继而高烧不退(午后尤甚)、烦躁、嗜睡、皮肤深红或紫红,甚至神昏谵语、齿鼻出血、便血等;舌质红绛或紫暗,舌苔黄,脉象细数或沉细,此属营分或血分证。理论上卫气营血是4个不同阶段,但在临床应用时并不是截然分开的,常常是卫气同病、营血同病,抑或卫气营血同病。

（四）气血辨证

气血辨证是通过分析疾病证候来判断患者气血亏损或运行障碍的辨证方法，是对脏腑辨证的补充。皮肤病中常见气虚、气滞、血虚、血热、血燥、血瘀等证。生理上"气为血帅""血为气母"，二者之间互存、互用；病理上气血常相互影响，交互为病。如气滞可致血瘀，血瘀亦可导致气滞；气虚可引起血虚，血虚亦可引起气虚等。

1. 气的辨证

（1）气虚是脏腑功能不足的表现，如湿疹常由脾气虚，运化失职，水湿停滞所致；慢性荨麻疹常由肺气虚，卫外不固所致；脱发可由肾气虚，皮毛不固所致。

（2）气滞指人体的气机运行不畅，受到阻滞，常表现在某一局部或某一脏腑，临床表现有胸闷、胀痛、皮肤色素变化等。

2. 血的辨证

（1）血热指脏腑火热炽盛，热迫血分所表现的实热证候。表现为皮肤灼热潮红、肿胀、红斑、紫癜、瘀斑等症状。

（2）血燥指血虚不能濡养或津亏液少而致血虚所产生的证候。血虚是指血液亏少，不能濡养脏腑、经络、组织所导致的虚弱证候，常表现为干燥、脱屑、皲裂等症状。血瘀是由血脉运行不畅引起，常表现为肌肤甲错、斑块、硬结、痛有定处等症状，舌质多暗红或紫暗。

（五）皮肤损害辨证

皮肤损害是指可看到或扪到的皮肤黏膜损害，简称皮损或皮疹，它是诊断和鉴别皮肤病的主要依据。临床分为原发损害和继发损害。

1. 原发损害

原发损害是由皮肤病理变化直接产生的结果，包括斑疹、丘疹、斑块、结节、水疱与大疱、脓疱、风团及囊肿等。

（1）斑疹是局限性的皮肤颜色改变，既不高起，也不凹下，可见而不可触知的皮损。斑疹常为圆形、椭圆形或不规则形，边缘清楚或模糊，如鲜红斑痣、白癜风。按炎症的有无，斑疹可分为炎症性斑和非炎症性斑2种。

1）炎症性斑是由物理性、化学性或感染性因素的刺激使真皮内（尤其是乳头层）的血管扩张充血所致。炎症性斑呈红色，压之红色消退，压力除去后又恢复原状；炎症性红斑可见于接触性皮炎、麻疹、猩红热等。中医认为，红斑多为血热所致；红斑压之褪色者，还可由气分之热或风热引起。红斑色淡、稀疏者为热轻；色深、分布密集者为热重。

2）非炎症性斑即非炎症性因素所致的斑疹，可分为以下几种。①红斑，即非炎症性红斑，因皮肤血管增生（扩张）引起的红斑，如鲜红斑痣，多属血瘀；也可见于生理情况下，当人感到愤怒或羞愧时，可出现面颈部红斑（毛细血管扩张）。②色素沉着斑，如黄褐斑、黑变病及雀斑等，多由气血不和、肾虚或肝郁气滞所致。③色素减退斑，又称白斑，见于白癜风、白色糠疹。中医认为白斑多由血虚气滞或气血不调所致。④人工着色斑，因皮内注入染料或火药爆炸植入所致，如文身或炭粉沉着症。⑤出血斑，由血流进入真皮组织所致，压之不褪色，小者称瘀点，大者称瘀斑，如过敏性紫癜、血小板减少性紫癜。中医认为，出血斑可由血分热盛，迫血外溢，积于皮下所致；或因脾不统血，溢于脉外，寒邪外来，气滞血凝而成。

（2）丘疹是指高起于皮面的局限性实质性损害，病变常位于表皮或真皮浅层。它可分为炎症性丘疹和非炎症性丘疹，炎症性丘疹主要由炎症细胞浸润所致，常呈红色或暗红色；非炎症性丘疹多由细胞增生引起，可呈皮色或浅褐色。丘疹的形状各异，多为圆形，也可为扁平形、多角形、锥形、脐状、蒂状及盘状等。如斑丘疹为介于斑疹与丘疹之间的稍隆起者；丘疱疹为丘疹顶端有小疱者；脓丘疱疹为丘疹顶端有小脓疱者。

中医认为，丘疹色红细密伴瘙痒者属风热；丘疹色红较大者属血热；丘疹色暗红而压之不褪色者多属血瘀；丘疹色暗淡者为气虚、血虚或血燥；丘疱疹和脓丘疱疹多属湿热或热毒。

（3）斑块为较大的或多数丘疹融合而成的扁平隆起性损害，皮疹呈圆形或不规则形，大小不一，常见于睑黄疣、肥厚性扁平苔藓、盘状红斑狼疮及银屑病。斑块可由脾失健运，蕴湿不化，客于肌肤所致；也可因血热、血瘀引起。

（4）结节为可触及的圆形或类圆形局限性实质性损害，病变可深达真皮或皮下组织。结节多由真皮或皮下组织炎性浸润（如瘤型麻风、结节性红斑）、代谢产物沉积（如结节性黄瘤）及肿瘤（皮肤转移）引起。肿块为较大的结节，其直径大于2厘米。中医认为皮肤结节多为痰湿凝滞或痰瘀交结；结节色红伴疼痛者多为气滞血瘀；结节伴有瘙痒者多为风湿结聚。

（5）水疱和大疱为高出皮面的内含液体的局限性腔隙性损害。直径小于0.5

厘米者称为小疱，大于0.5厘米者称为大疱。疱内的液体多为浆液，呈淡黄色；疱液含有血液时呈红色，称血疱。按病变位置可分为表皮内和表皮下水疱。表皮内水疱壁薄易破裂，多为松弛性水疱；表皮下水疱壁厚，多为张力性水疱。中医认为，水疱和大疱多属湿，疱周有红晕者多为湿热，大疱伴有局部红肿者多属毒热，皮色不变的深在性水疱多属脾虚湿蕴或寒湿不化。

（6）脓疱为含有脓液的疱，疱周有红晕，多由化脓性细菌感染所致。少数为非细菌性脓疱，如脓疱性银屑病。中医认为脓疱多由湿热或毒热炽盛所致，谓之热盛成毒。

（7）风团为真皮浅层水肿引起的暂时性局限性隆起性损害。其特点是发生突然，伴有瘙痒。皮疹消退快（一般不超过24小时），消退后不留痕迹。中医认为风团多为风邪或血虚所致，抓后起红色风团或条状隆起者多属血热。

（8）囊肿为含有液体或黏稠物质和细胞成分的囊样结构。一般位于真皮或皮下组织中，有由上皮细胞组成的囊壁，多呈圆形或卵圆形，扪之有囊性感，如表皮囊肿、皮脂腺囊肿和痤疮的囊肿性损害及包囊虫病等。中医辨证囊肿多属痰湿。

2. 继发损害

继发损害是由原发损害演变或因搔抓、烫洗及治疗不当所致的皮肤损害，包括鳞屑、浸渍、糜烂、溃疡、裂隙、抓痕、痂、瘢痕、萎缩、苔藓样变等。

（1）鳞屑指脱落或即将脱落的角质层，表现为大小、厚薄及形态不一的干燥碎片。在正常情况下，由于新陈代谢的关系，表皮角质层也在不知不觉地脱落。当皮肤出现炎症或角化过度、角化不全时，即产生可见的鳞屑，如玫瑰糠疹、银屑病、鱼鳞病、毛发红糠疹及红皮病等多种皮肤病。中医认为，鳞屑发生于急性病之后，多属余热未清。鳞屑发生于慢性病时，皮损基底潮红而起干燥鳞屑者为血热风燥；基底色淡而皮屑多者，为血虚风燥；鳞屑油腻者多属湿热。

（2）浸渍指皮肤角质层吸收较多水分后出现的皮肤松软、发白，甚至起皱的状态。浸渍处如受摩擦，表皮易脱落，或继发感染，临床常见于浸渍糜烂型足癣、指间念珠菌病等。

（3）糜烂指皮肤表皮或黏膜上皮的缺损，露出红色湿润面。糜烂多由水疱、脓疱破裂或浸渍处表皮脱落形成，愈后不留瘢痕。糜烂面覆有脓液者多属湿毒；糜烂呈鲜红色伴有大量渗液者多属湿热；糜烂呈白色而湿润者多属脾虚湿盛。

（4）溃疡指皮肤或黏膜深达真皮以下的缺损。溃疡形态、大小、深浅随病因而异，愈后有瘢痕形成。溃疡面可有浆液、脓液、坏死组织或痂皮覆盖。多因感染、外伤或肿块破溃等导致。溃疡红肿疼痛者为热毒；表面肉芽水肿、色淡者为脾虚湿盛；表面灰暗无泽、平塌不起者为血虚。

（5）裂隙也称皲裂，指皮肤上的线条状裂口。皲裂多因皮肤慢性炎症、角化过度失去弹性，加之外力牵拉等作用致使皮肤开裂；皲裂常发生于手掌、足跟、肛周及口角等处。中医认为皲裂多由寒盛所致，也可由血虚风燥引起，谓之"燥盛则干，寒盛则裂"。

（6）抓痕也称表皮剥脱，为搔抓或摩擦所致的表皮或真皮浅层点线状缺损。常见于瘙痒性皮肤病，搔抓后皮肤表面可有血痂，愈后一般不留瘢痕。抓痕多由风盛、血燥、血热及血虚生风所致。

（7）痂也称结痂，指皮损表面的浆液、脓液、血液及脱落组织等干涸而成的附着物。由浆液形成的痂，呈淡黄色，较薄，多见于皮炎湿疹的糜烂面；由脓液形成的痂，呈黄绿色或蜜黄色，较厚，多见于脓疱疮；由血液形成的痂，呈棕黑色，多见于出血性皮损。浆痂属湿热，血痂多为血热，脓痂常为毒热结聚。

（8）瘢痕指真皮或更深层的组织缺损或破坏后由新生结缔组织修复而形成的损害。损害高凸于皮面者为增生性瘢痕；损害低凹于皮面者为萎缩性瘢痕；损害与皮面平，不凹下，亦无凸起者为平滑瘢痕。中医认为瘢痕多由瘀血凝结不化或气血不和所致。

（9）萎缩指由皮肤组织的一种退行性变所致的皮肤变薄。萎缩可发生于表皮、真皮或皮下组织。表皮萎缩为局部皮肤变薄，呈半透明，可有细皱纹，正常皮沟变浅或消失。真皮萎缩为局部皮肤凹陷，表面纹理及颜色均正常，常伴有皮肤附属器的萎缩，毛发变细或消失。皮下组织萎缩为皮下脂肪组织减少所致，其局部皮纹正常，但凹陷明显。中医认为萎缩为气血不运，肌肤失养所致。

（10）苔藓样变也称苔藓化，是指皮肤局限性浸润肥厚、粗糙变硬、干燥脱屑、皮沟加深、皮嵴突起等类似皮革样的表现。苔藓样变多由摩擦或搔抓使角质层及棘细胞层增厚，真皮慢性炎症浸润所致，见于神经性皮炎、慢性湿疹等。中医认为苔藓样变多由血虚风燥、肌肤失养所致，或为风湿凝聚而成，也可因气血瘀滞引起。

（六）自觉症状辨证

自觉症状是指患者的自我感觉症状。皮肤病最常见的自觉症状是瘙痒，其次是疼痛、麻木、灼热、肿胀、蚁行感等。

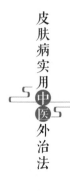
1. 瘙痒

痒是由于风、湿、热、虫、血虚等因素所致。有以下5种。

（1）风痒。风痒的特征：发病急，游走性强，变化快，痒无定处，遍身作痒，时作时休。

（2）湿痒。湿痒的特征：有水疱、糜烂、渗出，浸淫四窜，缠绵不断；舌苔白腻，脉多沉缓或滑。

（3）热痒。热痒的特征：皮肤潮红肿胀，灼热，痒痛相兼；舌苔黄，舌质红，脉弦滑或数。

（4）虫痒。虫痒的特征：痒痛有匡郭，痒若虫行，多数部位固定，遇热或夜间更甚。

（5）血虚痒。血虚痒的特征：泛发全身，皮肤干燥，脱屑或肥厚角化等；舌质淡或有齿痕，脉沉细或缓。

2. 疼痛

疼痛是因气血瘀滞，阻塞不通所致，痛有定处多属血瘀，痛无定处多属气滞。另外，热痛多皮色炽红，灼热而痛；寒痛多皮色不变，不热而酸痛；风湿痛多无定处；虚痛多喜按喜温；实痛多拒按喜凉。

3. 灼热

皮肤表现出一种灼热的主观感觉，可单独出现，也可与瘙痒或疼痛同时出现，如灼痒或灼痛。中医认为灼热多由热毒或火邪所致。

4. 麻木

麻木指机体失去痛、触、冷、热等种种知觉的无感觉表现。症状轻者仅有痛、触、温度觉的减弱，即感觉减退。中医认为麻木是气血运行不畅，经络阻隔，气血不通所致。气虚则麻，血虚则木；麻为木之轻，木为麻之甚。

此外，自觉症状尚有蚁行感、麻刺感等神经障碍性、感染性皮肤病的表现。皮肤病尚可表现为发热、畏寒、乏力、食欲减退及全身不适等症状，均与内科疾病相似。

四、皮肤病的中医治疗原则

区别阴阳是治疗皮肤病的总纲领。皮肤病急性发作者属阳证，慢性发作者属阴证；皮肤颜色红肿热痛者属阳证，紫暗或皮肤不变色者属阴证；疼痛剧烈者属阳证，疼痛轻微者属阴证；溃后脓液稠厚者属阳证，稀薄者属阴证；皮肤触摸或自觉患处发热者属阳证，不发热者属阴证。上述阳证可以用清热的方法治疗，上述阴证不能用清热方法或不能单独使用清热药物治疗。

1. 解表法

解表法包括辛温解表法、辛凉解表法、解暑透表法、透疹解表法，多用于急性瘙痒性或发疹性皮肤病，如急性荨麻疹、风疹、麻疹等。常用的针灸穴位有风池、外关、肺俞等；常用中药有防风、荆芥、浮萍、桑叶、牛蒡子等。

2. 清热法

清热法常用于火热之邪引起的皮肤病，根据临床证型可分以下几种。

（1）清气分热。该法常用于湿疹皮炎类，如肝胆湿热证，热重于湿。常用的针灸穴位有曲池、合谷、尺泽、鱼际等；常用中药有生石膏、龙胆草、黄芩等。

（2）清营凉血。该法常用于全身性重症皮肤病，如血分热毒炽盛证。常用的针灸穴位有大椎、内庭等；常用中药有犀角、生地黄、麦冬、玄参、金银花、连翘、黄连、竹叶等。

（3）凉血消斑。该法多用于血热引起的红斑、紫癜类皮肤病。常用的针灸穴位有膈俞、血海等；常用中药有生地黄炭、金银花炭、生地黄、赤芍、牡丹皮、生槐花、丹参、板蓝根等。

（4）清颜面热。该法多用于面部红斑类皮肤病。常用的针灸穴位有肩髃和脐针的离位等；常用中药有凌霄花、生槐花、鸡冠花、玫瑰花、野菊花、红花等。

（5）清下肢热。该法常用于下肢红斑、结节类皮肤病。常用的针灸穴位有委中、解溪、足三里等；常用中药有白茅根、紫草根、茜草根、板蓝根、瓜蒌根等。

3. 养血润肤法

养血润肤法多用于血虚风燥或血燥所引起的皮肤病。临床常见于慢性、顽固性、病程长的皮肤病，如慢性湿疹、银屑病、神经性皮炎等。常用的针灸穴位有太溪、血海、膈俞及腕踝针的下1、2、3等；常用中药有当归、生地黄、熟地黄、天冬、麦冬、赤芍、白芍、鸡血藤、首乌藤、刺蒺藜等。

4. 活血软坚法

活血软坚法用于经络阻隔或气血凝聚所引起的皮肤病。临床常见于硬结性红斑、结节性红斑、银屑病、淋巴结核、结节病、盘状红斑狼疮、瘢痕疙瘩、血管炎等。常用火针疗法在病损局部点刺治疗；常用中药有桃仁、红花、三棱、莪术、赤芍、丹参、夏枯草等。

5. 温经通络法

温经通络法用于阳气衰微或寒凝气滞所引起的皮肤病。临床常见于硬皮病、结核性溃疡、雷诺病、冻疮等。常用温灸的方法治疗；常用中药有黄芪、肉桂、炮姜、补骨脂、制附子、桂枝、鹿角胶、麻黄、白芥子等。

6. 除湿法

很多皮肤病与湿有密切关系，表现为丘疱疹、水疱、水肿、糜烂、渗出，或皮肤肥厚；脉象多沉缓、弦滑或弦缓，舌质淡、舌体胖大、边有齿痕。临床上常表现为疾病缠绵难愈。常用除湿法有以下几种。

（1）健脾除湿。该法用于脾虚湿盛证。常用的针灸穴位有三阴交、阴陵泉、脾俞、三焦俞等；常用中药有苍术、白术、陈皮、厚朴、猪苓、泽泻等。

（2）利水化湿。该法用于水湿内停证。常用的针灸穴位有水分、水泉、三阴交、三焦俞等；常用中药有白术、茯苓、猪苓、泽泻、车前子、茵陈、大腹皮、桑白皮、冬瓜皮、陈皮等。

（3）清热利湿。该法用于湿热淋证或湿热黄疸证。常用的针灸穴位有曲池、公孙、阳陵泉等；常用中药有茵陈、车前子、扁蓄、瞿麦、栀子、薏苡仁、黄柏、六一散等。

（4）温化水湿。该法用于脾肾阳虚，水湿内停证。常用的针灸穴位有脾俞、三焦俞、肾俞等；常用中药有白术、厚朴、茯苓、大腹皮、陈皮、车前子、桂枝、木瓜等。

7. 清热解毒法

临床上因各种热毒之邪所致的皮肤病适用清热解毒法治疗，常用的针灸穴位有至阳、委中等；常用中药有金银花、连翘、蒲公英、败酱草、紫花地丁、野菊花、大青叶等；还可采用放血拔罐、耳尖放血等方法。

8. 补益肝肾法

补益肝肾法常用于系统性红斑狼疮、白塞病、剥脱性皮炎、特应性皮炎、鱼鳞病、大疱性表皮松解症等肝肾阴虚或肝肾阳虚证者。常用的针灸穴位有肾俞、肝俞、太溪等；常用中药有沙参、麦冬、石斛、枸杞子、生地黄、熟地黄、川楝子、当归、女贞子、旱莲草等。

9. 健脾消食法

健脾消食法常用于治疗特应性皮炎、丘疹性荨麻疹、营养障碍性皮肤病等。常用的针灸穴位有三阴交、阴陵泉、天枢等；常用中药有白术、木香、苍术、陈皮、神曲、焦山楂、砂仁等。

10. 调和阴阳，补益气血法

调和阴阳，补益气血法多用于治疗气血虚弱或久病耗伤气血，导致气血失和、阴阳不调的严重皮肤病后期。如系统性红斑狼疮、重症药疹、重症天疱疮、白塞病、红皮病等。临床表现为上热下寒、内热外寒、虚实夹杂和心肾不交等证候。常用的针灸穴位有申脉、照海、腕踝针等；常用中药有鸡血藤、首乌藤、钩藤、刺蒺藜、丹参、当归、黄芪、沙参等。

11. 疏肝理气和解法

疏肝理气和解法临床常用于治疗如带状疱疹、黄褐斑、黑变病、神经性皮炎等肝郁气滞、肝郁化火证。常用的针灸穴位有神庭、承浆、大陵、曲池、足三里、太冲、合谷等；常用中药有柴胡、白芍、枳壳、陈皮、香附、郁金、川楝子、甘草等。

综上所述，皮肤病的辨证治疗是皮肤病中医诊断和治疗的基本法则，八纲辨证、脏腑辨证、卫气营血辨证、气血辨证、皮损辨证，以及自觉症状辨证是常用的辨证方法，特别强调的是皮损辨证在皮肤病辨证中的重要作用。

第二章　中医外治法概述

一、中医外治法的定义

中医外治法是指运用药物、手术、物理方法或者使用器械等方式，直接作用于体表部位或从体外进行治疗的传统中医治疗方法。

中医外治法的形成起源于原始社会，祖先在处理各种创伤的过程中，产生了用砭石切开皮肤以消除血肿、选择特殊植物处理后涂敷伤口以止血止痛的原始外治法，经过反复实践和总结，逐渐形成了包括针灸、按摩、敷贴等具有我国传统医学特色的外科治疗方法，在防治各种疾病的过程中发挥了巨大的作用，是我国传统医学的瑰宝。

二、中医外治法的分类

中医外治法包括外用中药、针灸及其他作用于体表的疗法。常见的方法有针灸、按摩、熏洗、针刀、敷贴、膏药、脐疗、足疗等多种方法。其治疗范围涵盖内、外、妇、儿、骨伤、皮肤、五官、肛肠等多科疾病，在内治法疗效不显著或者无法使用的情况下，尤其是应对危重病症时，外治法能显示出其治疗的独特作用，故有"良丁不废外治"之说。

三、中医外治法的应用

治疗皮肤病时，主要运用手法、配合使用治疗器械及外用药物等中医外治法，而三者往往需要相互配合使用。常见操作手法有毫针刺法、耳针疗法、脐针疗法、放血疗法、穴位埋线疗法、自血穴位注射疗法、刮痧疗法、艾灸疗法、拔罐疗法、按摩疗法等。常见的治疗器械有各种针具、刮痧板、按摩器具、火罐等。

中药外治法有渍渍法（湿敷法）、熏洗法、浸洗法、擦洗法、坐浴法、敷药法、点药法、涂搽法、敷贴法、腐蚀法、热熨法、扑粉法、封包法、摩擦法、护创法、烟熏法、面膜法、脐疗法、耳穴压豆法、穴位注射法等20余种。常见外用药物种类主要有止痒药、清热药、收湿药、杀虫药等。

此外，物理疗法可通过借助现代科技中电、声、磁、光的能量来提高针灸或药物内病外治的疗效。常见的物理疗法有中药离子导入法、超声雾化吸入法、超声透入法、磁疗法、激光针灸法等。

第三章 常用的中医外治法

一、针灸疗法

（一）针灸治疗皮肤病的特点

1. 局部治疗，祛邪治标

针灸直接作用于病损局部，可祛除皮损局部风、寒、湿、热、瘀毒，达到祛邪治标的效果。

2. 外病内治，调理阴阳以治本

皮肤病发病主要是因气血失和，营卫失调，卫外不固，腠理不密，以致外邪侵及，搏结肌肤而致。临床在运用针灸治疗皮肤病时是以整体观理论为指导，辨证取穴，调理阴阳，以达外病内治的治疗目的。比如临床治疗慢性荨麻疹时，按照天—地—人（三才）配穴法进行取穴，常选用风池、百会、天枢、神阙、关元、百虫窝、足三里、三阴交、曲池、神门、内关等穴位，"天"为头面部的穴位，如风池、百会，"人"为躯干部穴位，如神阙、天枢、关元等，"地"为四肢的穴位，如曲池、内关、神门、百虫窝、足三里、三阴交等。其中，百会、神阙、足三里、关元、三阴交为补为升，偏于健脾和胃，补益气血；风池、天枢、曲池、内关、神门、百虫窝为泻为降，偏于清心泻火、活血祛风。本选穴组方体现了中医治疗的整体观念，意在调畅气血、调和营卫、沟通上下、平衡阴阳。

辨证取穴，如肝郁气滞证，治应疏肝解郁，可选用支沟、太冲、丘墟、阳陵泉、合谷等穴；邪扰心神证，治应宁心安神，可选用印堂、神门、内关等穴；脾气亏虚证，治应健脾益气，可选用百合、气海、足三里、三阴交等穴；肺气郁痹证，治应宣散肺气，可选用列缺、中府、膻中等穴；阴虚阳亢证，治应滋阴潜阳，可选用列缺、照海、太溪等穴；风痒证，治应祛风止痒，可选用百虫窝、神阙、曲池等穴；脾虚痰湿证，治应健脾化痰，可选用丰隆、中脘等穴；阳明腑实

证，治应通腑泄热，可选用天枢、上巨虚、内庭、二间等穴。

3. 重视"心身同治"

心身疾病主要与人的精神、情志因素有关。其主要相关脏腑为心、肝。《素问·至真要大论》曰"诸痛痒疮，皆属于心"，故心主血脉功能失调，营血壅滞于皮肤、脉络、肌肉，则可发为疮疡。另外，心主神明，神明宜静，瘙痒和疼痛都是心的感受，所以临床常见伴有失眠、心烦、多梦、神志不宁、烦躁易怒等精神意识失调的表现。因此，临床治疗常选择心经、心包经、肝经的腧穴，以清心泻火、疏肝解郁、养血活血、宁心安神。

（二）体针疗法（毫针刺法）

【简介】

体针疗法（毫针刺法）是以毫针为针刺工具，通过一定的手法，刺激人体腧穴，达到调畅气血、疏通经络、调节脏腑功能的效果，以防治疾病的方法。此法是传统针刺医术中最主要、最常用的一种疗法，是针刺疗法的主体。

体针疗法的实施部位是以经络腧穴为基础。《灵枢·经脉》曰"经脉者，所以能决死生，处百病，调虚实，不可不通""经络所过，主治所及"。可见腧穴是人体脏腑经络之气输注于体表的特殊部位。腧穴既是针灸治病的治疗点，又是内部病症在体表的反应点，包括经穴、经外奇穴、阿是穴三大类。针刺腧穴能调整并激发人体内在的抗病能力，调整脏腑气血功能，促进机体代谢，从而产生防病治病的作用。

其行针的基本手法有提、插、捻、转4种。进针到一定深度后反复提插及捻转，使患者产生酸、胀、重、麻等感觉，而医者手下有沉紧的感觉，此为得气，亦称为针感。如不易得气时，可采用循、弹、刮、摇、飞、震颤等手法加以辅助，促使针感加强。

【操作方法】

1. 基本手法

主要有提法、插法、捻法、转法4种，提法与插法常联合应用，称提插法；捻法与转法常联合应用，称捻转法。

（1）提插法。插是指将毫针由浅层向下刺入深层的手法，提是从深层向上引退至浅层的手法，反复行上提下插的运动，就构成了提插法。

（2）捻转法。捻转是指将毫针刺入腧穴达一定深度后，施以向前向后持续均匀来回捻转动作，使针在腧穴中反复来回旋转的手法。

2. 辅助手法

临床常用的行针辅助手法有以下6种。

（1）循法是指用拇指指腹，或第二、第三、第四指并拢后用第三指的指腹，沿腧穴所属经脉的循行路线或穴位的上下左右进行循按或拍叩的手法。反复操作数次，以穴周肌肉得以放松或出现针感或循经感传为度。

（2）弹法是指在留针过程中，医者将食指指甲面对准针柄或针尾，轻轻弹叩，使针体微微震颤的手法。

（3）刮法是指在留针过程中，医者用食指指甲或拇指指甲或中指指甲频频刮动针柄的手法。可由针根部自下而上刮，也可由针尾部自上而下刮，使针身产生轻度震颤为度。

（4）摇法有2种手法。①直立针身而摇。采用直刺进针，刺入一定深度，手持针柄，如摇橹状进行前后或左右的摇动，反复摇动数次。②卧倒针身而摇。采用斜刺或平刺进针，刺入一定深度，手持针柄，如摇橹状进行左右摇动，反复摇动数次。

（5）飞法是指针刺入一定深度后，轻微捻搓针柄数次，然后快速张开两指，一捻一放，反复数次，如飞鸟展翅之状的手法。

（6）震颤法是指针刺入一定深度后，刺手拇、食二指或拇、食、中三指夹持针柄，施以小幅度、快频率的提插、捻转，如手颤之状，使针身微微颤动的手法。

【注意事项】

（1）患者在过度饥饿、暴饮暴食、醉酒后及精神过度紧张时，禁止针刺。

（2）孕妇的小腹部、腰骶部、会阴部及具有通气行血功效的身体其他部位，针刺后会产生较强针感的穴位（如合谷、足三里、风池、环跳、三阴交、血海等），禁止针刺。

（3）患者患有严重的过敏性、感染性皮肤病，以及出血性疾病（如血小板减少性紫癜、血友病等），禁止针刺。

（4）小儿囟门未闭时，头顶部禁止针刺。

（5）重要脏器所在处，如胁肋部、背部、肾区、肝区不宜直刺、深刺；大血管走行处及皮下静脉部位的腧穴如需针刺时，则应避开血管，使针斜刺入穴位。

【技法要点】

（1）提插法多用于肌肉较丰厚部位的腧穴，肌肉浅薄部位的腧穴一般不用提插法。某些特殊部位的腧穴，如睛明、承泣等也不适合用提插法。上提时不要提出皮肤，下插时不要刺伤脏器和筋骨。提插过程中要保持针身垂直。

（2）捻转法适用于人体绝大多数部位的腧穴，应轻快自然，有连续交替性，不要在向前向后之间有停顿。捻转角度不可过大，或呈单向捻转。

（3）循法具有催气、行气、解除滞针、减轻患者紧张4个方面的作用。催气是指通过进针前后循按经络，产生宣散气血、调畅经络、促进得气的效果。行气是指通过循按经脉循行路线产生的扩散传导已至之气的作用。解除滞针可以在滞针的腧穴周围按经脉循行循按，使经气调畅、肌肉松弛，方便取出滞针。另外，进针前进行循按，可减轻患者恐惧、紧张情绪，使肌肉松弛，从而进针时能减轻疼痛。医者宜用指腹而非指尖进行循按或拍叩。循按时用力要轻柔、适度。

（4）弹叩时手指要灵活，用力均匀，力度适中，轻轻弹叩，以针身微微颤动为度，不可过猛，以免引起弯针、滞针甚至将针弹出。弹叩次数不宜过多，一般7~10次即可。

（5）刮法操作时，频率要匀速，医者指甲要修理平整、光滑。

（6）摇法操作时，用力要均匀、柔和，切忌用力过猛、摇动幅度过大，以免引起疼痛或造成弯针。

（7）飞法操作时，捻放要手指灵活，力度要均匀一致，忌用力过猛，否则易致滞针。

（8）震颤法操作时，用力轻柔，不宜大幅度地颤动和震摇，以免引起疼痛和滞针。

（三）火针疗法

【简介】

火针疗法是一种利用特殊材质制成的粗针或细针，将针在火上烧红后，迅速刺入穴位或部位的治疗方法，既有针的刺激，又有灸的温热作用。火针又称烧针、煨针。

火针针具的制作材料需具有耐高温、坚硬挺拔的特点，因为火针使用时需先在高温中加热，针体变红后迅速刺入人体一定的穴位或部位。火针针具制作一般采用钨锰合金，先拔成钢丝，再加工成形。另外，因为针具需要反复烧灼，故其针尖尖而不锐，稍圆钝。同时其针柄应是隔热的，便于医者持拿，以保证稳、准、快地操作。

因为患者体质不同，症状不同，选择的穴位不同，故火针分为细火针、中粗火针和粗火针3种。

（1）细火针。细火针是指直径0.1~0.5毫米的火针，主要用于面部穴位，因面部神经、血管丰富，痛觉敏感，所以使用细火针可减少痛苦；除面部外，体质虚弱者及老年人也适宜用细火针。

（2）中粗火针。中粗火针是指直径为0.5~1毫米的火针，主要用于除面部和肌肉组织较薄的部位外的其他穴位或部位。

（3）粗火针。粗火针是指直径大于1毫米的火针，主要用于针刺发病部位，如腹部肿块、硬块，皮肤肿烂、溃疡、化脓等部位。

功效及主治：火针用温热刺激穴位和部位，来增强人体阳气，鼓舞正气，调节脏腑，激发经气，温通经脉，活血行气。将这些功效应用于临床，则可以助阳补虚、升阳举陷、消症散结、生肌排脓、除麻止痉、祛痛止痒等，因此可以治疗多种疾病。

【操作方法】

1. 选穴与消毒

火针选穴与毫针选穴的基本规律相同，根据病症不同而辨证取穴。选定穴位后要采取适当体位以防止患者改变姿势而影响取穴的准确性。取穴应根据病情而定，一般宜少，实证和青壮年患者取穴可略多。选定穴位后进行严格消毒。消毒方法宜先用碘酒消毒，后用酒精棉球脱碘，以防感染。

2. 烧针

烧针是使用火针的关键步骤，《针灸大成·火针》曰"灯上烧，令通红，用方有功。若不红，不能去病，反损于人"。因此，在使用前必须把针烧红，才能起作用（图3-1）。

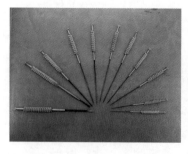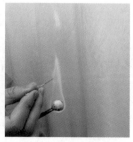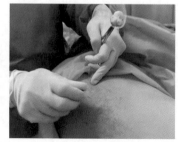

图3-1　火针操作过程

（左：火针器具；中：烧针；右：治疗）

3. 针刺与深度

针刺时，用烧红的针具，迅速刺入选定的穴位内，随即迅速出针。关于针刺深度，《针灸大成·火针》曰"刺针切忌太深，恐伤经络，太浅不能去病，惟消息取中耳"。火针针刺的深度要根据病情、体质、年龄和针刺部位的肌肉厚薄、血管深浅而定。一般四肢、腰腹针刺稍深，可刺2毫米；胸背部穴位针刺宜浅，可刺1毫米；头面部更浅，可刺0.5毫米。

【注意事项】

（1）面部应用火针要慎重。《针灸大成·火针》中记载"人身诸处，皆可行火针，惟面上忌之"。因火针刺后，有可能遗留有小瘢痕，因此除治疗面部小块白癜风、痣和扁平疣外，一般面部不用火针。

（2）对于血管和主要神经分布部位亦不宜施用火针。

（3）在针刺后，局部呈现红晕或红肿未能完全消失时，则应避免洗浴，以防感染。

（4）针后局部发痒，不能用手搔抓，以防感染。

（5）一般情况下针后的针孔无须特殊处理。

【技法要点】

（1）放松心态。医者对患者施火针疗法前必先告慰患者，令其神安而勿惊惧，消除恐惧心理，令其积极配合治疗。

（2）烧针。如果使用钨制火针，针身必须烧至白亮度方可。如使用不锈钢制火针，针身一定要烧红，这样烧得适度，下针顺利，痛苦小，效果好。否则不但患者痛苦大，且疗效也差。

（3）垂直进针。随时给患者调整不同姿势，使穴位容易垂直进针。

（四）穴位注射疗法

【简介】

穴位注射疗法是将药水注入穴位以防治疾病的一种治疗方法。它可将针刺的刺激和药物的性能及对穴位的渗透作用相结合，发挥其综合效应，故对某些疾病有特殊的疗效。

【操作方法】

首先使患者取舒适体位，根据注射部位选择合适的一次性注射器和针头，抽取适量的药液，在穴位局部消毒后，右手持注射器对准穴位或阳性反应点，快速刺入皮下，然后将针缓慢推进，达一定深度后产生得气感应，如无回血，便可将药液注入。凡急性病、体强者可用较强刺激，推液可略快；慢性病、体弱者，宜用较轻刺激，推液要慢。如所用药液较多时，可由深至浅，边推药液边退针，或将注射针向几个方向注射药液。

针具：消毒的注射器和针头，可根据需要选用不同型号。

注射部位：根据不同症状，辨证选穴。但作为本法的特点，常选取阳性反应点。如在背部、胸腹部或四肢的特定部位出现的条索、结节、压痛处，以及皮肤的凹陷、隆起、色泽变异处等。治疗软组织损伤性疾病，可选取最明显的压痛点。一般每次选取2~6个穴位。

注射剂量：一般按部位来分，耳部可注射0.1毫升，头面部可注射0.3~0.5毫升，四肢部、胸背部可注射0.5~1毫升，腰臀部可注射2~5毫升。

常用药物：凡是可供肌肉注射用的药物，都可供穴位注射用。常用于制作注射液的中药有当归、丹参、红花、板蓝根、徐长卿、灯盏花、补骨脂、柴胡、鱼腥草、川芎等；西药有25%硫酸镁、维生素B_1、维生素B_{12}、0.25%~2%盐酸普鲁卡因、麻黄素、抗生素、生理盐水、风湿宁、骨宁等。

【注意事项】

（1）治疗时应对患者说明治疗特点和注射后的正常反应。如注射后局部可能有酸胀感、48小时内局部有轻度不适，有时持续时间较长，但一般不超过1周。

（2）严格消毒，防止感染，如注射后局部红肿、发热等，应及时处理。

（3）注意药物的性能、药理作用、剂量、配伍禁忌、副作用、过敏反应，以及药物的有效期，药液有无沉淀变质等情况。凡能引起过敏反应的药物，如青霉素、链霉素、普鲁卡因等，必须先做皮试，阳性反应者不可应用。副作用较强的药物，使用应当谨慎。

（4）一般药液不宜注入关节腔、脊髓腔和血管内，否则会导致不良后果。此外，应注意避开神经干，以免损伤神经。

（5）孕妇的下腹部、腰骶部的穴位及三阴交、合谷等穴，不宜用穴位注射法，以免引起流产。年老、体弱者，选穴宜少，药液剂量应酌减。

【技法要点】

（1）注射部位。根据病情辨证选穴，或循经络分布寻找阳性反应点。

（2）注射工具。根据部位及用药剂量的差异，选择合适的注射器及针头。

（3）注射方法。在局部皮肤常规消毒后，用注射针具快速刺入穴位，然后慢慢推进或上下提插，待针下有得气感后，回抽一下，若回抽无血，即可将药推入。一般疾病用中等速度推药；慢性疾病，体弱者用轻刺激，推药要慢；急性疾病，体强者用强刺激，可快速推药。

（五）自体血穴位注射疗法

【简介】

自体血穴位注射疗法是中医针灸的独特疗法之一，是将自身血液（全血）或血清注射于腧穴，以达到治疗疾病目的的一种方法。该方法是从自体血疗法演变而来的，因其安全、效果显著、操作简便、经济等特点逐渐被大量应用于临床，可用于治疗痤疮、慢性过敏性疾病（慢性湿疹、神经性皮炎、慢性荨麻疹、过敏性紫癜、银屑病）及呼吸系统疾病。

其作用机制是通过综合针刺、放血、穴位注射等作用，用自身血液刺激自身腧穴，对穴位产生持续、良性的刺激，一方面起到疏通经络气血、平衡机体阴阳的作用，另一方面，人类血液中含有多种微量元素及抗体、激素和生物酶类，可持续缓慢地刺激机体自身免疫系统，促使其释放更多免疫球蛋白，抑制变态反应和降低毛细血管通透性，调节内分泌紊乱状态，改善微循环，从而起到消炎、消肿、促进皮损消退等作用。

【操作方法】

本操作在无菌室进行，患者取仰卧位，扎止血带，握拳，医者为其消毒，采集患者自身静脉血1~5毫升，根据患者不同的表现症状，辨证选取相应的穴位。随后令患者取舒适体位，在穴位局部消毒后，右手持注射器对准穴位，快速刺入皮下，然后将针缓慢推进，达一定深度后产生得气感应，如无回血，将全血或血清迅速注入相关穴位（在1分钟之内，否则会出现凝血），每个穴位注射0.5~1毫升，注射深度为1~2厘米，避开血管、神经。每周1~2次，每次2~4个穴位。10次为1个疗程。

【注意事项】

（1）治疗时应对患者说明治疗特点和注射后的正常反应。如注射后局部可能有酸胀感、48小时内局部有轻度不适，有时持续时间较长，但一般不超过1周。

（2）严格消毒，防止感染，如注射后局部红肿、发热等，应及时处理。

（3）不宜注入关节腔、脊髓腔和血管内，否则会导致不良后果。此外，应注意避开神经干，以免损伤神经。

（4）孕妇的下腹部、腰骶部不宜用。

（5）本操作需要在无菌室进行（因为需要采集患者静脉血）。

（6）血液病患者禁用此法。

【技法要点】

（1）本操作在无菌室进行。

（2）将全血或血清快速注入相关穴位（在1分钟之内，否则会出现凝血）。

（六）拔罐疗法

【简介】

拔罐疗法，又名"火罐气"，古称"角法"，是以罐为工具，利用燃烧、挤压等方法排除罐内空气，产生负压，使罐吸附于体表特定部位（患处、穴位），形成局部充血或瘀血现象的治疗方法，这种疗法传统医学认为可以驱寒祛湿、疏通经络、祛除瘀滞、行气活血、消肿止痛、拔毒泻热，具有调整人体的阴阳平衡、解除疲劳、增强体质的功能，从而达到扶正祛邪、治愈疾病的目的。

【拔罐工具】

拔罐工具种类较多，主要分为以下几类（图3-2）。

（1）陶瓷罐（图3-2A）。陶瓷罐是使用陶土做成口圆肚大的形状，再涂上黑釉或黄釉，经窑里烧制而成。有大、中、小和特小几种，陶瓷罐里外光滑，吸拔力大，经济实用，北方农村多喜用之。

（2）真空罐（图3-2B）。真空罐用透明塑料制成，上置活塞，便于抽气，不易破碎。其有多种不同口径的型号，适宜家庭保健使用。

（3）玻璃罐（图3-2C）。玻璃罐由耐热性好的玻璃制成，口小，腔大，罐口略外翻。有5种不同口径的型号。玻璃罐的优点是罐壁透明，可随时观察拔罐部位的皮肤变化，因此临床最为常用。

（4）竹筒罐（图3-2D）。竹筒罐由竹筒制成。罐口直径分3厘米、4厘米、5厘米，长短为8~10厘米。口径大的，用于面积较大的腰背部及臀部；口径小的，用于四肢关节部位。放置日久不常用的竹筒罐，过于干燥，容易透进空气。临用前，可用温水浸泡几分钟，使竹筒罐质地紧密不漏空气，然后再用。南方产竹，多用竹筒罐。

（5）角制罐（图3-2E）。角制罐是用牛角或羊角等加工制成，用锯在角顶尖端实心处锯去尖顶，实心部分仍需留1~2厘米，不可锯透，作为罐底。口端用锯锯齐平，打磨光滑。长约10厘米，罐口直径有6厘米、5厘米、4厘米3种。其优点是经久耐用，但因动物犄角不易收集而很少应用。

（6）紫铜罐（图3-2F）。紫铜罐是藏医、蒙医传统的拔罐工具。其是用紫铜铸造而成的。

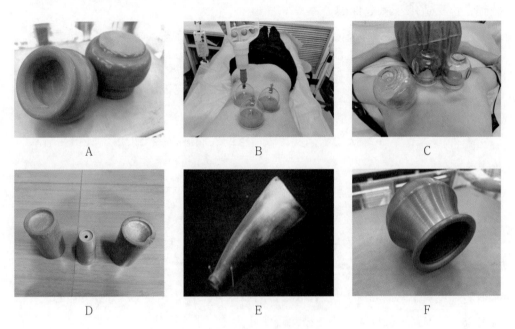

A   B   C

D   E   F

图3-2 常用的拔罐工具

（A.陶瓷罐；B.真空罐；C.玻璃罐；D.竹筒罐；E.角制罐；F.紫铜罐）

【操作方法】

1. 拔罐法的分类及操作方法

（1）投火法。将酒精棉球或纸片点燃后，投入罐内，然后迅速将火罐罩在施术部位。此法适宜侧面横拔，否则会因燃物下落而烧伤皮肤。

（2）闪火法。用镊子或止血钳挟住蘸有95%酒精的棉球（或用酒精棒蘸95%酒精），点燃酒精棉球或酒精棒，在火罐内壁中段绕一圈后，迅速退出，然后将

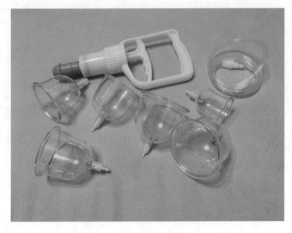

图3-3 真空拔罐器

罐罩在施术部位。此法较安全，不受体位限制，且节约棉球。

（3）真空拔罐器拔罐法（图3-3）。利用抽气成真空负压状态的无火拔罐法。其主要特点是罐体透明，罐内负压可根据患者的体质情况和病情随意调整，易于观察罐内皮肤变化，便于掌握拔罐时间。使用安全，操作简便，不易破碎，广泛适用于家庭保健。

2. 拔罐形式的分类及操作方法

（1）单罐法。单罐法用于病变范围较小的疾病或压痛点。可按病变或压痛的范围大小，选用适当口径的火罐。如胃病在中脘穴拔罐，冈上肌肌腱炎在肩髃穴拔罐等。

（2）多罐法。多罐法用于病变比较广泛的疾病。将多个火罐依次扣在施术部位上。

（3）留罐法。留罐法用于气血瘀滞、麻木、消化不良、神经衰弱、高血压病等病症。将罐拔于施术部位，常规留罐5～10分钟。

（4）走罐法。走罐法主治脏腑功能失调、外感风邪、皮痹麻木、末梢神经炎等病症。将要施术的部位涂抹适量润滑液，一手持罐，另一手用手术钳夹住蘸有酒精的棉球，点燃棉球后，送入罐底，然后立即抽出，将罐拔于施术部位，循着需要拔罐的线路来回推罐，至皮肤出现瘀血为止，常规操作3～5分钟。

（5）转罐法。转罐法用于内科、外科、妇科、儿科、五官科等病症。一般用闪火法拔罐，将罐拔于施术部位，然后手握罐体，来回转动，至皮肤出现瘀血为止。

（6）响罐法。响罐法用于内科、外科、妇科、儿科、五官科等病症。一般用闪火法拔罐，将罐拔于施术部位，在罐具吸定后，稍加推拉或旋转，随即用力将罐具拔下，发出"啪"的响声，如此反复吸拔、重复操作多次，以皮肤潮红或呈紫红色为度。

【注意事项】

（1）拔罐时所用酒精不要过多，以免点燃后酒精滴落在衣物或皮肤上。

（2）燃烧时注意不要将罐口烧热，以免烫伤局部皮肤。

（3）若烫伤或留罐的时间太长导致皮肤起水疱时，小的水疱无须处理，仅敷以消毒纱布，防止擦破即可。水疱较大时，用消毒针将水放出，涂以龙胆紫药水，或用消毒纱布包敷，以防感染。

（4）拔罐时注意保温，防止受风着凉。

（5）拔罐时体位要适当，不能移动。

（6）在骨骼凸凹不平、毛发较多的部位，皮肤有过敏、溃疡、水肿及大血管分布部位，孕妇的腹部、腰骶部位，不宜拔罐。局部瘀血尚未消退时，不应再于原部位重复拔罐。

【技法要点】

1. 拔罐的技法要点

拔罐时要选择适当体位和肌肉丰满的部位。根据所拔部位的面积大小而选择大小适宜的罐。操作时必须迅速，才能使罐拔得紧，吸附有力。拔罐时间应根据罐的大小及吸力强弱而定。大罐吸力强，拔3~5分钟；小罐吸力弱，拔10分钟。胸腹部时间相对较短，项背部相对稍长。

2. 走罐的技法要点

（1）掌握拔罐吸力。轻吸即拔罐后，罐内皮肤被负压吸收突起5~8毫米；重吸即拔罐后，罐内皮肤被负压吸收突起1.5~2厘米；中吸即介于轻吸与重吸之间。

（2）启动走罐术。术者一手按住罐旁近端皮肤，另一手握住罐具，用力向远端推移，并折返。

（3）控制走罐频率。缓走：约1秒钟将火罐来回推移1次。快走：约1秒钟将火罐来回推移2次。

（4）吸力与频度组合。按临床需要，选择轻吸缓走、轻吸快走、中吸缓走、中吸快走、重吸缓走、重吸快走等方法。

3. 转罐法技法要点

操作时手法宜轻柔，转罐宜平稳，防止掉罐。

4. 取罐的技法要点

取罐时，一手扶罐身，一手手指按压罐口的皮肤，使空气进入罐内，火罐即可脱落，不可硬拉或拖动。

附：拔罐疗法之"观色识病"

罐印色灰白、色淡（图3-4A）：虚寒、湿邪。

罐印色紫，伴有深浅不一的色块（图3-4B、图3-4C）：风湿。

罐印色紫黑色（图3-4D）：供血不足、有积寒。

罐印色紫，伴有黑斑（图3-4A、图3-4D）：气血不畅通。

罐印色鲜红：阳证、热证、实证、热毒炽盛、阴虚、火旺。

罐印周围出现皮肤瘙痒（起罐时）：风邪。

拔罐容易出现水疱、水肿、潮湿或水珠者（图3-4E）：湿气盛。

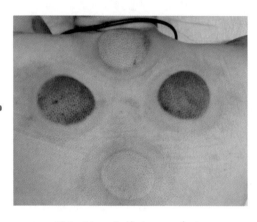

图3-4A　大椎穴、心俞穴

［大椎穴部位罐印色灰白、色淡（虚寒、湿邪）。心俞穴部位罐印色紫、伴有黑斑（气血不畅通）］

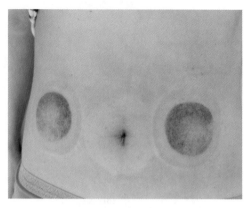

图3-4B　大横穴、神阙穴

［罐印色紫有瘀点，并有深浅不一块状（风湿）］

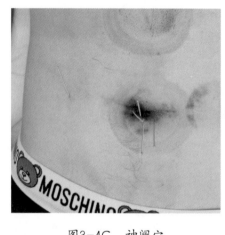

图3-4C　神阙穴

［罐印色紫有瘀点，并有深浅不一块状（风湿）］

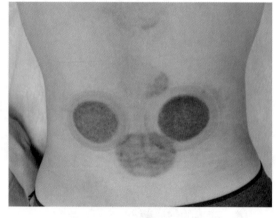

图3-4D　肾俞穴

［罐印紫黑色（供血不足、积寒）。罐印色紫、伴有黑斑（气血不畅通）］

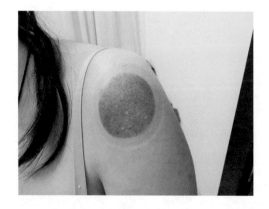

图3-4E　肩髃穴

［拔罐容易出现水疱、水肿、潮湿或水珠（湿气盛）］

（七）放血疗法

【简介】

放血疗法是指用三棱针、粗毫针或小尖刀刺破或划破人体特定的穴位和一定的部位，放出少量血液，以治疗疾病的一种方法。

现代医学认为刺络疗法可促进人体新陈代谢，刺激骨髓造血功能，使代谢加快，改善微循环和血管功能，有利于排除血液中的有害物质，并使机体的有益物质及时补充到血液循环中去，促使机体重新建立内环境稳态而恢复正常的生理功能。通过改善微循环，还可以阻止炎症过度反应和促进炎症的恢复。传统医学认为放血疗法通过刺破穴位或部位的浅表脉络，放出少量血液，可外泄内蕴之热毒，具有消肿止痛、祛风止痒、开窍泄热、镇吐止泻、通经活络之功效。

【操作方法】

1. 点刺

点刺（图3-5A）又称速刺法。具体操作如下。

（1）选好点刺之穴位或部位，局部用75%酒精行常规消毒。

（2）右手持针，左手固定待刺部位，将针尖对准选好的穴位或部位，迅速刺入0.1～0.3厘米后立即出针。

（3）用手指轻轻挤压点刺穴位周围皮肤，挤出少量血液（或配合拔罐），用干棉签擦去，再挤压1～2次，放出适量血液后，用干棉签压迫止血。

出血量的问题：如果在耳尖放血，一般是3个黄豆粒大小的血量；在躯干或肢体，一般出血量为2～3毫升。

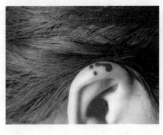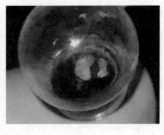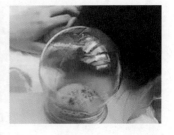

A　　　　　　　　　　B　　　　　　　　　　C

图3-5　放血疗法

（A. 点刺；B. 挑刺；C. 散刺）

2. 挑刺

挑刺（图3-5B）多用于胸背部及耳后部位放血。具体操作如下。

（1）选好部位，轻轻揉挤局部，使细小静脉充盈。

（2）常规皮肤消毒。

（3）用消毒的三棱针或小尖刀挑破（或划破）微小静脉，挤出少量血液或配合拔罐，如果在耳尖放血，一般是3个黄豆粒大小的血量；在躯干或肢体，出血量小于5~10毫升；放出适量血液后，用干棉球压迫止血。

3. 缓刺

缓刺多用于肘部、腘窝部的浅静脉放血。具体操作如下。

（1）选好部位，并在放血部位上方用手自上而下按挤，或扎上止血带，使其静脉充盈。

（2）常规消毒皮肤。

（3）用消毒的三棱针或粗毫针刺入浅表静脉约0.3厘米，再缓缓退出针头。一般出血量小于10~30毫升。

（4）放出适量血液后，医者以干棉球擦去放出的血液，松开止血带，再以干棉球压迫止血。

4. 散刺

散刺（图3-5C）多用于皮肤病等病灶周围点刺出血。具体操作如下。

（1）点刺部位常规消毒。

（2）用消毒的三棱针或一次性注射针头沿病灶周围按顺序点刺出血，可配合拔罐。一般出血量小于5毫升。

（3）放出适量血液后，用酒精棉球再次消毒点刺皮肤，必要时覆盖上消毒敷料。

【注意事项】

（1）应用刺血疗法应充分考虑患者体质的强弱、气血的盛衰，以及疾病的虚实属性、轻重缓急等情况。向患者做好解释工作，以免紧张。体质虚弱、孕妇及凝血机制不良者不宜采用此法。

（2）注意给器械及皮肤常规消毒，防止感染。如局部有感染应使用抗生素抗感染。忌食辛辣、虾蟹、牛羊肉、浓茶、咖啡等燥热发物。

（3）放血疗法刺血治疗时应注意保持患者的体位舒适，谨防晕针。一旦出现晕针现象，立即扶患者平卧，喝热水，并注意观察面色、脉象、血压。症状较重者，请急诊室医生处理。

【技法要点】

手法宜稳、准、轻，不宜过猛，放血不可过多。操作时应避开动脉血管和高度曲张的静脉及静脉大血管，选取边缘较小的静脉血管进针，以控制出血量。

附：放血疗法之"观血识病"

乌黑血色，血出如墨，则为久病，说明瘀血内停日久，瘀血阻络（图3-6A）。

血中夹水，说明有风湿（图3-6B）。

血液中夹有黏液果冻样物质，说明湿毒瘀积，凝滞日久（图3-6C）。

吸出泡沫样液体，提示有风邪（图3-6D）。

出血清淡不易凝结，说明血虚（图3-6E）。

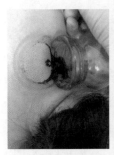 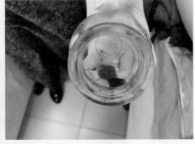

图3-6A　　　　　　　图3-6B　　　　　　　图3-6C

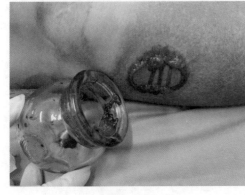 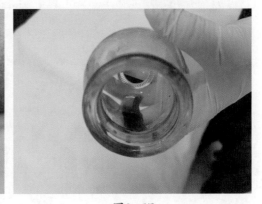

图3-6D　　　　　　　　　　　图3-6E

图3-6　"观血识病"

（A. 瘀血；B. 风湿；C. 湿毒；D. 风邪；E. 血虚）

（八）刮痧疗法

【简介】

刮痧疗法是通过使用刮痧板、边缘光滑的嫩竹板、瓷器片、小汤匙、铜钱、硬币、玻璃或头发、苎麻等工具，蘸食用油或清水后，在体表部位进行由上而下、由内向外反复刮动，以治疗疾病的方法。

1. 刮痧板的种类及功效特点

（1）牛角刮痧板是民间传统最好的刮痧器具，所用的材质有水牛角、黄牛角、牦牛角等（图3-7），各具作用。其中以水牛角刮痧板使用最为广泛。水牛角味辛、咸、寒，辛可发散行气、活血润养，咸能软坚润下，寒能清热解毒，具有发散、行气，清热、凉血、解毒及活血化瘀的作用。

（2）玉石刮痧板因玉性味甘平，入肺经、心经，可润心肺，清肺热。玉石具有滋阴清热、养神宁志、滋养五脏六腑的作用，是具有清纯之气的良药，可避秽浊之病气。玉质刮痧板有助于行气活血、疏通经络而没有副作用。

（3）砭石刮痧板是用泗滨砭石（泗滨浮石）制成的可用作刮痧的保健砭具。砭板具有独特的功能：首先，砭板是用泗滨浮石制作，具有特殊的能量场，直接或间接接触人体均可以改善人体微循环，起到活血化瘀、治疗疾病的作用；再者，由于泗滨浮石的特性，使用砭板进行治疗时，并不要求出痧，就能达到较好的疏通经络、排宣热毒的作用；还有，由于泗滨浮石具有微晶结构，质地光滑细腻，作用于人体有非常舒服的感觉，不需要润滑油等介质，可隔一层棉织物作用于人体，所以患者在接受治疗以后，皮肤不会有不适的反应。

（4）磁疗刮痧板是结合传统工艺与现代磁疗技术于一体的刮痧器具，以水牛角磁疗刮痧板使用最为广泛。水牛角具有活血、化瘀、消肿、止痛、消炎、镇痛等作用。"磁"是一种金属氧化物，我国用磁治病已有悠久历史。"磁疗法"早已被医务界普遍采用，它可引起人体神经、体液代谢等一系列变化。

2. 刮痧疗法的主要功能

（1）利尿排毒。通过刮拭肾经、膀胱经等部位，并在治疗前后各饮一杯温开水，可产生良好的利尿排毒作用。

（2）发汗排毒。应用具有发汗解表作用的挥发性刮痧油进行刮痧按摩，能促使毛孔开张、汗液排泄，加快新陈代谢，以利于体内毒素与废物排出。

（3）舒筋活络。刮痧可使阻滞在经络的毒素由里达表，起到活血化瘀、舒筋活络的作用。

【操作方法】

根据使用部位不同，选择不同形状的刮痧板（图3-7），应用得心应手操纵自如，可收到较为显著的疗效。

1. 鱼形刮痧板

鱼形刮痧板的外形酷似金鱼，用亚热带水乡水牛角精制而成。常用2支，供左右手配合使用。

（1）操作方法。面部刮痧时医者双手持板娴熟操作，刮板一上一下似鱼儿在面部表皮相互自由追逐嬉戏，给人极美的享受。鱼吻部和尾部专门作用于定位点的点穴，鱼身和背、腹部多用于面部经络的刮拭和摩抚。

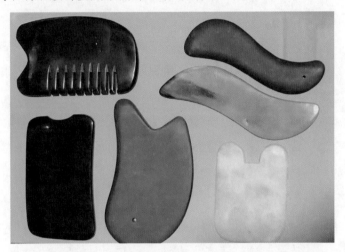

图3-7 具有代表性的不同形状的刮痧板

（2）功效。鱼形刮痧板各部可以定点定位地刮拭面部的每一个部分，它能促进面部微循环，摩抚具凉血、抗过敏、定心安神等功效。

（3）配用介质。在面部具有辅助作用的专用刮痧介质是玫瑰花精油、维生素E或薰衣草香薰精油。这些介质性质柔和，气味宜人，渗透性好，不腻不黏，与面部皮肤亲和性好，其内含的各种氨基酸、维生素、蛋白酶能迅速帮助皮肤排毒清湿，既润滑利于刮拭、点按、摩抚，又补充皮肤所需营养。

2. 梳形水牛角刮痧板

梳形水牛角刮痧板其外形一端似梳，另一端似菱角，是二合一的多功能刮痧板。

（1）操作方法。梳的一端可用于疏通头部皮肤毛孔，一般先沿着任、督二脉梳理30下，再梳理两侧膀胱经各30~50下。菱形的另一端，可作用于身体打通任脉和督脉，根据病症需要，刮拭头部穴位与身体各局部。

（2）功效。刮拭头部时可打通任督二脉，活跃大脑皮层，增加记忆及思维能力，帮助缓解不安与焦虑；同时刮痧可刺激发根毛囊，减少脱发，促使白发变黑，激发新生，毛发再生，具有美发护发的辅助功效。

（3）配用介质。头部刮拭辅助介质可采用何首乌、黑芝麻、旱莲草等十几种食用草本中药提取液，该提取液具有养阴补肾、保肝祛风、止痒消脂、乌发油亮和预防头发枯黄、断裂开叉的作用，还可以抑制毛束炎症、平衡皮腺、防止溢脂、促进毛发再生。

3. 三角形水牛角刮痧板

三角形水牛角刮痧板其外形呈三角形，底线端边如波纹状，斜边稍带弧形（专为肢体刮拭设计），顶角稍圆。

（1）操作方法。三角形水牛角刮痧板的底边呈波纹状，恰好手指、脚趾关节通过，斜边刚好能刮拭手掌及掌背，顶角用以点按四肢穴位。斜边的另一作用是符合颈部的需要刮拭。

（2）功效。手、脚部护理，可通利关节，舒畅筋脉，气血通达，行气消瘀，使四肢活动自如，抗寒抵暖，顶风防晒。颈部则通过独特的排痧驱毒刮拭法，重视颈部皮肤的伸张弹力，活跃其网络组织细胞，保持颈部皮肤弹性，防止松弛下垂，减少双下巴产生的机会。

（3）配用介质。刮拭手部、脚部可根据疾病需要采用天然植物刮痧乳或是含有丹参、红花、桂枝等成分的液体及油剂，具有祛风散寒、活血散瘀的作用，适合肢体刮拭需要。颈部则采用抗衰老成分的乳膏，比如维生素C刮拭霜、维生素E油，或者丹参珍珠刮拭乳等。

4. 长方形牛角刮痧板

长方形牛角刮痧板外形比上面各款刮痧板稍宽大一些，较厚重，质感和手感极佳。

（1）操作方法。长方形刮痧板应用范围广，四面光滑横刮竖刮尽可发挥，作用于全身肌肉厚实部位，疏通经络，调整气血。

（2）功效。通过肩背部刮拭（膀胱经循行线），协调全身，刮肩排毒，拭背祛湿，有助于增强人体对各种有害刺激的防御能力；滋润全身，肌肤亮丽，祛病强身，延年益寿。另外，方形板刮拭膀胱经及其他全身配穴，使人体阴阳平衡，可调节内分泌系统功能，塑修腰肌及形体。

（3）配用介质。辅助方形板刮拭的介质大都由数种含芳香性质的大枫叶、艾草、伸筋草等药用天然植物提取物配制而成。其具有渗透、挥发力强和香气沁肺、贯通表里、强筋壮骨、提神醒脑、祛痰开窍、排毒嫩肤的药用功效，方便重症痧病及一般痧气对症使用。若需要减肥塑身，可采用配有大黄、荷叶、薏苡仁为主要成分的减肥乳或纤体液，以及葵花精油、燃烧脂肪油等，这样有的放矢，定能收到显著的效果。对增肥者亦需辨证使用健脾消积、热身暖胃的刮拭介质，例如鸡内金、蛋黄油等。

5. 棒型水牛角刮痧板

棒型水牛角刮痧板外形是两头圆滑，一头粗一头细，形似月牙状空心棍子，适用于足部反射区及肥胖型、身体魁梧承受能力强的人士。

（1）操作方法。使用棒粗的那头在足底生殖器官反射区顶揉，在全身肌肉厚实处轻拍或点叩、轻戳等。细的那一头在足部肾、膀胱、输尿管等反射区滑行，刮拭点按。月牙弯形在脚面、小腿腓骨处上下滑行轻刮。

（2）功效。根据人体生物全息理论，足是人的第二心脏，进行足部反射区的刮拭按摩，能达到调理体内五脏六腑的作用。

（3）配用介质。辅助足部刮拭用的介质来自环保的绿色植物提炼原油及生化膏霜。

【注意事项】

（1）治疗时，室内要保暖，注意避免感受风寒。

（2）凡刮治部位的皮肤有溃烂、损伤或炎症，均不能用本疗法。

（3）要掌握手法轻重、刮痧的顺序，并时时涂刮痧油或植物油或水，保持皮肤润滑，以免刮伤皮肤。

【技法要点】

（1）首先根据不同疾病，辨证选取施术部位，在施术部位涂刮痧油或植物油或清水，医者手持刮痧工具，轻轻地（刮板与皮肤呈45°）在施术部位向下顺刮或从内向外多次刮动，逐渐加重，刮时要沿同一方向刮，力量要均匀，采用腕力，一般刮10~20次，以出现紫红色斑点或斑块为度。

（2）全身刮拭的顺序为先刮颈部，然后刮脊椎两侧部位，再刮胸部及四肢部位。

（3）四肢刮拭的顺序从大腿开始向下刮，每次只能刮一个方向，不能像搓澡一样来回地刮，静脉曲张者则需由下往上刮。

（4）刮痧的时间一般为20~30分钟，或者以患者能耐受为度。待痧完全消失，再行第二次刮痧疗法治疗。

（九）艾灸疗法

【简介】

艾灸疗法是用艾叶作为原料，制成艾绒，在一定的穴位上，运用艾绒或其他药物在体表的穴位上直接或间接地施以适当温热刺激，借灸火的热力及药物的作用，通过经络的传导作用，起到温通气血、扶正祛邪的功效，从而达到治病和保健目的的一种方法。

1. 艾灸的工具

常用的艾灸工具有艾炷（大、中、小）、艾条、艾灸盒、艾灸器（图3-8）。

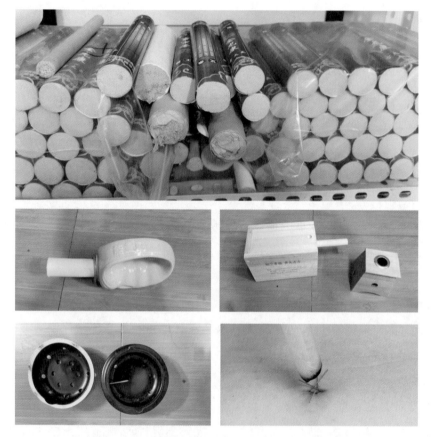

图3-8　不同类型的艾条、艾灸器、艾灸盒

2. 艾灸疗法的分类

（1）艾炷灸。施灸时所燃烧的锥形艾团称艾炷，常分为直接灸（又分化脓灸和非化脓灸）与间接灸2种。本疗法临床运用广泛，既可保健，亦可治病，尤其适用于虚寒证，如哮喘、胃肠病。

（2）艾条灸。将艾条置于穴位或病变部位上施灸的方法，操作常分为温和灸、雀啄灸、回旋灸等。主要用以治疗寒湿痹证及其他多种虚寒性疾患。

（3）药卷灸。药卷灸是在艾绒里掺进药末，用纸把艾绒裹起来成为药卷，点燃其一端而施灸。适应证大致同前2种灸法。

（4）温针灸。先根据病性选穴施针，得气后留针，后将艾绒裹于针柄上点燃，直至燃尽，使热力通过针体传入机体，达到温经散寒等目的。

（5）隔姜灸。取约0.2厘米厚生姜一块，用针扎出数个小眼置于选定的穴位上，再将艾炷置于姜片上，点燃施灸。艾炷燃尽后，再放置艾炷反复施灸，一般至局部皮肤潮红为止。凡虚寒性疾病皆可以此疗法治疗。

此外，与隔姜灸疗法大同小异的尚有"隔蒜灸""铺灸（以蒜泥铺于穴位上）""隔盐灸""附子灸""隔葱灸""花椒灸""黄土灸""黄蜡灸""硫黄灸""药锭炎""药捻灸"等，主治病症亦相差无几。

（6）灯火灸。以灯芯草蘸香油，点燃，在小儿身上施灸。本疗法主要用于小儿惊风、昏迷等急性病症。

（7）热敏灸。是一种现代创新的灸法，也属于艾条悬灸疗法，是江西中医院陈教授多年研究的一种灸疗方法，其采用艾条温和灸的方法，在人体热敏点上施灸治疗。人体腧穴存在静息态和敏化态2种状态，人体在疾病状态下，体表的腧穴会发生敏化，刺激反应会更加敏感，会呈现小刺激大反应的现象，称为穴位敏化，因此悬灸比较敏感的穴位，灸疗的效果会出现倍增效应。

（8）雷火灸。施灸时都用粗艾条，都是直径4.0厘米以上的艾条，一般不用纯艾条，而是用经过中药特制配方的药艾条施灸，这是雷火灸主要的特点。

3. 艾灸的功效

（1）调节阴阳。人体阴阳平衡，则身体健康，而阴阳失衡就会发生各种疾病。艾灸有调节阴阳的作用，使失衡之阴阳重新恢复平衡。

（2）调和气血。气是人的生命之源，血为人的基本物资，气血充足，气机条达，人的生命活动才能正常。艾灸可以补气、养血，还可以疏理气机，并且能升提中气，使气血调和以达到养生保健的目的。

（3）温通经络。经络是气血运行之通路，经络通畅，则利于气血运行和营养物质之输布。寒湿等病邪，侵犯人体后，往往会闭阻经络，导致疾病。艾灸借助其温热肌肤的作用，温暖肌肤经脉，活血通络，以治疗寒凝血滞、经络痹阻所引起的各种病症。

（4）扶正祛邪。正气存内，邪不可干。人的抵抗力强，卫外能力强，疾病则不产生，艾灸通过对某些穴位施灸，如大椎、足三里、气海、关元等，可以培补正气，增强人的防病治病能力，而艾灸不同的穴位和部位可以产生不同的补益作用。无论是调节阴阳，调节气血，还是温通经络，扶正祛邪，艾灸对人体起到了一个直接的或间接的补益作用，尤其对于虚寒证，所起到的补益作用尤为明显。这种温阳补益、调和气血的作用，能够帮助人们达到防病治病、保健养生的目的。

（5）行气通络。经络分布于人体各部，内联脏腑，外布体表肌肉、骨骼等组织。正常的机体，气血在经络中周流不息，循序运行，如果由于风、寒、暑、湿、燥、火等外因的侵袭，人体或局部气血凝滞，经络受阻，即可出现肿胀疼痛等症状和一系列功能障碍，此时，灸治一定的穴位，可以起到调和气血、疏通经络、平衡功能的作用，临床上可用于疮疡疖肿、冻伤、癃闭、不孕症、扭挫伤等，尤以外科、伤科应用较多。

（6）扶阳固脱。人以阳气为根本，得其所则人寿，失其所则人夭，故阳病则阴盛，阴盛则为寒、为厥，或元气虚陷，脉微欲脱。凡大病危疾、阳气衰微、阴阳离决等证，用大炷重灸，能祛除阴寒、回阳救脱。此为其他穴位刺激疗法所不及。

（7）升阳举陷。由于阳气虚弱不固等原因可致上虚下实，气虚下陷，出现脱肛、阴挺、久泄久痢、崩漏、滑胎等，《灵枢·经脉》篇云"陷下则灸之"，故气虚下陷、脏器下垂之症多用灸疗。灸疗不仅可以起到益气温阳、升阳举陷、安胎固经等作用，对卫阳不固、腠理疏松者，亦有效果。

（8）艾灸美容。灸关元能最大限度地消耗人体多余脂肪，达到健美之效用。点燃艾条后放入温灸器中产生温热的刺激，配合艾油（或精油渗入）在经络或患处四周，帮助人体全面温通经络，可以起到温补元气、调和气血、润泽肤色的作用。

（9）防病保健。《备急千金要方》记有"凡宦游吴蜀，体上常须三两处灸之，勿令疮暂瘥，则瘴疠温疟毒气不能着人"，说明艾灸能预防传染病。《针灸大成》提到灸足三里可以预防中风。民间俗话亦说"若要身体安，三里常不干""三里灸不绝，一切灾病息"。灸疗已成为重要的防病保健方法之一。

【操作方法】

1. 直接灸

直接灸是将大小适宜的艾炷，直接放在皮肤上施灸。若施灸时需将皮肤烧伤化脓，愈后留有瘢痕者，称为瘢痕灸。若不使皮肤烧伤化脓，愈后不留瘢痕者，称为无瘢痕灸。

（1）瘢痕灸又名化脓灸，施灸时先将所灸腧穴部位涂以少量的大蒜汁，以增加黏附和刺激作用，然后将大小适宜的艾炷置于腧穴上，用火点燃艾炷施灸。每壮艾炷必须燃尽，除去灰烬后，方可继续易炷再灸，待规定壮数灸完为止。施灸时由于火烧灼皮肤，因此可产生剧痛，此时可用手在施灸腧穴周围轻轻拍打，借以缓解疼痛。在正常情况下，灸后1周左右，施灸部位化脓形成灸疮，5～6周左右，灸疮自行痊愈，结痂脱落后而留下瘢痕。临床上常用于治疗哮喘、肺结核、高血压、心脑血管病和瘰疬等慢性疾病。

（2）无瘢痕灸。施灸时先在所灸腧穴部位涂以少量的凡士林，以使艾炷便于黏附，然后将大小适宜的艾炷，置于腧穴上点燃施灸，当灸炷燃剩五分之二或四分之一而患者感到微有灼痛时，即可易炷再灸。若用麦粒大的艾炷施灸，当患者感到有灼痛时，医者可用镊子柄将艾炷熄灭，然后继续易位再灸，按规定壮数灸完为止。一般应灸至局部皮肤红晕而不起泡为度。因其皮肤无灼伤，故灸后不化脓，不留瘢痕。一般虚寒性疾患，均可用此法。

直接灸之艾炷，以麦粒大小为适宜。成年人每穴5、7、9壮，小儿灸3、5壮，每次以取3、5、7穴为标准。临床上可适当伸缩艾炷之大小、穴位及壮数。每燃烧1个艾炷为1壮，每灸1次少则3～5壮，多则可灸9壮。一般前3天，每天灸1次，以后间隔1天灸1次，或间隔两天灸1次，可连续灸治1个月、2个月、3个月，甚至半年或1年以上。如果用于健身灸，则可以每月灸三五次，终身使用，效果更好。如果是急性病、偶发病，有时只灸1～2次，以需要而定，不必限制时间和次数。如果是慢性病、顽固性疾病，隔天或间隔3、5、7天灸1次均可。要根据具体情况全面考虑，这样和用药的分量一样，无太过不及之弊。施灸的时间一般在15～30分钟。

2. 间接灸

间接灸是用药物将艾炷与施灸腧穴部位的皮肤隔开，进行施灸的方法。如隔姜灸、隔蒜灸、隔盐灸、隔附子饼灸等。

（1）隔姜灸。隔姜灸是用鲜姜切成直径为2～3厘米、厚0.2～0.3厘米的薄片，中间以牙签或针刺数孔，然后将姜片置于应灸的腧穴部位或患处，再将艾炷放在姜片上点燃施灸。当艾炷燃尽，再易炷施灸。在艾灸的过程中，如患者有灼痛感，可将姜片提起片刻后再放下，或者在穴位上方移动姜片做移动灸，再或者将姜片切得厚一些，以免烫伤。一般每穴连续艾灸3壮（即将艾条切成2～3厘米长短的艾炷），艾灸至局部皮肤潮红为宜。

生姜味辛，性微温，入脾经、肺经，生用发散，熟用温中，具有温中散寒、祛风止痛之功效。此艾灸之法多用于治疗腹痛、泄泻、呕吐、痛经、阳痿、早泄、乳腺炎、乳腺增生、慢性盆腔炎等病症。

（2）隔蒜灸。先选用新鲜独头紫皮大蒜，切成厚2～3毫米厚的薄片，中间则用牙签扎一些小孔，也可以将蒜捣成蒜泥，再将蒜泥放在预先选好的穴位上，并将艾炷放到蒜片或者蒜泥上点燃；一般每穴艾灸3壮，直至该处皮肤泛红为止。

大蒜，辛温喜散，有杀虫、解毒、消肿散结、止痛之功效。此艾灸方法多用于乳痈、毛囊炎、瘰疬、荨麻疹、神经性皮炎、脚气等疾病，需要注意的是，大蒜有刺激性，容易使皮肤起泡，艾灸前先要和患者交代清楚。如皮肤起疱，应用消毒过的针将水疱刺破，排出水液，再涂上紫药水，避免感染。皮肤一旦有了伤口，该部位就先暂时停止艾灸，待伤口愈合后再进行艾灸。

（3）隔盐灸。先将纯净干燥的食盐填敷于肚脐，盐要填至平脐。但若患者的肚脐外凸，可用面粉和成面团后，把它围在脐周围成堤状，将姜片放在盐上，姜片上再放艾炷。亦可不放姜片，直接将艾炷（将艾条切成艾炷2～3厘米长）放在盐上，点燃艾炷，当患者感到灼痛时，就要及时更换艾炷，一般每次艾灸3壮，对于一些急症，则要根据症状而艾灸，不拘壮数。

此艾灸方法因为放在肚脐艾灸故又被称为"神阙灸"。食盐，咸寒，入胃经、肾经、大肠经、小肠经，有清热解毒、凉血止泻、滋肾润燥之效。该方法多用于中风、中暑、脱肛、泄泻、黄褐斑、口腔溃疡、面色晦暗等病症。

（4）隔附子饼灸。将附子研成粉末，用酒调和做成直径约3厘米、厚约0.8厘米的附子饼，中间以牙签或针刺数孔，放在应灸腧穴或患处，上面再放艾炷施灸，直到灸完所规定壮数为止。

附子，性味辛甘、大热、有毒，作用是温阳散寒止痛、回阳救逆、补火助阳，它是温热性的药物。该方法多用于寒性疾病，比如风湿、类风湿性关节炎或者脾肾阳虚、脾阳虚、肾阳虚所导致的腰痛、腹痛、寒性便秘。

3. 艾卷灸

艾卷灸是取纯净细软的艾绒24克，平铺在长26厘米、宽20厘米的细草纸上，将其卷成直径约1.5厘米圆柱形的艾卷，要求卷紧，外裹以质地柔软疏松而又坚韧的桑皮纸，用胶水或糨糊封口而成。也有每条艾绒中渗入肉桂、干姜、丁香、独活、细辛、白芷、雄黄各等份的细末6克，则成为药条。施灸的方法分温和灸和雀啄灸。

（1）温和灸。施灸时将艾条的一端点燃，对准应灸的腧穴部位或患处，距皮肤2～3厘米，进行熏烤。熏烤以患者局部有温热感而无灼痛为宜，一般每处灸5～10分钟，至皮肤红晕为度。对于昏厥、局部知觉迟钝的患者，医者可将中、食二指分开，置于施灸部位的两侧，这样可以通过医者手指的感觉来测知患者局部的受热程度，以便随时调节施灸的距离，防止烫伤。

（2）雀啄灸。施灸时，艾条点燃的一端与施灸部位的皮肤并不固定在一定距离，而是像鸟雀啄食一样，一上一下活动性地施灸。另外，也可均匀地上、下或左、右移动或做反复地旋转施灸。一般每处灸5～10分钟，至皮肤红晕为度。

4. 温针灸

温针灸是针刺与艾灸结合应用的一种方法，适用于既需要留针又适宜艾灸的病症。操作时，将针刺入腧穴得气后，给予适当补泻手法而留针，继而将纯净细软的艾绒捏在针尾上，或用一段长约2厘米的艾条插在针柄上，点燃施灸。待艾绒或艾条烧完后，除去灰烬，取出针。

5. 温灸器灸

温灸器灸是用金属、木头、竹子、陶瓷或砭石的材料特制的一种圆筒形、长方形等灸具。不同形状、材质的温灸器均有排烟孔。施灸时，将艾绒或掺加药物的艾绒装入温灸器内，点燃后，即可置于腧穴或应灸部位，进行熨灸，直到所灸部位的皮肤红润为度。有调和气血、温中散寒的作用。

虽然温灸器的种类多种多样，但操作方法大同小异，只要针对不同部位选用适合的温灸器，就会达到安全、方便、事半功倍的效果。

6. 长蛇灸

长蛇灸又称督灸、铺灸、蒜泥铺灸，取穴多用大椎至腰俞间督脉段，可灸全段或分段。因在施灸时必须沿脊柱铺敷药物，形如长蛇，故名长蛇灸。长蛇灸是在督脉上施以隔药、隔姜或隔蒜灸的疗法，其施灸面广，艾炷大，火气足，温通力强，非一般灸法所及，所以补充阳气效果更好。

（1）操作方法。对督脉进行常规消毒后，涂上蒜汁，在督脉线上撒上祛风散寒、温阳补肾的中药粉（附子、肉桂、羌活等），敷桑皮纸（自颈部至尾骶部，宽8厘米），再铺以宽5厘米、高2.5厘米的蒜瓣儿泥条1条，蒜瓣儿泥条上铺宽3厘米、高2.5厘米的艾绒（约200克），下宽上尖。形成剖面为等腰三角形的长虫形艾炷。而后，点燃艾炷头、身、尾3点，让其天然烧伤。待艾炷燃尽后，再铺上艾绒复灸，灸3壮。灸毕，移去蒜瓣儿泥条，用湿热纱布轻轻揩干施灸部位。灸后施灸部位皮肤显露出红色或深红色。民间流传的是一种发疱灸法，但现代人不喜欢发疱，故尽量不要使皮肤起疱。

（2）功效。长蛇灸可激发协调各经络，能够平衡阴阳、抵御病邪、温补督脉、调整虚实，从而达到保健、治疗疾病的目的。适合于督脉诸证和慢性、虚寒性疾病，如痹症（类风湿性关节炎、风湿性关节炎、强直性脊柱炎等）、腰痛（腰椎、胸椎、颈椎骨质增生和腰肌劳损等）、哮喘（慢性支气管炎、鼻炎、支气管哮喘、肺气肿等）、虚劳消瘦（迁延性肝炎、乙型肝炎、神经官能症等）、慢性胃肠疾病、产后恶寒等。长蛇灸疗法每周治疗1次，3次为1个疗程。在三伏天治疗效果更好。

7. 热敏灸

热敏灸是采用点燃的艾条产生的艾热悬灸热敏态穴位，激发透热、扩热、传热、局部不（微）热远部热、表面不（微）热深部热、非热觉等热敏灸感和经气传导，并施以个体化的饱和消敏灸量，从而提高艾灸疗效的一种新疗法。

（1）操作方法。

1）探测热敏点。点燃艾条，在原定的穴位附近利用点燃的艾条，探测热敏点。探测方法：利用回旋灸、循经往返灸、雀啄灸、温和灸等一种或者多种方法，灸至皮肤潮红，并与被灸者随时沟通，询问灸感。

2）选取最优热敏穴。在探测热敏点的过程中，有些穴位会出现不同的灸感，一般分为热觉灸感和非热觉灸感，医者应优先选择非热觉灸感的穴位进行施灸。比如酸、痛、胀等灸感，选择出现这些灸感的热敏穴进行施灸。但是需要注意的是，并非所有人都能感受到明显的灸感。

3）施灸。找到热敏穴以后进行施灸，一般会采用悬定灸、回旋灸、往返灸、雀啄灸等方法组合或者单个灸法施灸。

4）灸量控制。热敏灸有一个关键点是灸量要因人而异，而不是临床常用的每个穴位灸多长时间，一般把上文提到的灸感灸到消失即可。

（2）功效。

1）治疗生殖系统的病症。如前列腺炎、妇科炎症、痛经、月经不调等。

2）缓解全身肌肉症状。如肩颈不适、腰肌劳损等不适。

3）治疗风湿病。热敏灸可有效祛除关节内积存的寒气，减轻风湿关节病的疼痛。

【注意事项】

（1）艾灸后3小时内不要用冷水洗手或洗澡。

（2）艾灸后要喝温开水，有助于排出体内毒素。

（3）饭后1小时内不宜艾灸。脉搏每1分钟超过90次以上者禁灸。过饥、过饱、醉酒者禁灸。

（4）治疗过程中应注意用火安全，避免发生火灾，注意防止艾灰脱落而烫伤皮肤或烧坏衣被。如有绒灰脱落床上，应清扫干净，以免复燃。艾条灸毕后，应将艾灰倒进密闭铁器中，以彻底熄灭，防止再燃。

（5）患者在精神紧张、大汗后、劳累后或饥饿时不适宜艾灸。

（6）注意晕灸。如发生晕灸现象，按晕针处理。

【技法要点】

（1）艾灸的一般顺序是先灸背部再灸胸腹部，先灸上部再灸下部，先灸头部再灸四肢；就壮数而言，先灸少而后灸多，即灸量由小逐渐增加；就大小而言，先灸艾炷小者而后灸大者，每壮递增。

（2）在整个热敏灸的操作中需要注意以下几点。

1）探测和选取热敏点是关键，施灸者和被灸者都要全身心投入，尤其是被灸者要细细感受身体出现的灸感。

2）热敏灸注重规定艾灸穴位全过程中造成中频、扩热、热传导、局部不（微）热远部热、表层不（微）热深层热、非热觉6种热敏灸感和经气感传，气至病所。

3）热敏灸是在热敏电阻穴道上施灸，热敏电阻穴道对艾热出现异常比较敏感，容易激起经气感传，造成小刺激性大反应。

4）每穴艾灸时间并不是固定不变的，是以自身的热敏灸感消退为度的。

（3）用灸时，灸热以患者能忍受为度，以免烫伤。如因施灸不慎灼伤皮肤，局部出现小水疱，可嘱患者保护好水疱，勿使其破溃，任其吸收，一般2～5天即可愈合。如水疱较大，可用消毒毫针刺破水疱，放出水液，再适当外涂烫伤油等，保持创面洁净。如有大面积皮肤烫灼伤，应到烧伤科或外科对症处理。

关于灸量，应该考虑天时、地理、气候等因素的影响来定灸量，如冬天灸量宜大，才能祛寒通痹，助阳回厥；夏季宜少灸或轻灸，才不会造成上火伤阴。北方风寒凛冽，灸量宜大；南方气候温暖，灸量宜小。

（4）不同的年龄、体质和性别，其阴阳气血的盛衰及对灸的耐受性也是不同的。如老年或体弱的人使用保健灸，灸量宜小，但须坚持日久。

（5）头面及胸膈以上，均不宜多灸。肌肉偏薄之处、骨骼之上、大血管、孕妇腹部及腰骶部、活动关节及皮肤皱纹等部位，均避免直接灸。

（十）敷贴疗法

【简介】

穴位敷贴疗法是指在一定的穴位上敷贴药物，通过药物和穴位的共同作用以治疗疾病的一种外治方法。其中某些带有刺激性的药物敷贴穴位可以引起局部发疱化脓，如"灸疮"，则此时又称为"天灸"或"自灸"，现代医学称为发疱疗法。若将药物敷贴于神阙穴，通过脐部吸收或刺激脐部以治疗疾病时，又称敷脐疗法或脐疗。

敷贴药物种类，包括辛窜开窍、通经活络之品，即刺激性较强的一些药物，如冰片、麝香、丁香、花椒、白芥子、姜、葱、蒜、韭之类；厚味力猛、有毒之品，多生用，如生南星、生半夏、甘遂、巴豆、斑蝥之类；补益之品，多为血肉有情之物，如动物内脏、鳖甲、鲫鱼之类。

另外，需选择适当溶剂调和敷贴药物或熬膏，以达药力专、吸收快、收效速的目的。如醋调敷贴药，能起到解毒、化瘀、敛疮等作用，虽用猛药，但醋可缓其性；酒调敷贴药，能起到行气、通络、消肿、止痛等作用，虽用缓药，但酒可激其性；水调敷贴药，专取药物性能；油调敷贴药，可润肤生肌；葱、姜、韭、蒜捣汁调取其辛香散邪；菊花汁、金银花露调取其清凉解毒；鸡蛋清、蜂蜜调取其缓和刺激、润泽肌肤等。

【操作方法】

（1）蒜泥敷贴。将大蒜（紫皮蒜为佳）捣成泥状，取3~5克敷贴在穴位上。敷鱼际穴上治疗咽喉肿痛；敷合谷穴上治疗扁桃体炎；敷养老穴上治疗牙痛；敷涌泉穴治疗咳血；用大蒜擦脊背治疗肺结核。

（2）斑蝥敷贴。斑蝥对皮肤刺激作用强，发疱大，将斑蝥浸于醋中，10天后擦抹患处，或斑蝥适量研末，以甘油调和敷于穴位或患处。该法用于治疗牛皮癣、神经性皮炎等病症。

（3）白芥子敷贴。将白芥子研末，水或醋调为膏状，每次用5~10克敷贴穴位上，油纸覆盖，胶布固定；或将白芥子细末1克，放置在直径为5厘米的圆形胶布中央，直接敷贴在穴位上。该法发疱作用显著，用于治疗阴疽、哮喘、肺结核空洞、膝关节肿痛等病症。

（4）毛茛叶敷贴。毛茛又名老虎爪草。取其鲜叶揉烂，敷于穴位或患处。初感局部热辣、充血，隔夜即发出水疱。如以小块敷于寸口或内关、大椎，可治疗疟疾；风湿性关节炎可敷于局部。发疱后，局部有色素沉着，经久消退。

（5）威灵仙敷贴。取威灵仙叶（以嫩为佳）捣烂成糊状，加入少量红糖搅匀备用。治痔疮下血贴足三里；治急性结膜炎贴太阳穴；治扁桃体炎贴天容穴；治百日咳贴身柱穴等。

（6）旱莲草敷贴。取鲜旱莲草捣烂敷穴位上。如敷大椎可治疗疟疾。

（7）甘遂敷贴。取甘遂适量研成粉末，敷穴上用胶布固定。敷大椎穴主治疟疾。

（8）吴茱萸敷贴。取吴茱萸制成粉末，用陈醋调和敷于涌泉穴，1天换1次，治小儿水肿。

（9）蓖麻子敷贴。取蓖麻子适量去外壳，捣烂备用。敷涌泉穴，治疗滞产；敷百会穴，治疗子宫脱垂。

【注意事项】

（1）个别患者敷贴后局部皮肤出现发红、微痒及灼热感，应揭去敷贴药，无须特殊处理，过敏严重者，暂停敷贴，及时就诊。

（2）敷贴期间饮食宜以清淡为主，忌生冷、甜食、油腻、海鲜等易致敏及刺激性食物；戒牛肉、烧鹅、鸭、花椒、大小茴香、狗肉、羊肉等温燥之品；忌大量进食寒凉之品及辛辣等刺激性食物，另外要睡眠充足和情绪乐观。贴药治疗不宜空腹进行，不宜剧烈运动，多注意休息。

（3）治疗前清洁敷贴部位，以防感染。在敷药处出现热、凉、麻、痒、蚁行感或轻中度疼痛属于正常现象，一般无须处理，取下药膏后如出现灼痛，可涂烫伤膏等，切忌外用刺激性药物，以免进一步伤害皮肤；如出现小水疱或小水疱已破，应保持局部清洁避免感染，大水疱应到医院接受治疗。

（4）慎用人群。包括合并有艾滋病、结核病或者其他感染者；合并有糖尿病、血液病、恶性高血压、严重心脑血管病、支气管扩张、恶性肿瘤、慢性阻塞性肺疾病急性期的患者。

（5）禁忌。包括敷贴部位有皮肤创伤、皮肤溃疡、感染者；对敷贴药物或敷料成分过敏者；瘢痕体质者；咳黄浓痰、咳血者；孕妇等。

【技法要点】

（1）凡用溶剂调敷药物时，需随调配随敷用，以防蒸发。

（2）若用膏药敷贴，在温化膏药时，应掌握好温度，以免烫伤或贴不住。

（3）敷药后要注意固定，以免药物移动或脱落。

（4）能引起皮肤发疱的药物不宜敷贴面部。

（5）对刺激性强、毒性大的药物，敷贴穴位不宜过多，敷贴面积不宜过大，敷贴时间不宜过长，以免发疱过大或发生药物中毒。

（6）对久病体弱消瘦及有严重心脏病、肝脏病等患者，使用药量不宜过大，敷贴时间不宜过久，并在敷贴期间注意病情变化和有无不良反应。

（7）对于孕妇、幼儿，应避免敷贴刺激性强、毒性大的药物。

（8）皮肤过敏的患者不宜使用本法。

（十一）八卦脐针疗法

【简介】

八卦脐针疗法是以古代八卦和中医理论为依据，在脐部实施针术，以调理人体的阴阳平衡，祛除疾病的一种针刺疗法。脐中央朝外凸出的瘢痕状组织称为脐蕊，脐孔的周缘壁称为脐壁，脐壁与脐蕊相连的皮肤凹陷称为脐谷。这三个地方都是脐针疗法的进针区，以脐壁在临床上使用最为常见。八卦脐针非常神奇，根据肚脐八卦脏腑定位，融入十二经脉和十二地支，根据病症设计进针方位，没有酸、麻、胀的感觉，而且安全神效。

1. 脐八卦诊法

脐八卦诊法是将脐按八卦分布，配属人体各部位及脏腑，根据其不同的变化来诊察人体各部位及脏腑的疾病的方法。八卦图有两种，一为先天八卦图，一为后天八卦图。

（1）先天八卦。先天八卦（图3-9）主要配属人体外在的各部位。垂直线的上点为乾属头，下点为坤属足；其横线左点为离属耳，右点为坎属目；其左耳之上点为兑属口，下点为震属腹；其右目之上点为巽属额，下点为艮属手。

（2）后天八卦。后天八卦（图3-10）主要配属五脏六腑。垂直线的上点为离属心，下点为坎属肾；其横线的左点为震属肝，右点为兑属肺；其横线左点肝之上点为巽属胆，下点为艮属胃；其横线右点肺之上点为坤属脾，下点为乾属大肠。

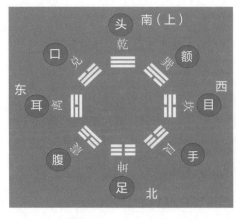

图3-9　先天八卦

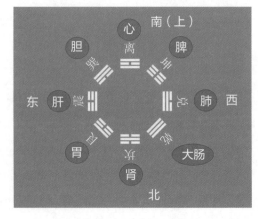

图3-10　后天八卦

（3）临床意义。因为脐八卦分属不同（先天八卦、后天八卦），所以在诊断疾病上也有所区别。先天八卦多用于诊测各种疼痛、肿瘤病症，后天八卦多用于诊测各种脏腑杂病。临床诊病中，脐八卦诊法主要用触诊，根据各区域出现的疼痛来诊测相应部位及脏腑的疾病。其触诊步骤为，依顺时针方向按压，由轻渐重下压，按有疼痛不适者为疾病。

2. 八卦脐针的特点

（1）一穴多治。脐针疗法，仅取神阙，经这个穴位上下针可治许多疾病，无论是脏腑病还是疑难病，是急性病还是慢性病，可治近百种疾病，范围涉及临床各科。

（2）一穴多针。传统针刺技术一般都是一针一穴，每个穴位都有一个主要功能。但脐针不同，仅神阙一穴，可根据临床需要一穴一针，也可以一穴多针。特别是脏器疾病、多系统疾病、疑难病、危重病的病例中更多地使用一穴多针技术。

（3）一穴多效。既然一穴可以多治，那么一穴就可以多效。在治疗中只要思路正确，一穴即可多效，一针也可多效。比如，一个患者既有脑部疾病又有眼部疾病，再兼有口舌咽喉疾病，只用一针即可同时见效。这不仅给医者减少了治疗上的步骤，也给患者减少了肉体的痛苦和经济负担。

（4）内外兼治。传统针刺疗法对治疗神经系统功能性疾病、运动系统疾病疗效颇佳。相对而言，对脏腑疾病就要逊色一些。但脐针不但对功能性疾病、运动性疾病效果很好，对一些脏腑疾病也有很好的疗效，对一些疑难重病也能达到不错的治疗效果。

（5）操作简便、经济实惠。脐针使用1寸毫针即可，也可用牙签代针在脐部治疗，只要在相应的部位进行点压，患者感到疼痛就会有治疗效应。该法不需要高级的医疗设备及辅助设施。

【操作方法】

1. 八卦脐针的定位进针法

脐针的操作技术，定位是关键，定位是否准确，直接影响到治病的效果，其原则如下。

（1）寻找压痛点。一般约有20%的患者可以在脐壁、脐谷、脐蕊处寻找到十分敏感的压痛点。越是急性病，压痛点越明显。只要用探针找到这个压痛点，往往一针即可见效。脐壁、脐谷、脐蕊都是脐针疗法的进针区，而以脐壁在临床上使用最多。

（2）寻找皮下结节法。许多慢性病患者因长期患病，在脐部相应的体表投影区产生了一些皮下结节，与皮肤同色，质硬，活动度差，大小如同小米粒大小，按之有疼痛，但可忍受。如发现结节后，不必针刺，可让患者用手指按压，每天数次。经数周按压后结节会自然消失，疾病也就治愈了。

2. 脐洛书全息进针法

《洛书》中记载"其数戴九履一，左三右七，二四为肩，六八为足（实为股），五居于中"（图3-11）。"戴"指的是头上（图3-11，9区）、"履"表示为足（图3-11，1区）、左肩（图3-11，4区）、右肩（图3-11，2区）、左股（图3-11，8区）、右股（图3-11，6区）、腰偏左侧（图3-11，3区）、腰偏右侧（图3-11，7区）。脐洛书全息就是把这个投影纳入脐部，根据这个规律判断疾病和治疗疾病。

如左肩疼痛取脐左上相应的左肩部位（图3-11，4区）进针，右腰扭伤取脐右侧相应的右腰部位（图3-11，7区）进针。

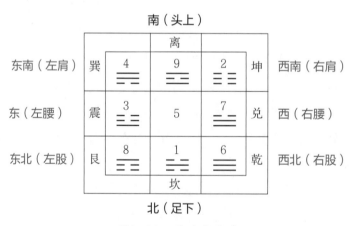

图3-11 脐洛书全息

洛书全息进针法多用于临床中运动系统疾病、疼痛性疾病及体表性疾病的诊断和治疗，可按脐洛书全息规律寻找压痛点。

3. 脐八卦全息进针法

脐八卦全息进针法（图3-12）的八卦原意是用8个符号（乾、兑、离、震、巽、坎、艮、坤）来表示8个不同的方位、不同的节气。因为八卦与五行、五行与人体脏腑有密切的联系，故八卦与人体脏腑之间有对应的医学联系。将人体脐部视为一个后天八卦图，根据这个图来观察其变化，再判断人体的疾病。

脐八卦全息进针法主要用于脏腑疾病、慢性病的治疗，在其脏腑对应的脐部位置进针，或根据疾病的性质，采用五行生克制化法进针。如离位，方位在南，五行属火，在脏为心，在腑为小肠，五官属目，定点在脐之上部（时钟12点处），如该处有变化可提示心血管系统、小肠或眼部疾病。其他依此类推。

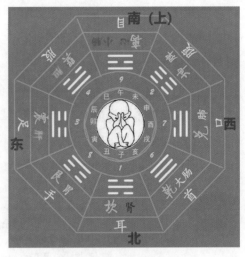

图3-12 脐八卦全息

4. 脐地支全息进针法

脐地支全息进针法多用于临床上有明显时辰规律的慢性病，范围涉及各科，只要有固定的发作时间，并有明显的时间规律，无论是什么病，均可应用此法。根据地支相应的时间，寻找与疾病发作时或加剧时相同的时间，并在脐壁上进行定位。脐地支全息如图3-13所示。

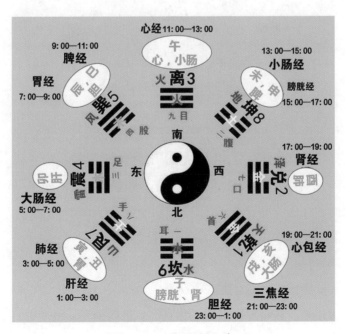

图3-13 脐地支全息

比如用脐地支全息进针法治疗五更泻，可以在丑时（3～5时）相应的脐壁上（时钟的7点处）进行针刺，疗效很好。除了在时间医学上相应外，五更泄又为脾胃之病，丑时为土，扎之疗效确切。

再如有明显发作时间规律的神经性头痛，只要找到这个时间规律，按脐地支全息相应的脐壁上扎针即可。

5. 四局针法

四局针法（图3-14）主要用于治疗皮肤病。

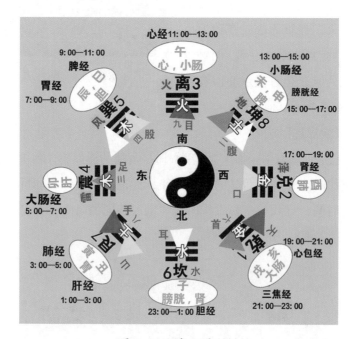

图3-14 脐四局针法

（1）水局（白色）申子辰，用于足三阳经络循行部位的病变。

（2）金局（黄色）巳酉丑，用于足三阴经络循行部位的病变。

（3）木局（土色）亥卯未，用于手三阳经络循行部位的病变。

（4）火局（红色）寅午戌，用于手三阴经络循行部位的病变。

如银屑病在手三阳的，用木局治疗，以此类推。

【注意事项】

（1）小儿及妊娠妇女不宜用脐针疗法。

（2）对大出血、各种原因引起的休克、多脏器衰竭、脑卒中、急性传染病、癌症晚期、恶病质、低蛋白水肿、血友病等及有出血倾向的血液病患者不应考虑。

（3）酒后、大饥、过劳、过饱者不宜针刺；治疗结束后1小时方可进食。

（4）严格消毒，对脐孔较深、污垢较多的患者可用松节油去除污垢，然后再常规消毒。

【技法要点】

1. 基础要点

（1）体位。一般采用仰卧位。

（2）进针方式。以脐蕊为中心做放射性向外斜横刺，一般深度为0.5～1寸。

（3）刺激强度。在一般治疗中不主张强刺激。因为脐部特别敏感，只要进针就能起到作用。但对于急性疼痛性疾病，可采用间断性强刺激。

（4）留针时间。进针后一般留针10～20分钟。急性病留针时间短，慢性病留针时间长，疼痛性疾病一般痛止即拔，不留针。

2. 脐地支进针法（包括方位补泻及手法补泻）

（1）方位补泻。脐针疗法是定位治疗，在治疗时进针有明显的方向性。方位是脐针疗法的灵魂，有了方位就有了补泻，这是原则。脐地支全息进针法的方位补泻是：在与疾病时间性相同的脐壁上进针是平补平泻法，即酉时（17～19时）的咳嗽，在脐壁的酉时位（时钟3点处）进针是平补平泻。对虚证的治疗：在患病后一个时辰方位进行针刺为补法，以补其不足。如照样是酉时的虚咳，在脐壁的戌时位（时钟4点处）进针是补法，以土生金。对实证的治疗：在患病前一个时辰方位进行针刺则为泻法，以泻其有余。如还是酉时的实咳，在脐壁的申时位（时钟2点处）进行针刺是为泻法。

（2）手法补泻。与体针疗法一样，强刺激为泻，留针为补。临床上在一些慢性病例中，我们多采用方位补泻与手法补泻相结合的方法，能收到更好的效果。

脐地支全息进针法极其实用，在临床上治疗一系列定时发作的疑难杂证，均有极好的疗效。

附1. 齐氏脐诊法

【简介】

齐氏脐诊法是一种通过观察患者脐部的皮肤色泽、脐孔大小、脐部外形、脐蕊褶皱等来判断患者的先天禀赋、疾病发生、转归与预后等的方法。齐氏脐诊法重在观看，属中医四诊的望诊。

（1）脐孔直径。正常人的脐孔直径为0.8～1.5厘米，如果直径超过2厘米，我们称为大脐眼；直径小于0.5厘米，我们称为小脐眼。脐眼的大小取决于胎儿时期与母体相连接的脐带的粗细，脐带越粗，脐眼越大，子体先天禀赋足，个体强壮。反之脐带越细，脐眼越小，先天禀赋不足，个体羸弱。

（2）脐孔的深浅。脐孔的深浅取决于皮下脂肪的多少，皮下脂肪越厚，则脐孔越深，说明营养状态好。皮下脂肪越薄，脐孔越浅，说明营养状态差。如脐孔过深，提示营养过剩，则应考虑脂肪肝、老板综合征、高血糖、高血脂、高血压、高血黏度、冠心病、糖尿病、痛风等病症。

【技术要点】

1. 观脐形

（1）圆形。脐圆而下半部丰厚朝上，提示血压正常、内脏健康、肾功能强、精力充沛，为男性最佳脐形。

（2）椭圆。脐形椭圆为女性最佳脐形，提示身体健康、卵巢功能良好。

（3）凸形。脐外凸较少者多见于婴幼儿，或见于极少运动、内脏张力减弱、内脏器官下垂者。脐外凸较多者多见于严重水肿和卵巢囊肿者，也是喘胀的险候，预兆肺、肾之气将绝。另外，脐外凸应与脐疝鉴别。

（4）凹形。脐陷于大腹是脾肾大虚之凶兆，多见于久泄、元气将脱者，或见于暴吐之后。脐突然下陷为正虚邪闭的凶兆，多见于小儿瘟疫染身、毒邪内逼之证，病情险恶，预后不佳。

（5）浅小形。此形人不论男女身体较弱，内分泌功能不正常，经常感到全身乏力，此为先天不足，后天气虚。此外，提示精神神经系统脆弱，受刺激易诱发精神障碍。这类人易激动，有歇斯底里倾向。

（6）闭合形。脐眼与脐孔密闭，形成一个闭合性腔隙，多见于中老年妇女。原因是皮下脂肪松弛，提示卵巢功能减弱。

2. 观移位

（1）脐位上移。脐向上延长成三角形为气滞、气逆的反映，临床上为肺、胃之气上逆，或肝气升发太过，或肝气郁滞之象，或提示胃、胆囊、胰腺有病，或腹内有较大的肿瘤，因瘤体的位置牵拉引起脐位上移。

（2）脐位下移。脐向下多为肾虚、中气不足、内脏下垂、子宫脱出及脱肛。

（3）脐位右移。脐向右多为气虚，可见于高血压、左侧肢体瘫痪者，并提示易患肝炎、十二指肠溃疡。

（4）脐位左移。脐向左多为血虚，见于各种贫血、寄生虫及右侧肢体瘫痪患者，也提示肠胃不佳、肠粘连、便秘。

3. 观色泽

脐部色泽发生改变可提示机体内脏的病理变化，色泽又分全脐色和局部色两种，全脐色较易判定，而局部色则需根据脐八卦全息来判定相应内脏器官的功能状态。

（1）脐色白提示功能低下。全脐色白多反映肺气虚、心阳不足、血虚，常与脐凹陷、少腹凉并存。局部色白则反映相应脏器的功能低下。

（2）脐色赤提示热毒内蕴。全脐色赤多反映心火重，或心火下移小肠，热积腹中，毒溢于脐。可见口渴、便秘、心烦等症状。局部色赤为相应脏器的急性炎症。

（3）脐色黑预示病症凶险。全脐色黑为暴病将卒的恶兆和久病生机将绝之征，常与呼吸急促、神志昏迷等危象并存。脐周出现对称性黑色素沉着，并有角质增生者，应注意消化系统肿瘤，尤其是胃癌。

（4）脐色黄提示湿热之邪内蕴或过食肥甘。临床可见痞满纳呆、大便不爽，可有高血脂、高血黏度、高血压等病症。

（5）脐色青提示内有寒积、水饮或风寒内伏。如局部色青则提示相应的脏腑功能欠佳，或见痛证。

（6）脐色紫提示内有瘀积，也可见腹内或盆腔内肿瘤，常伴有脐部瘀斑。

4. 观附属物

（1）体毛。脐周有毛并与会阴相连提示精力旺盛，性欲强。如突生体毛并累及颜面和全身则应注意体内癌症。

（2）血管。脐周静脉曲张提示肝硬化门脉高压，常伴有脐周色泽暗黑。

（3）角化。脐周皮肤局部点状角化提示相应脏器有结石存在的可能。

（4）分泌物。脐孔有油性分泌物提示过食油腻。

脐孔虽小，却能窥探全身的健康与否。在脐诊中应该注意光线的变化，必要时还须使用放大镜进行观察。另外，腹部暴露要有一定的范围，最好上达肋缘，下抵髂前上棘，以便观察。望脐诊病是一种技术，需要不断实践，不断总结，逐渐提高。

附2. 朱氏脐诊法

【简介】

朱氏脐诊法就是按切脐部的动脉，探查其动态变化，以了解"肾间动气"的一种方法。该法适用于重症外感热病（夹阴伤寒）及复杂的内伤病辨证等方面。其主要表现为当脐筑动，简称脐跃，亦称脐旁动气。朱氏脐诊法重在切按，为中

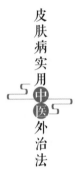

医四诊中的切诊（齐氏脐诊法重在观看，属中医四诊的望诊）。朱氏所创脐诊法即为寻求"肾虚"本质，辨认体气变化，开拓治疗新路之重要方法。

【操作方法】

患者仰卧，手足平伸，敞露脘腹。医者以手掌心平按患者脐部，做轻、重、浅、深的切按，注意辨析脐跃动态的大小、缓急、深藏、浮现等。切按时应上下左右移动，上及于脘，下及脐下三寸。

【技术要点】

（1）常人脐跃动气均纳藏较深而冲和有力，体虚者稍显浮露。

（2）若见当脐筑筑，喘动应手，病变多为肾虚失纳，冲脉动逆。

（3）脐腹柔软者，主因在虚，脐腹质硬，少腹弦急者，则阳虚寒盛。

（4）脐跃浮露甚而躁急者，为下虚较甚，多见于阴伤。

（5）脐跃粗大、表浅，直至于脘者，则下元空虚已甚，中气而不能镇护。此际如见少气、汗出、咽塞、呃逆、躁扰等任何一症者，其根元衰竭，阴阳有离别之变。尤以见于大病之后，或久泻久痢者，乃亡阴之候，病多难治。此外，肾为阴阳之宅，与肝乙癸同滚，故又常见阴阳并伤，或肾寒肝热、寒火杂见等证，当与全身症状、脉舌变化互参。内伤杂病如胃病、咳喘、头痛、遗精、崩漏、产后病等，亦每见肾盛冲肝气逆而脐跃不已者，辨证均宜详察。

（十二）耳针疗法

【简介】

耳针疗法是通过耳朵上的穴位来诊断、治疗、预防和保健的一种疗法。耳与脏腑经络有着密切的联系。当人体内脏或躯体有病时，往往会在耳的一定部位出现局部反应，如压痛、结节、变色、导电性增强等，这些部位就是耳针疗法的刺激点，统称为耳穴。因其操作简便，疗效持久，易被人们接受。代表性的耳部阳性反应表现如图3-15所示。

耳穴的分布规律：与面颊相应的穴位在耳垂；与上肢相应的穴位在耳周；与躯干相应的穴位在对耳轮体部；与下肢相应的穴位在对耳轮上、下脚；与腹腔相应的穴位在耳甲艇；与胸腔相应的穴位在耳甲腔；与消化道相应的穴位在耳轮脚周围等（图3-16）。

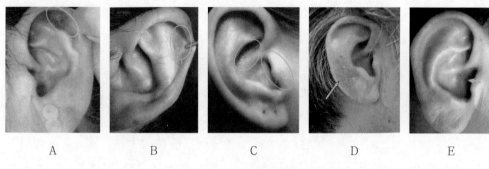

图3-15　耳穴阳性反应

［过敏区（A、B）、耳甲腔（C）、耳屏（C）、耳轮（D）、耳甲艇（E）］

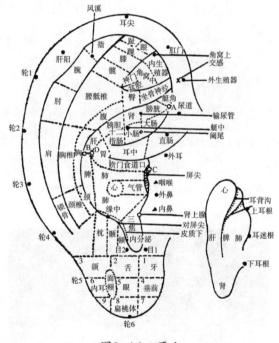

图3-16　耳穴

【操作方法】

刺激耳穴的主要方法包括耳针和耳压2种。耳针是针灸学的一部分，耳压是穴位敷贴的一部分。刺激耳穴的主要方法包括毫针刺、皮内针、放血、耳穴贴压（磁豆、王不留行）、艾灸等。

（1）毫针刺法。耳部双重消毒（先碘伏，再用75%酒精脱碘），以直径0.25毫米的3厘米毫针直刺（也可根据耳穴部位的特点和病情需要进行斜刺或横刺）相应耳穴，深度以2~3毫米有感觉即可。进针前须先行常规消毒，医者右手拇、食、中三指持针，左手拇、食二指固定耳郭，取穴进针。进针后，小幅度捻转或提插，并留针，留针时间根据需要决定（一般为30分钟，特殊情况则根据病情需要，可延长至1小时或更长时间），最后出针，并压迫片刻，以免出血。10次为1个疗程。此外，还有在毫针上连接电针，通过疏密波、连续波、断续波等不同波形的刺激，加强刺激效应。

（2）皮内针法。对耳部进行双重消毒，然后将撳针埋于耳穴处，再在埋针处贴一小块胶布，3～5天换1次，一般一次贴一侧耳朵，两耳交替贴压。12次为1个疗程。

（3）放血法。对耳部进行双重消毒，用一次性采血针或三棱针点刺耳部穴位，耳穴的放血量一般为三滴黄豆粒大小的血量，每周1～2次。

（4）耳穴敷贴法。一般用中药王不留行籽敷贴，也可用白芥子、急性子、绿豆等，也有用磁珠（磁铁粉制成的圆珠）的。先行双重消毒，左手托住耳郭，右手用止血钳将粘有上述圆形颗粒物的胶布对准所选耳穴贴压，并用手指轻压耳穴3～5秒。一般留压3～5天，每天上、下午由患者自行轻压敷贴部位各1次，每次每个穴位按压3～5秒。此外，还有在耳穴上进行药物注射、激光照射等方法。

（5）温和灸法。代表性的方法是苇管灸（图3-17）。苇管灸又叫温管灸，是利用芦苇的根茎部分制作灸器，插入耳内施灸的一种方法。

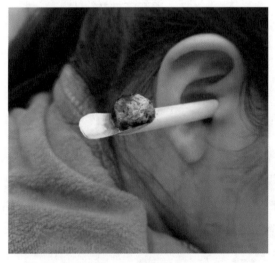

图3-17　苇管灸

苇管灸这一古老的灸法，从耳入手，将艾叶温热之药性，传导入耳，从而激发经气，振奋阳气，达到温通经络、行气活血、祛湿除寒、消肿散结的治疗作用。

常用的苇管灸器有两种。

1）节形苇管灸器，其苇管口直径0.4～0.6厘米，长5～6厘米，苇管的一端做成半个鸭嘴形放艾绒，另一端用胶布封闭，以备插入耳道中施灸。施灸时取适量艾绒放在苇管器鸭嘴形处点燃，用胶布封闭苇管器内端，插入耳道中施灸。施灸时耳部有温热感。每次灸3～9壮，10次为1个疗程。

2）两节形苇管灸器，放艾绒段，口径较粗，直径0.8～1厘米，做成鸭嘴形，长4厘米；插入耳道段，口径较细，直径0.5～0.6厘米，长3厘米，该段插入放艾绒段，连接成灸器，故称两节形苇管灸器。插入耳道段用胶布封闭，以备插入耳道中施灸。

苇管灸主要治疗头面部疾患，如面瘫、耳鸣、耳聋、中风、头痛、眩晕等病症。

（6）火针点刺。用细火针，在阿是穴（皮肤反应点）散刺（刺激的点与点之间相隔1毫米），刺激的深度为0.5毫米，每周2次。

【注意事项】

（1）针具、药籽、磁珠等器具必须严格消毒，耳穴局部皮肤双重消毒。

（2）出针时，在局部涂2.5%碘酒。如有出血，可先压迫止血，再擦碘酒。

（3）夏季敷贴药籽、磁珠时，耳穴不宜过多，时间不宜过长。

（4）换贴药籽时，休息1天为宜，将耳部胶布膏痕迹擦净，以免皮肤感染。

（5）用皮内针、三棱针、毫针等刺激耳穴后，24小时内尽量不要淋洗耳郭局部。

（6）外耳湿疹、溃疡、冻疮溃破等情况不宜用。

（7）一旦发现使用耳穴时耳部痒，患者可自行摘取有反应的耳穴，避免过敏反应。

【技法要点】

（1）用耳穴疗法治疗疾病时，必须严格消毒（双重消毒法），严格按照操作方法进行。如果因为贴耳穴出现耳部感染，如治疗后耳穴局部红肿、破损，或伴有少量渗出，则为耳郭皮肤感染。如果出现局部化脓、红肿热痛，伴恶寒发热、白细胞增加，为耳郭软骨膜炎，需进行及时处理。皮肤感染可照射氦-氖激光；或用清热解毒中药内服、外洗。耳郭软骨膜炎可用艾条灸大椎、曲池或耳穴局部；积脓者应配合排脓方法；炎症显著者可用抗生素或清热解毒中药。

（2）耳穴疗法既可以治疗疾病，也可以预防疾病，甚至可以应用耳穴诊视，找出疾病所在，及早治疗。耳穴疗法是一种方便、简单的保健手段，可以由患者自行操作。

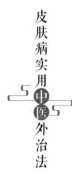

（十三）穴位埋线疗法

【简介】

穴位埋线疗法是针灸的延伸，是在针灸经络理论的指导下，将医用羊肠线埋入相应穴位区域的一种方法。穴位埋线后，医用羊肠线在体内软化、分解、液化和吸收时，对穴位产生的生理、物理及化学刺激长达15天或更长时间（不同材质的线体），从而对穴位产生一种缓慢、柔和、持久、良性的"长效针感效应"，达到"深纳而久留之，以治顽疾"的目的。

1. 穴位埋线的作用机制

药线作为一种异体蛋白，埋入穴位后相当于异种组织移植，可使人体产生变态反应，使淋巴细胞致敏，其细胞又配合体液中的抗体、巨噬细胞等，反过来破坏分解、液化药线，使之变成多肽、氨基酸等，最后被吞噬吸收，同时产生多种淋巴因子。这些抗原刺激物对穴位产生生理、物理及生物、化学刺激，使局部组织发生变态反应和无菌性炎症反应，乃至出现全身反应，从而在对穴位局部产生刺激作用的同时提高人体的应激能力，激发人体免疫功能，调节身体有关脏腑器官功能，使人体活动趋于平衡，疾病得到治疗。

2. 穴位埋线的特点

穴位埋线，每7～30天治疗1次，避免较长时间、每天针灸之麻烦和痛苦，减少就诊次数。因而，穴位埋线是一种长效、低创痛的针灸疗法，它特别适用于各种慢性、顽固性疾病，以及时间紧、害怕针灸痛苦的患者。

3. 穴位埋线的主要功效

（1）协调脏腑，平衡阴阳。埋线的各种效应及刺激过程，形成一种复杂的刺激信息，通过经络输入，作用于机体，导致功能亢进者受到抑制、衰弱者产生兴奋，起到调整人体脏腑功能，纠正阴阳偏胜或偏衰的作用，使机体恢复相对平衡。

（2）疏通经络，调和气血。疼痛与经络闭塞、气血失调有关，有"痛则不通，通则不痛"之说，埋线疗法有"制其神，令气易行"的功效，它能转移或抑制与疼痛有关的"神"的活动，使"经气"通畅而达镇静止痛的效果，故可疏通经络中壅滞的气血，使气滞血瘀的病理变化得以恢复正常。

（3）补虚泻实，扶正祛邪。埋线的多种效应，一般具有兴奋的作用，对身体功能减退、免疫力低下者有一定效果，即具有提高免疫功能、补虚扶正的作用。

总之，埋线疗法的三大作用相互关联，其作用方式是双向的功能调整，调整的结果是提高机体抗病能力，消除病理因素，从而促使人体恢复正常功能。

【操作方法】

（1）主要器材：一次性无菌穴位埋线包（内有碘伏、镊子、无菌手套、无菌纱布块）、一次性埋线针、医用羊肠线或化学合成线等。

（2）操作方法：常规消毒局部皮肤，镊取一段1～2厘米长已消毒的医用羊肠线，放置在一次性埋线针的套管针针管的前端，后接针芯，左手拇指绷紧或捏起进针部位皮肤，右手持针，刺入所需深度；当出现针感后，边推针芯，边退针管将医用羊肠线埋植在穴位的皮下组织或肌层内。也可用9号注射针针头作套管，28号2寸长的毫针剪去针尖作针芯，将1～1.5厘米长的00号医用羊肠线置入针头内埋入穴位，操作方法同上。

【注意事项】

（1）埋线的部位以不妨碍机体的正常功能和活动为标准，还要避免伤及内脏、脊髓、大血管和神经干，不应埋入关节腔内；埋线后局部出现酸、麻、胀、痛的感觉是正常的，这是刺激穴位后得气的反应。体质较柔弱或局部经脉不通者针感更明显，一般持续时间为2～7天。

（2）埋线后至少8小时内局部禁沾水。局部出现微肿、胀痛或青紫现象是个体差异的正常反应，是因为局部血液循环较慢，人体对线体的吸收过程相对延长，一般7～10天即能缓解，不影响任何疗效；体形偏瘦者或局部脂肪较薄的部位，埋线后可能出现小硬节，不影响疗效，但吸收较慢，一般1～3个月可完全吸收。

（3）孕妇的小腹部和腰骶部，以及一些慎用针灸的穴位不宜埋线。

（4）皮肤局部有感染或有溃疡时不宜埋线。肺结核活动期、骨结核、严重心脏病、瘢痕体质及有出血倾向者等均不宜使用此法。

（5）埋线后宜避风寒、调情志，以清淡饮食为主，忌烟酒、海鲜及辛辣刺激性食物。

【技法要点】

1. 线体的特性问题

不同线体，其降解方式、吸收时间有所不同，掌握不同线体的特性是正确运用埋线疗法的关键。

（1）医用羊肠线是羊肠黏膜下的纤维组织或牛肠浆膜层的结缔组织。使用前需保存于乙醇或生理盐水里，以保持线体的柔软和弹性。埋线后患者有时会出现局部红肿（四肢关节部位多见）甚至低烧的反应，这属于对线体的过敏现象，一般两三天后就会好转。

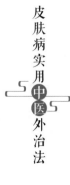

降解方式：酶解，是要靠身体内的蛋白酶参与才能吸收。

吸收时间：在人体的不同部位，不同型号的线体，吸收的时间有所不同，平均为14~21天。如果出现组织残留，吸收时间会达到90天以上。一般在肌肉或脂肪较发达或组织较丰富的部位，线体吸收较快，如腹部的线体吸收时间较背部快，大腿部位的线体吸收时间较肢体末端快。根据线体直径的不同（由大到小），线体可分为不同型号：0、1-0、2-0、3-0、4-0、5-0号线。越粗的线体，组织吸收时间越长。

（2）胶原蛋白线是高等动物的骨胶原。其制作工艺及合成纯度均高于医用羊肠线，所以组织反应较医用羊肠线小很多，出现线体过敏的可能性也更低。

降解方式：酶解，是要靠身体内的蛋白酶参与才能吸收。

吸收时间：该线体为高强度快吸收材料，吸收时间为7~90天。是手术缝合、线雕美容、埋线减肥的常用线体。

（3）高分子聚合线（PGA、PLA、PGLA线）是从玉米、甜菜等天然植物当中提取出来的乳酸，不含有任何动物源性成分和加工杂质，最终代谢产物以水和二氧化碳的形式排出体外，因此极少产生过敏和排异的反应，组织残留的可能性几乎为零。

降解方式：水解。意思是不需要身体内的蛋白酶参与，只要有体液（水）就能够降解。

吸收时间：按照不同配比得到聚集态结构不同的聚合线，其降解速率和体内吸收时间不同，可在体内存在几天甚至几个月。由于其出色的安全性，使得一些过敏体质的人群也能够接受穴位埋线疗法。

2. 线体与埋线部位的相关性

（1）面部埋线多选用高分子聚合线，其他部位可选择胶原蛋白线或医用羊肠线。

（2）面部埋线多选用型号为3-0以下的线体，其他部位可选用任何型号的线体。

（3）肢体远端埋线的线体长度一般为0.5厘米，其他部位如躯干，可为0.5~2厘米。

二、中药外敷疗法

【简介】

中药外敷疗法是指将新鲜中草药切碎、捣烂，或将中药末加入辅形剂调匀成糊状，敷于患处或穴位的方法。该法具有舒筋活络、祛瘀生新、消肿止痛、清热解毒、拔毒等功效。其作用分为直接作用及间接作用：①直接作用就是药物本身的作用，药物通过皮肤的渗透和吸收，进入体内，随血液的运行达到病所，发挥药理功效而防病治病；②间接作用就是药物通过不断地刺激敷药部位的皮肤或穴位，来调节机体的神经、体液、组织、器官等的功能而防病治病。

【操作方法】

外敷中药主要分为：膏药、油膏、箍围药、掺药、酊剂、洗剂。

（1）膏药。膏药是按配方用若干药物浸于植物油中煎熬，去渣存油，加入黄丹再煎，利用黄丹在高热下经过物理变化凝结而成的制剂，俗称药肉；也有不用煎熬，经捣烂而成的膏药制剂，再用竹签将药肉摊在纸或布上。膏药适用于一切外科病初起、已成、溃后各个阶段。

（2）油膏。油膏是将药物与油类煎熬或捣匀成膏的制剂。目前油膏的基质有猪油、羊脂、松脂、麻油、黄蜡、白蜡及凡士林等。在应用上，其优点有柔软、滑润、无板硬贴着不舒服的感觉，尤其对病灶在凹陷折缝之处者，或大面积的溃疡，使用油膏更适宜，故近代医者常习惯用油膏来代替膏药。油膏适用于肿疡、溃疡、皮肤病糜烂（结痂渗液不多者）及肛门病等病症。

（3）箍围药。箍围药是借药粉具有箍集围聚、收束疮毒的作用，从而促使肿疡初起轻者消散；即使毒已结聚，也能促使疮形缩小，趋于局限，早日成脓和破溃；在破溃后，余肿未消者，也可用它来消肿，截其余毒。凡外疡不论初起、成脓及溃后，肿势散漫不聚，而无集中之硬块者，均可使用本法。

（4）掺药。掺药是将各种不同的药物研成粉末，根据制方规律，并按其不同的作用，配伍成方，同时掺布于膏药或油膏上，或直接掺布于病变部位。由于疾病的性质和阶段不同，应用时应根据具体情况选择用药，可掺布于青药上、油膏上，或直接掺布于疮面上，或黏附在纸捻上再插入疮口内，或将药粉时时扑于病变部位，以达到消肿散毒、提脓祛腐、腐蚀平胬、生肌收口、定痛止血、收涩止痒、清热解毒等目的。

掺药分为消散药、提脓去腐药、腐蚀药与平胬药、生肌收口药、止血药、清热收涩药。

1）消散药具有渗透和消散作用，掺布于药膏或油膏上，贴于患处，可以直接发挥药力，使疮疡蕴结之毒移深居浅，肿消毒散。消散药适用于肿疡初起，而肿势局限于一处者。

2）提脓去腐药具有提脓去腐的作用，能使疮疡内蓄之脓毒早日排出。腐肉迅速脱落。一切外疡在溃破之初，必须先用提脓去腐药。若脓水不能外出，则功蚀越深，腐肉不去则新肉难生，不仅增加患者的痛苦，还影响疮口的愈合，甚至加重病情而危及生命。因此提脓去腐药适用于溃疡初期，脓栓未溶，腐肉未脱，或脓水不净，新肉未生的阶段。

提脓去腐的主药是升丹，升丹以其配制原料种类多少的不同，而有小升丹和大生丹之分。小升丹又称三仙丹，其配制的处方中只有水银、火硝和明矾3种原料。大升丹的配制处方除了上述3种药品外，尚有皂矾、朱砂（硫化汞）、雄黄（三硫化二砷，含砷70%）及铅等。目前临床采用的是一种小升丹。临床使用时，若疮口大者，可掺于疮口上；疮口小者，可黏附在药线上插入；亦可掺于膏药、油膏上盖贴。若纯粹是升丹，因药性太猛，须加赋形药使用，常用的如九一丹、八二丹、七三丹、五五丹、九黄丹等。在腐肉已脱，脓水已少的情况下，更宜减少升丹含量。此外，尚有不含升丹的提脓去腐药，如黑虎丹，可用于对升丹有过敏者。

3）腐蚀药与平胬药。腐蚀药又称追蚀药，具有腐蚀组织的作用，掺布患处，能使疮疡部正常的组织得以腐蚀脱落。平胬药具有平复胬肉的作用。腐蚀药适用于肿疡脓未溃时，或痔疮、瘰疬、赘疣、息肉等病；或溃疡破溃以后，疮口太小，引流不畅或疮口僵硬，或胬肉突出，或胬肉不脱等妨碍收口时。

由于腐蚀平胬成方的药物组成不同，药性作用有强弱之分，因此在临床上需根据其适应证而分别使用。如白降丹，适用于溃疡疮口太小，脓腐难去，用桑皮纸或丝绵纸做成裹药，插入疮口，使疮口开大，脓腐易出；如果肿疡脓成不能穿溃，同时素体虚弱，而不愿意接受手术治疗者，也可用白降丹少许，水调和，点放疮顶，代刀破头；其他如赘疣，点之可用腐蚀枯落；另有以米糊做条，用于瘰疬，能起到攻溃拔核的作用。枯痔散一般用于痔疮，将此药涂敷于痔核表面，能使其焦枯脱落。

腐蚀药一般含有汞、砒成分，因汞、砒的腐蚀力较其他药物药性大，在应用时必须谨慎。尤其在头面、指、趾等肉薄近骨之处，不宜使用过烈的腐蚀药物。即使需要应用，必须加赋形药降低其药力，以免伤及周围正常组织，待腐蚀目的达到，即应改用其他提脓去腐或生肌收口药。对汞、砒过敏者应禁用。

4）生肌收口药具有解毒、收涩、收敛、促进新肉生长的作用。掺布疮面能使疮口加速愈合。生肌收口药适用于凡溃疡腐肉已脱、脓水将尽时。常用的生肌收口药，如生肌散、八宝丹等，不论阴证、阳证，均可掺布于疮面上应用。

5）止血药具有收涩凝血的作用，掺布于出血之处，外用纱布包扎固定，可以促使创口血液凝固，达到止血的目的。止血药适用于溃疡或创伤出血，凡属于小络损伤而出血者，均可使用。如桃花散，适用于溃疡出血；圣金刀散，适用于创伤性出血；其他如三七粉，调成糊状涂敷局部，也有止血的作用。

6）清热收涩药具有清热、收涩、止痒的作用，掺扑于皮肤病糜烂渗液不多的皮损处，达到消肿、干燥、止痒的目的。清热收涩药适用于一切皮肤病急性或亚急性皮炎而渗液不多者。常用的有青黛散，因其清热止痒的作用较强，故适用于皮肤病出现大片潮红丘疹而无渗液者。三石散收涩生肌作用较好，故用于皮肤糜烂，稍有渗液而无红热之时，可直接干扑于皮损处，或先涂上一层油剂后再扑三石散，外加包扎。

（5）酊剂是将各种不同的药物，浸泡于乙醇溶液内，最后倾取其药液，即为酊剂。一般用于疮疡未溃及皮肤病等。如红灵酒有活血、消肿、止痛之功，用于冻疮、脱疽未溃之时（如脱疽已溃，疮口上方也可用）。10%土槿皮酊、复方土槿皮酊有杀虫、止痒之功，适用于鹅掌风、灰指甲、脚湿气等病症。一般酊剂有刺激性，所以凡疮疡破溃后，或皮肤病有糜烂者，均应禁用。同时酊剂应保存在遮光密闭容器中，充装宜满，并在凉暗处保存。

（6）洗剂是各种不同的方药，先研成细末，然后与水溶液混合在一起而成。常用的三黄洗剂有清热止痒之功，用于一切急性皮肤病，如湿疮、接触性皮炎，皮损为潮红、肿胀、丘疹等。颠倒散洗剂有清热散瘀之功，用于酒渣鼻、粉刺。上述方剂中常可加入1%~2%薄荷或樟脑，增强止痒之功。在应用洗剂时应充分震荡，使药液和匀，以棉签蘸之涂于皮肤处，每天3~5次。凡皮损处糜烂渗液较多，或脓液结痂者均宜禁用。

【注意事项】

（1）在敷药过程中，让患者采取适当体位。

（2）应对敷药部位进行消毒，敷药后，包扎固定好，以免药物流撒别处。

（3）小儿皮肤娇嫩，不宜使用刺激性强的药物，用药时间不宜过长，加强护理，防止小儿将所敷药物抓脱。

（4）如局部出现水疱，应用消过毒的针刺破，外用消毒药物，防止皮肤继发感染；进行热敷时应把握好温度，以免烫伤皮肤。

（5）敷药疗法虽然相对安全，但对一些特殊患者，如患有严重高血压病、心脏病者，要密切注意其服药后的反应，如有不适应及时停止治疗，并采取相应的处理措施；妇女孕期禁用有堕胎及致畸作用的药物；有过敏反应者及时对症处理。

（6）外用药物，严禁内服。

（7）有些病症不能单纯依靠敷药疗法，应配合其他方法治疗，以免耽误病情。

（8）皮肤破损处禁用刺激性药物；过敏性皮肤慎用外敷中药。

【技法要点】

1. 膏药的应用

根据膏药方剂的组成不同，运用的药物有温、凉之异，所以在应用时就有各种不同的适应证。如太乙膏，性偏清凉，功能为消肿、清火、解毒、生肌，适用于阳证，为肿疡、溃疡通用之方；阳和解凝膏，性偏湿热，功能为温经和阳、祛风散寒、调气活血、化痰通络，适用于阴证疮疡未溃者；千捶膏，性偏寒凉，功能为消肿、解毒、提脓、去腐、止痛，初起贴之能消，已成贴之能溃，溃后贴之能去腐，适用于痈、有头疽、疔、疖等一切阳证；咬头膏，具有腐蚀性，功能为蚀破疮头，适用于疮疡成脓、不能自破，以及不愿意接受手术切开排脓者。

此外，膏药摊制的形式有厚薄之分，在具体运用上也各有所宜。如薄型的膏药，多适用于肿疡，宜于勤换；厚型膏药，多适用于疮疡，宜于少换，一般5~7天换1次。

2. 油膏的应用

根据油膏方剂的组成不同，疾病的性质和发育阶段各异，其具体运用时应有针对性地进行选择。如金黄油膏、玉露油膏适用于阳证肿疡、肛门周围痈疽等病；冲和膏适用于半阴半阳证；回阳玉龙油膏适用于阴证；生肌玉红膏功能为活血去腐、解毒止痛、润肤生肌收口，适用于一切溃疡，腐肉未脱，新肉未生之时，或日久不能收口者；红油膏功能为防腐生肌，适用于一切溃疡；生肌白玉膏功能为润肤生肌收敛，适用于溃疡腐肉已净而疮口不敛者，以及乳头皲裂、肛裂等病；风油膏功能为润燥杀虫止痒，适用于牛皮癣、慢性湿疮、皲裂等；青黛散油膏功能为收湿止痒、清热解毒，适用于蛇串疮、急慢性湿疮等皮肤焮红痒痛、渗液不多等症；消痔膏功能为消痔退肿止痛，适用于内痔、赘皮外痔、血栓痔等出血、水肿、疼痛之症。

3. 箍围药的应用

由于箍围药的药性有寒、热的不同，所以在应用时也应分别使用，才能收到预期效果。如金黄散、玉露散药性寒凉，功能为清热消肿、散瘀化痰，适用于红、肿、热、痛的一切阳证。金黄散对肿而有结块者，尤其对急性炎症控制后形成慢性迁移性炎症者更为适宜。

4. 掺药的应用

消散药用于肿疡初起，肿势局限于一处者；提脓去腐药用于溃疡初期，脓栓未溶，腐肉未脱，或脓水不净，新肉未生的阶段；腐蚀药与平胬药用于肿疡在脓未溃时或溃疡破溃以后，疮口太小，引流不畅或疮口僵硬，或胬肉突出，或胬肉不脱等妨碍收口时；生肌收口药适用于凡溃疡腐肉已脱、脓水将尽时；止血药适用于溃疡或创伤出血，凡属于小络损伤而出血者；清热收涩药适用于一切皮肤病急性或亚急性皮炎而渗液不多者。

5. 酊剂的应用

酊剂一般用于疮疡未溃及皮肤病等。由于酊剂有刺激性，所以凡疮疡破溃后，或皮肤病有糜烂者，均应禁用。

6. 洗剂的应用

洗剂用于一切急性皮肤病。凡皮损处糜烂渗液较多，或脓液结痂者均应禁用。

三、中药熏洗疗法

【简介】

中药熏洗疗法是以中医药基本理论为指导，把中药煎煮后，先利用蒸汽熏蒸，再用药液淋洗、浸浴全身或局部患处的一种防治疾病的方法。一般而言，熏洗疗法有广义和狭义之分，广义的熏洗疗法包括烟熏、蒸汽熏和药物熏洗3种方法，狭义的熏洗疗法仅指药物熏洗。本书介绍的熏洗疗法是指狭义的熏洗疗法。

1. 熏洗疗法的功效

（1）清热解毒，凉血消肿。急性化脓性感染疾病的初期，局部红肿热痛，炎症浸润比较明显，热毒壅盛，可用金银花、蒲公英、野菊花、马齿苋、紫花地丁、青黛、贯众、大青叶、土茯苓、鱼腥草、大黄等具有清热解毒功效的药物进行熏洗，控制局部炎症。热毒较甚，兼有血瘀证时，还可配伍生地黄、赤芍、牡丹皮等凉血活血药物，加强疗效，促进局部炎症渗出物早日吸收而散瘀消肿。

（2）活血排脓，敛疮生肌。若肿疡已成，脓成尚未溃破或正气亏虚不能托毒外出者，可配伍黄芪、当归、川芎、皂角刺等透脓托毒药，以达到促进患处早日液化成脓、脓出毒泻、肿痛消退的目的。对急性化脓性感染疾病已溃脓、烫伤感染或慢性溃疡等，可用苦参、黄柏、金银花、黄芩、生甘草等清热解毒药物，同时配伍乳香、没药、当归、黄芪等活血祛瘀、生肌收口药物煎汤乘热浸泡患处，既能杀菌消炎、清洁创面、减轻感染，又能使患部充血，血流加速，改善血液循环和组织营养状况，有助于伤口愈合。

（3）活血通络，行气止痛。软组织损伤（挫伤或扭伤）时，因瘀血积聚，常有肿胀、疼痛和关节运动功能障碍，或骨折愈合遗留关节僵硬、肌腱粘连、肌肉萎缩，关节及机体功能障碍时，可使用威灵仙、独活、川乌、草乌、伸筋草、当归、红花、川芎、赤芍、乳香、没药等具有祛风除湿、舒筋活络、活血化瘀、行气止痛功效的药物熏洗，能改善患部血液及淋巴液循环，减轻局部组织的紧张压力，同时也能缓解皮肤、肌肉、肌腱及韧带的紧张或强直，早日恢复正常功能。

（4）祛风燥湿，杀虫止痒。对神经性皮炎、银屑病、荨麻疹、皮肤瘙痒等疾患，可用荆芥、防风、浮萍、蝉蜕、地肤子、白鲜皮等具有祛风止痒功效的药物熏洗，能使瘙痒减轻，皮肤肥厚变软，皮疹或增厚病变消散脱落，逐渐使皮肤恢复正常。对真菌引起的皮肤病（如手足癣、体癣、股癣等），还可配伍野菊花、苦参、百部、黄芩、土槿皮、黄柏、土茯苓、蛇床子等具有清热解毒、燥湿止痒、杀虫功效的药物，增强疗效。

2. 熏洗疗法的作用机制

（1）整体作用。熏洗疗法的整体作用是指在某一特殊部位施以熏洗，通过药物的吸收或局部刺激所引起的整体药理效应或全身调节作用。熏洗时，药物透过皮肤、孔窍、腧穴等部位直接被吸收，进入血络经脉，输布全身，以发挥药效。

（2）皮肤吸收作用。皮肤面积大，毛孔多，除有屏障作用外，尚有排泄和透皮吸收等作用。研究表明，在熏洗的过程中，药物的有效成分可通过皮肤黏膜、汗腺、毛囊、角质层、细胞及其间隙等转运而吸收。熏洗时，湿润的药液或蒸汽能增强水合作用和皮肤的通透性，加速皮肤对药物的吸收。

（3）物理刺激作用。药物熏洗可使皮肤温度升高，皮肤毛细血管扩张，促进血液及淋巴液的循环，有利于血肿和水肿消散。温热的刺激能促进网状内皮系统的吞噬功能，增强新陈代谢。此外，药物熏洗还能对霉菌、细菌感染性疾病起到直接抑制和杀灭病菌的作用。

（4）局部作用。药物作用于局部组织，使局部组织内的药物浓度高于其他部位，局部血管扩张，促进血液循环，改善周围组织的状态，从而达到消炎退肿的目的。同时，中药局部熏洗还具有良好的抗感染作用，能促进细胞增生分化与肉芽组织增长，加快伤口愈合，故局部熏洗疗效明显，取效迅速。

【操作方法】

熏洗疗法借助蒸汽与药物熏洗，可用于治疗全身性疾病或局部病症。在具体实施中药熏洗时，根据操作方法的不同，可将其分为熏洗法、淋洗法、溻渍法；根据具体实施部位的不同，可将其分为全身熏洗法和局部熏洗法。

1. 熏洗法

将药物放入容器内，加水煎煮，过滤去渣后，把药液倒入容器中（脸盆、水桶、浴盆或浴缸），将患病部位置于药物蒸汽上直接熏蒸。为了保持疗效，在熏蒸部位之外加上塑料薄膜或布单，以避免药物蒸汽散失和温度降低过快导致熏蒸效果降低。待药液温度降低（以不烫为度）时，将患部浸入药液中洗浴或淋洗。熏洗完毕后，迅速用干毛巾拭去身体或患部上的药液或汗液，用适宜物品盖住患部或身体。此法多用于治疗全身疾病。

2. 淋洗法

将药物放入容器内加水煎汤，过滤去渣后，趁热装入小喷壶或小嘴茶壶内，连续不断地淋洗患处，或用消毒纱布蘸药汤连续淋洗患处。淋洗时，可用手轻轻按伤口四周，用镊子持消毒棉球擦拭伤口的脓液，使脓液及坏死组织随药汤而出，以淋洗干净为度。淋洗完毕后，根据伤口情况进行常规换药。此法多用于治疗疔、痈破溃流脓或创伤感染、皮肤溃疡等病症，尤其是发生于腹部及腰背部者。

3. 溻渍法

将药物放入容器内，加水煎煮，过滤去渣后，将药液倒入盆中，于盆上放置带孔横木架，将患肢放在横木架上，外盖布单或毛巾，不使热气外透，进行熏蒸，待药汤不烫时，再用消毒纱布、干净布或干净毛巾，蘸药汤热渍患处，稍凉时再换热汤，连续乘热溻渍患处。此法多用于治疗四肢或头面部的疾患。

4. 全身熏洗法

将煎煮后的药液倒入容器（浴盆或浴池）中，先在盆内放一小木凳，高出液面10厘米左右，令患者坐在小木凳上面，外罩塑料薄膜或布单，勿使热气外泄，使使者头部外露，进行熏疗。待药液不烫时，患者浸于药液内，再淋洗、浸渍全身，以汗出为度。此法多用于治疗全身疾病。

5. 局部熏洗法

根据熏洗部位的不同，可将局部熏洗法分为头面熏洗法、眼熏洗法、手足熏洗法、坐浴熏洗法。

（1）头面熏洗法。将药物煎液倒入清洁消毒的脸盆中，先俯首与面盆保持一定的距离，趁热熏蒸面部，待药液温度适宜后，进行沐发、洗头、洗面。此法多用于治疗头面疾病，但面部急性炎症性渗出明显的皮肤病应慎用。

（2）眼熏洗法。将所选用药物煎煮滤清后，倒入小杯子中，先俯首，使杯缘与眼窝边缘紧紧贴住，然后仰首，并频频瞬目，进行熏蒸。待药液温度适宜后，用消毒纱布或棉球浸药液，不断淋洗眼部。使用时，洗剂必须过滤，以免药渣进入眼内。一切器皿、纱布、棉球等必须消毒。此法多用于治疗眼科疾病，眼部有新鲜出血和恶疮者忌用。

（3）手足熏洗法。将所选药物加水煎煮，然后将滤过的药液倒入瓷盆或木桶内，外罩布单，将患处手足与容器封严，趁热熏蒸，然后待药液温后浸洗手足，洗足时可以用手摩擦双足的穴位。水温以50～60℃为宜。根据患病部位的不同，决定药液量的多少，如洗足以药液浸没两足踝部为宜。此法多用于治疗四肢疾病。

（4）坐浴熏洗法。将所需药物煎汤后，去渣，趁热将药液倒入盆中，先熏蒸，待药液温度适宜时，浸洗肛门或阴部。药液温度以40～50℃为宜。此法多用于治疗肛门及会阴部位疾病。对肛门脓肿已化脓者，则应先手术切开引流后，再行坐浴熏洗疗法。

【注意事项】

（1）确保用药安全。在选择熏洗的中药时，对皮肤有刺激性或腐蚀性的药物不宜使用，如生半夏、鸦胆子等；作用峻猛或有毒性的药物，如乌头、附子等，应根据病情，严格控制用量、用法。

（2）饥饱适中。空腹、疲劳时洗浴易发生低血糖休克，饱腹洗浴易影响食物消化吸收，因此饱食、饥饿，以及过度疲劳时，均不宜洗浴。

（3）熏洗禁忌。急性传染病、重症心脏病、高血压病、动脉硬化症、肾脏病等患者，忌用熏洗疗法。妇女月经期间不宜进行洗浴或坐浴。

（4）注意观察。尽管熏洗疗法安全方便，但在具体实施的过程中，应注意观察患者的病情是否有缓解。若治疗无效或患者病情加重，则应立即停止熏洗，并改用其他治疗方法。若患者出现皮肤过敏，应立即停止熏洗，并给予对症处理。在全身熏洗过程中，若患者发生不适，应停止洗浴，让患者卧床休息，必要时上医院就诊。

【技法要点】

1. 药物煎煮方法

煎药的过程中，不同的中药在煎煮方法上有一定的差别，鱼腥草、薄荷、荆芥、藿香、佩兰等宜后下，石决明、生附子、石膏等宜先煎，苍耳子、蒲黄、车前子等宜包煎，从而保证发挥药物疗效。

2. 保暖避风

熏洗治疗时，冬季应注意保暖，夏季要避免风吹。全身熏洗后，皮肤血管扩张，血液循环旺盛，全身温热出汗，必须待汗解，穿好衣服后再外出，以免感冒。

3. 温度适宜

熏洗的具体温度应按熏洗部位、病情及年龄等因素而定。一般以不烫为宜，不可太热，以免发生皮肤烫伤。在熏洗过程中，药汤必须保持一定的温度，药汤不宜过冷，否则不利于药物吸收。如果药汤稍凉时，可再加热，这样使用持续温热的药物进行熏洗，疗效更佳。

下 篇

常见皮肤病的中医治疗

（附：典型病例分析、操作视频、中药内治法）

第四章 病毒性皮肤病

一、带状疱疹（蛇串疮）

（一）临床表现

带状疱疹是一种皮肤上出现簇集成群、累累如串珠的水疱，灼痛、痒痛感较明显的皮肤病，因它多缠腰而发，故又名缠腰火丹，但也常发生于身体其他部位，以腰胁部、胸部多见，头面部次之，多发于身体一侧。发病初期皮肤发红，继之出现密集成簇的、大小不等的丘疱疹，迅即变成小水疱，三五成群，排列成带状，疱群之间肤色正常，常伴有索状刺痛、灼痛、痒痛。

（二）病因病机

本病多因脾湿久困，肝胆经脉外受风热毒邪侵袭，或肝气郁结，久而化火，以致肝胆火盛，湿热蕴蒸，溢于肌肤脉络发为疱疹。

现代医学认为，本病系水痘-带状疱疹病毒所致。目前认为带状疱疹和水痘系同一病毒引起的不同临床表现，在成人多引起带状疱疹，病毒可长期潜伏于机体的神经细胞中，免疫功能低下会导致病毒的再活动，诱发本病。

（三）辨证治疗

1. 针灸疗法

（1）毫针刺法。

取穴 主穴：上星、承浆、大陵、曲池、阳陵泉、三阴交、太冲。配穴：肝胆湿热型，加行间、侠溪、丘墟透照海；脾虚湿蕴型，加足三里、阴陵泉、二间；气滞血瘀型，加血海、合谷。

操作 上星平刺；曲池、阳陵泉、三阴交、太冲、足三里、阴陵泉、血海、合谷直刺；承浆、太陵、行间、侠溪、二间斜刺；丘墟、照海透刺。平补平泻手法，每周2~3次，严重者可每天1次。此法常与拔罐配合运用。

方解　带状疱疹主要由肝胆火盛，湿热蕴蒸所致。针刺上星、承浆、大陵、曲池、阳陵泉、三阴交、太冲，具有清肝胆湿热、健脾燥湿、宁心安神之效。此外根据五行理论，取丘墟透照海，可疏肝涵木、调理气机；曲池、二间为手阳明大肠经合穴和荥穴，足三里为足阳明胃经合穴，阳明经多气多血，施泻法可疏泄和通调阳明经气，与脾经的三阴交、阴陵泉配合，共奏健脾胃祛湿浊，清泄气血壅滞之效；足太阴脾经的血海，善于活血祛瘀，与合谷、太冲（四关穴）相配，共奏行气活血之效。

（2）火针疗法。

扫描第90页二维码即可观看带状疱疹火针疗法操作视频

取穴　龙眼穴（位于小指近端指关节尺侧面上，握拳于横纹尽头处取之）、"龙头""龙尾"（疱疹最先出现处称为"龙尾"，疱疹延伸方向之端称为"龙头"），常与毫针刺法、拔罐配合应用。

操作　龙眼穴局部常规消毒后，用火针点刺，然后挤压，即有黄色黏液或血液溢出，挤出3滴即可。火针散刺的部位应在"龙头"之前，"龙尾"之后。局部常规消毒后，以中粗火针点刺，在针刺部位拔罐，以求恶血尽祛（图4-1）。起罐后，用酒精棉球擦净该处，不必包扎。每周2次。此法常与毫针刺法配合应用。

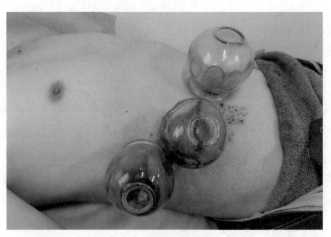

图4-1　火针疗法与拔罐疗法结合治疗带状疱疹

方解　龙眼穴位于小肠经脉中，属于经外奇穴。小肠与心相表里，心经属火，主血脉，火针点刺，能泻心火又可活血化瘀通经络。在疱疹发生部位的前（"龙头"）与后（"龙尾"）火针散刺，再加火罐充分祛其恶血，使湿热火毒之邪能随瘀滞之血而出，给邪以出路。这不仅能控制病情，而且能祛除病原，所以是治疗带状疱疹的有效方法之一。本法可控制病势的发展，俗称"截法"。

（3）电针夹脊疗法。

取穴 在带状疱疹相对应的脊神经根处取双侧华佗夹脊穴。

操作 用提插捻转强刺激手法行针后，将夹脊穴与同侧病灶部位围刺的毫针链接，电针用"疏密波"刺激（图4-2）。通常为隔天治疗1次，重者每天1次。

方解 带状疱疹是潜伏在感觉神经节的水痘-带状疱疹病毒激活引起的皮肤感染。病毒主要侵犯感觉神经，在相应感觉神经节段可能引起疱疹并伴发严重神经痛。电针疱疹相应感觉神经节段的夹脊穴，可预防、控制或改善带状疱疹病毒激活引起的皮肤感染及神经痛症状。

（4）毫针围刺法。

取穴 病灶局部取穴，参与夹脊穴配合应用。

操作 取长度为1.5～2寸、直径为0.25毫米的毫针，在病灶边缘皮区

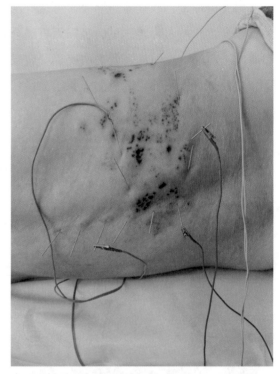

图4-2 毫针围刺结合电针刺施于夹脊穴

扫描第90页二维码即可观看带状疱疹毫针围刺法操作视频

刺入，针尖呈15°角向病灶中心平刺入0.5～1寸，针距相隔1.5～2厘米，留针30分钟。对于病灶面积较大者，可采用双重围刺法，即先按上述操作要领在病灶边缘围刺一圈，再在外圈与中心点之间围刺一圈。

方解 本法是古代扬刺法的发展。《灵枢·官针篇》记载："扬刺者，正内一，旁内四，而浮之，以治寒气之博大者也。"扬是分散之意，扬刺即指刺得较为浮泛，中间刺1针，周围浅刺4针。围刺法的特点是以病变部位为中心，进行一层或多层包围性针刺，且针刺较为浮浅，其操作既与扬刺法相似，却又不限于只用4根针围刺，故一般认为是扬刺法的发展。本法最初主要用于治疗寒气较盛、面积较大之痹痛症，后世医家在长期的应用、摸索中，不仅在具体操作上有了变

革,而且在针具的使用上也不仅限于毫针,与此同时,其适应证也得到了相应的扩展,从而形成了现代的围刺法。在病灶处应用围刺法,可促进皮损局部血液循环,防止病灶继续外延;还可改善局部的灼痛、痒痛及疱疹症状。

(5)艾灸疗法。

取穴 病灶处、"龙头"、"龙尾"、龙眼穴。

操作 可用艾条在病灶处、"龙头"、"龙尾"、龙眼穴处行回旋灸,至局部潮红、患者自觉恬静、不知痛为度;每天1次。此法常与毫针刺法配合应用。

方解 该病为体内火毒外窜至皮肤所引起,如果不将火毒引出,则它会不停地沿皮肤发作,而针刺的作用就是在火毒前行处打开数个突破口,再使用艾灸的通经活络作用将火毒引发出来,所以很快能使身体恢复健康。艾灸阿是穴可改善局部血液循环,燥湿行气,活血化瘀。

(6)脐针疗法。

取位 离、坤、兑、坎。

操作 按照离、坤、兑、坎的顺序,在脐壁施针,向外横刺,留针20分钟。

方解 带状疱疹与体质、情志、脏腑功能失调有关,四正位可调心、肝、肺功能。心在五行为火,在脐居离位,主治气血病、火病、神志病;肝在五行为木,在脐居震位,可调节情绪病;肺在五行为金,在脐居兑位,肺主皮毛,主治皮肤病。

2. 中药外敷疗法

(1)风热袭表型带状疱疹多见于单纯疱疹。皮疹发于口鼻及生殖器周围,皮肤灼热刺痒,出现红疹、水疱,疱液透明或混浊,数日后干燥结痂。

1)新鲜荷花瓣贴于患处,外用胶布固定,每天换4~5次,3天为1个疗程。

2)生蒲黄6克,黄连3克,冰片0.5克,麻油适量。先将黄连、冰片磨成细粉,再和入蒲黄,加入麻油调成糊状,涂敷患处,每天2~3次,3天为1个疗程。

(2)肝胆湿热型带状疱疹多见于带状疱疹。疱疹好发于颜面及胸胁,皮肤出现红斑,水疱累累如串珠,局部灼热疼痛。

雄黄6克,白矾3克,冰片1克。将雄黄、白矾、冰片和匀,磨成细粉,加入凉开水调成糊状,涂敷患处,每天2次,3天为1个疗程。

(3)疼痛明显的带状疱疹(俗称"串腰龙")。

鲜嫩马齿苋捣泥外敷,每天4~6次,或鲜马齿苋100克,捣成糊状,再加入青黛20克,调匀成软膏状外敷患处,药物面积及厚度以遮住患处为宜。外覆塑料薄膜，每天1次。

（四）典型病例分析

1. 病例一

患者，男，31岁。

[主诉] 背部灼痛、发红5天，出现成簇水疱2天。

[现病史] 患者近几天情志不遂，5天前突然感觉背部灼痛、发红，继之出现成簇水疱，痒痛明显，夜不能寐，饮食可，小便黄，大便自调。舌淡红、散在瘀斑，脉弦。

[专科查体] 背部第7～第11胸椎椎体，左侧发红（15厘米×15厘米），有大小不等的成簇水疱（图4-3左）。

[诊断] 西医诊断：带状疱疹。

中医诊断：蛇丹（肝郁湿热型）。

[治疗] 针灸疗法与中药口服结合。

（1）针灸疗法。取穴：上星、承浆、大陵、曲池、阳陵泉、三阴交、太冲、行间、侠溪、丘墟透照海，配合龙眼穴和"龙头"、"龙尾"。予火针疗法与拔罐疗法结合，夹脊穴电针刺激，治疗1次（图4-3右），患者灼痛症状明显改善，自诉内心焦躁的感觉明显改善。之后病灶未见扩大，连续治疗2周，每周3次，痊愈。

（2）中药口服。①板蓝根冲剂，每次10克，每天3次口服；②逍遥丸，每次30粒，每天3次口服。

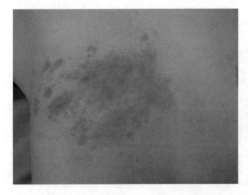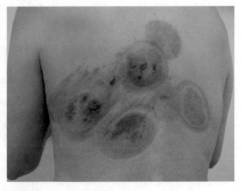

图4-3　带状疱疹（肝郁湿热型）治疗前后对比

（左：治疗前；右：治疗后）

2. 病例二

患者，女性，45岁。

[主诉] 左胁部出现成簇水疱10天。

[现病史] 10天前始，患者左胁部灼痛，继之左胁部第3～第5肋骨出现成簇水疱，皮疹逐渐融合成片，并且向背部蔓延，皮疹色红，灼痛。患者精神疲惫。饮食可，二便自调。舌红少苔，脉弦。

[脐诊] 脐椭圆，有异味，色略赤。

[诊断] 西医诊断：带状疱疹。

中医诊断：缠腰龙（肝阳上亢型）。

[治法] 清热解毒，疏肝解郁。

[治疗] 脐针疗法与毫针刺法结合。

（1）脐针疗法。取位：离、坤、兑、坎，按照离、坤、兑、坎的顺序针刺、运针。

（2）毫针刺法。取穴：病灶周围毫针围刺"龙头"、"龙尾"和龙眼穴。平补平泻手法，每周3次。

经上述疗法治疗1周后，该患者皮疹由鲜红转为淡红，部分水疱开始干燥收敛。2周后皮疹开始干燥结痂，皮肤灼痛感基本消失。

附：中药内治法

（1）肝胆湿热证。

主症 皮肤潮红，疱壁紧张，灼热刺痛，伴口苦咽干，急躁易怒，大便干，小便黄，舌红，苔薄黄或黄腻，脉弦滑数。

治法 清利湿热，解毒止痛。

方药 龙胆泻肝汤加减。龙胆草10克，栀子10克，黄芩10克，大青叶15克，连翘10克，生甘草5克，泽泻10克，延胡索10克，车前子10克。水煎口服，每天1剂。

加减 发于头面者，加菊花10克；发于上肢者，加姜黄6克；发于胸部者，加瓜蒌20克；发于腹部者，加陈皮、厚朴各10克；发于下腹部者，加川楝子10克；发于下肢者，加牛膝10克；水疱呈血性者，加牡丹皮、白茅根各15克；继发感染者，加金银花10克，蒲公英15克；大便秘结者，加川大黄3克；年老体虚者，加黄芪15克。

（2）脾虚湿蕴证。

主症 皮损颜色较淡，疱壁松弛，疼痛略轻，口不渴或渴而不欲饮，不思饮食，食后腹胀，大便时溏，女性患者常见白带多，舌淡体胖，苔白或白腻。

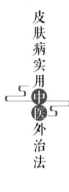

治法 健脾利湿，佐以解毒。

方药 除湿胃苓汤加减。苍术10克，厚朴10克，陈皮10克，茯苓15克，板蓝根15克，延胡索10克，车前子10克（布包），泽泻10克，生甘草5克。水煎口服，每天1剂。

加减 皮损继发感染者，加蒲公英15克，连翘10克。

（3）气滞血瘀证。

主症 皮疹消退后局部疼痛不止，舌质暗，苔白，脉弦细。

治法 活血化瘀，行气止痛，清解余毒。

方药 活血散瘀汤加减。鸡血藤15克，鬼箭羽15克，红花10克，桃仁10克，延胡索10克，川楝子10克，木香10克，陈皮10克，全丝瓜10克，忍冬藤15克。水煎口服，每天1剂。

二、跖疣

（一）临床表现

跖疣是发生于足底或趾间的寻常疣，常在摩擦或外伤处发生，与足部多汗也有一定关系。由于局部压迫、摩擦，表面形成黄色胼胝状，如以小刀削去此层，即可见白色软刺状疣体，表面常有散在小黑点。

（二）病因病机

本病多由局部压迫、摩擦所致。

（三）辨证治疗

1. 火针疗法

取穴 阿是穴（疣体）。

操作 疣体边缘注射2%利多卡因，用平头火针刺。由于跖疣呈现胼胝状，治疗时，需寻找疣体的中心，采用火针散刺法治疗，先以火针烧灼中心点，停留几秒钟，至局部发白后迅速出针，再在中心点的上、下、左、右施治，无须包扎。治疗结束后，嘱患者3~5天不要接触水，尽量少运动。一般1~2次可痊愈。

方解 用火针烧灼疣体，使疣体蛋白组织变性、坏死，最终组织脱落。

2. 中药外敷疗法

鸦胆子5克，五倍子5克，生半夏15克，乌梅15克，白矾5克，冰片1克，陈醋适量。先将鸦胆子、五倍子、半夏、乌梅、白矾、冰片和匀，磨成细粉，再加入陈醋调成糊状，敷于患处，外盖纱布，用胶布固定，1天1换，7天为1个疗程。

（四）典型病例分析

病例

患者，女，55岁。

［主诉］右足底前掌有一个3厘米×3厘米赘生物，行走有明显疼痛感。

［现病史］右足底前掌有片状赘生物，质地坚硬，摩擦有明显疼痛感，发病多年，曾经手术治疗，现复发。饮食可，二便自调。舌质暗，苔薄白，脉弦。

［专科查体］右足底前掌处有一片状赘生物，大小为3厘米×3厘米。质地坚硬，表面光滑，色黄，角质层较厚（图4-4左）。

［诊断］西医诊断：跖疣。

　　　　中医诊断：足瘊。

［治疗］疣体边缘注射2%利多卡因，用平头火针。由于跖疣呈现胼胝状，治疗时，需寻找疣体的中心，采用火针散刺法治疗，先用火针烧灼中心点，停留几秒钟，至局部发白后迅速出针，再在中心点的上、下、左、右施治，无须包扎。治疗结束后，嘱患者3～5天不要接触水。火针疗法治疗1次，疣体明显变小，角质层变薄，色淡20天后结痂脱落（图4-4右），患者行走较前自如，疼痛感明显改善。该患者需再治疗1次。

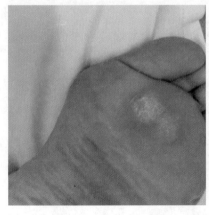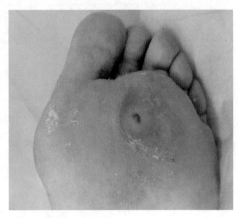

图4-4 跖疣治疗前后对比

（左：治疗前；右：治疗后）

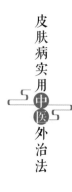

三、扁平疣

（一）临床表现

皮疹为米粒大小到黄豆大小，扁平的，圆形或椭圆形丘疹，表面光滑，呈浅褐色或正常皮色，数目较多，散在或群体，偶可沿抓痕排列成条状。患者一般无自觉症状，偶有痒感。该病好发于青少年，以颜面、手背及前臂为多发部位。病程缓慢，有时突然自行消失，但亦可持续多年不愈。

（二）病因病机

传统医学认为本病发生的原因是外受风热毒邪，内有肝热，二者相搏，郁于肌肤发为本病。

（三）辨证治疗

1. 针灸疗法

（1）梅花针叩刺法结合放血疗法。

取穴 阿是穴（疣体部位）、大椎、隐白、少商、大敦。

操作 在病灶局部用梅花针从中心向周边叩刺，以微微出血为度；大椎、隐白、少商、大敦可交替进行放血疗法，每次2～4个穴位；大椎可配合拔罐（留罐10分钟），每周2～3次。

方解 梅花针叩刺疣体，可破坏疣体组织，从而使疣体枯萎脱落。大椎、隐白、少商、大敦放血，可清除风热邪毒，使热毒外泄。

（2）毫针刺法。

取穴 阿是穴（疣体）、大骨空（拇指背侧指骨关节横纹中点）、风池、曲池、合谷、血海、太冲。

操作 取26～28号0.5～1寸较粗之毫针，在母疣中心快速进针至疣底部，行泻法。若疣体较大，再于疣体上下左右四面与正常皮肤交界处各刺1针，以刺穿疣体对侧为度，施用同样手法；大骨空穴，以1.5寸毫针向心性常规针刺，行捻转泻法。风池、曲池、合谷、血海、太冲均用泻法。每周2次，7次1个疗程。一般需1～2个疗程，效果显著。

方解 《灵枢·经筋》中记载"手太阴之筋，起于大指之上，循指上行，结于鱼后"，大骨空位于拇指背侧，即手太阴之筋起始之处，本病多由风热邪毒搏于皮肤而生，而肺主皮毛，故针刺大骨空穴可舒通太阴经，使热毒外泄。围刺疣体局部，意在破坏疣底部供应疣体营养的血管，使之出血，阻塞、断绝疣体的血液供应，从而使疣体枯萎脱落。取风池、曲池、合谷针而泻之，散风清热；再针泻血海凉血化瘀、软坚散结，更有助于疣体之枯萎。

（3）火针疗法。

取穴 阿是穴（疣体）。

操作 取平头火针，烧红后迅速点刺病灶局部，轻轻接触至疣体表面，听到"啪啪"的响声即可。一般1次即可痊愈。瘢痕体质的患者禁用此方法。

方解 火针烧灼疣体，使疣体组织变性、坏死、脱落。

2．中药外敷疗法

（1）苦水散：苦参30克，板蓝根30克，木贼草30克，香附30克，薏苡仁30克，煅牡蛎30克，红花10克。制法：用水1000毫升，煎浓汁成100毫升，再加冰片5克、玄明粉5克溶化，瓶装备用。取药汁外搽患处，一天数次。

（2）蝉肤白花酊：红花10克，地肤子20克，白鲜皮20克，明矾30克，蝉蜕30克。上药碾成粗末，用75%酒精500毫升，浸泡5～7天，过滤去药渣留药汁，瓶装备用。用法：用棉签蘸药汁往返搽患处，每天5～6次至痊愈。

（3）新鲜马齿苋，捣碎后外敷患处。每次1小时，每天2次，连敷7天。

（4）鸦胆子捣碎后，涂于疣体表面20分钟后洗掉，每天2次，连续7天。

（5）新鲜鸡内金3片。用鸡内金擦拭疣体，每天3～4次，7天为1个疗程。

（6）马齿苋30克，苍术9克，蜂房9克，白芷9克，细辛9克，蛇床子12克，苦参15克，陈皮15克。加水适量，急火煮开后，慢火煎煮30分钟，去渣取汁，浓缩药液至100毫升。用面膜纸吸取药液，趁热熏洗外敷面部，每天1～2次，7天为1个疗程。

（四）典型病例分析

病例

患者，男，58岁。

[主诉]患者面部散在褐色扁平状皮损。

[现病史]半年前开始，患者面部太阳附近出现褐色扁平状皮损，逐渐蔓延至面颊部，无痒、痛感。饮食可，二便自调。舌暗，苔薄白，脉沉弦。

[专科查体]面颊部散在、多发褐色扁平状皮损，直径为0.1～0.3cm（图

4-5左）。

　　［诊断］西医诊断：扁平疣。

　　　　　　　中医诊断：扁瘊。

　　［治疗］平头火针点刺。

　　经火针疗法治疗1次后，该患者10天后痊愈（图4-5右）。

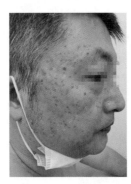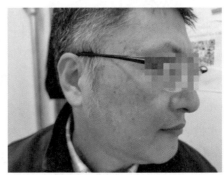

图4-5　扁平疣治疗前后对比

（左：治疗前；右：治疗后）

附：中药内治法

　　（1）代赭石30克，赤芍15克，丹参15克，紫草10克，生甘草6克。水煎口服，每天1剂。病程时间长、皮疹色暗且伴舌有瘀斑者加红花、莪术各10克。

　　（2）生牡蛎30克，煅牡蛎30克，黄柏10克，赤芍15克，桑叶30克，紫草30克，大青叶30克，板蓝根30克。水煎口服，每天1剂。

　　（3）马齿苋60克，紫草30克，败酱草30克，板蓝根30克，红花10克。水煎口服，每天1剂。

　　（4）板蓝根30克，大青叶30克，虎杖15克，薏苡仁30克，莪术10克，苍耳子15克，赤芍15克，生甘草10克。水煎口服，每天1剂。

　　（5）桑叶15克，野菊花15克，蒲公英30克，土茯苓30克，大青叶30克，马齿苋30克，熟大黄9克，赤芍9克，红花9克，磁石30克，生牡蛎30克。水煎口服，每天1剂。

　　（6）马齿苋60克，大青叶15克，紫草15克，败酱草15克。水煎口服，每天1剂。

　　（7）紫草10克，薏苡仁50克，板蓝根30克，蒲公英30克，白蒺藜15克，防风15克，苍耳子15克，生甘草10克。水煎口服，每天1剂。

四、传染性软疣

（一）临床表现

传染性软疣初起为米粒大、半球形丘疹，中心有小白点，逐渐增至如绿豆大，边界明显，质硬，中心凹陷似脐窝，呈灰白、乳白、微红或正常皮色，表面光滑（图4-6）。损害数目不定，少数散在，或数个簇集，不融合，可挤出白色乳酪样物。

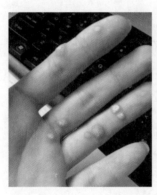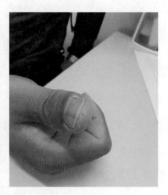

图4-6　传染性软疣

（二）病因病机

本病多因内有郁火，外感风热所致。

（三）辨证治疗

扫描第90页二维码即可观看
传染性软疣火针疗法操作视频

1. 火针疗法

取穴　阿是穴（疣体）。首先治疗最先发现的疣。

操作　在疣体根部注射2%利多卡因，用平头火针（火针直径小于疣的直径）烧红后，直接烧灼疣体，至根部发白。治疗的疣一般1次可治愈。观察其他未治疗的疣是否会脱落。如果脱落，则无须治疗。如果未脱落，则要继续治疗第2个长出的疣，以此类推。

方解　火针直接烧灼疣体，使疣体组织变性、坏死、脱落。

2. 中药熏洗疗法

（1）地肤子30克，白矾15克。制法：先将地肤子放入锅内，加水适量，急火烧开，慢火煎煮30分钟，去渣取汁，再加入白矾溶化。用法：趁热熏洗患处，每天2次，7天为1个疗程。

（2）板蓝根30克，紫草15克，香附15克，桃仁9克。制法：将板蓝根、紫草、香附、桃仁放入锅内，加水适量，急火烧开，慢火煎煮30分钟，去渣取汁。趁热熏洗患处，每天1~2次，7天为1个疗程。

（四）典型病例分析

病例

患者，男，36岁。

[主诉] 右拇指指甲缘多发皮损。

[现病史] 患者于2年前开始，发现右拇指指甲缘处出现一个硬结样皮损，继之沿指甲缘出现多个硬结样皮损，无痒、痛感。饮食可，二便自调。舌淡，苔薄白，脉沉。

[专科查体] 右拇指沿指甲缘出现多处硬节样皮损，大的直径为0.4厘米，小的直径为0.2厘米。

[诊断] 西医诊断：传染性软疣。

中医诊断：鼠乳（水瘊子）。

[治疗] 平头火针点刺。

经火针疗法治疗1次后，该患者20天后痊愈。

附：中药内治法

（1）风热毒蕴证。

治法 清热疏风，解毒化痰。

方药 马齿苋合剂加减。马齿苋60克，败酱草15克，紫草15克，大青叶15克，夏枯草15克，生龙骨30克，生牡蛎30克，桑叶10克，生薏苡仁30克。水煎口服，每天1剂。

（2）肝郁痰凝证。

治法 疏肝解郁，化痰散结。

方药 治疣汤加减。柴胡10克，桃仁10克，红花10克，夏枯草15克，丹参10克，皂角刺5克，当归15克，生龙骨30克，生牡蛎30克，陈皮12克，鸡内金10克。水煎口服，每天1剂。

五、寻常疣

（一）临床表现

寻常疣俗称"瘊子"，由病毒通过接触所致，为生长于皮肤浅表的小赘生物（凸起于皮肤表面），大小如米粒或如黄豆或如蚕豆的角质增生性丘疹，表面粗糙不平（好像菜花蕊一样），质硬，灰褐色或污黄色，基底无炎症，不痛不痒，好发于手背、手指、甲缘、头面、足底等部位。

（二）病因病机

中医学认为本病属于"疣子""疣目"等范畴，多由风热之邪搏于肌肤，或肝虚血燥，气血凝滞肌肤所致。

（三）辨证治疗

1. 火针疗法

取穴 阿是穴（疣体）。

操作 在疣体边缘注射2%利多卡因，用平头火针（火针直径小于疣的直径，以免伤及正常皮肤），烧红后，直接烧灼疣体，至根部发白为度，无须包扎。治疗结束后，嘱患者3～5天不要接触水。

方解 用火针烧灼疣体，使疣体蛋白组织变性、坏死，最终组织脱落。

2. 中药外敷疗法

（1）鸦胆子15粒。将鸦胆子去壳取仁，捣烂如泥，涂敷疣体上，疣体应先修剪，剪掉硬皮，再用纱布包扎，每3～4天换药1次，直至疣体脱落。

（2）大蒜1枚。先用无菌剪剪破疣的头部，以见血为好，再将大蒜捣烂如泥，涂敷疣体上，外用纱布包扎，每3～4天换药1次，直至疣体脱落。

（四）典型病例分析

1. 病例一

患者，女，14岁。

［主诉］右手尺侧赤白肉迹处有一个1厘米×1厘米赘生物。

［现病史］患者右手尺侧赤白肉迹处有一个1厘米×1厘米赘生物，质地坚硬，表面有裂纹，时有瘙痒，半年来逐渐增大。饮食可，二便自调。舌质暗，苔薄白，

脉弦。

［专科查体］右手尺侧赤白肉迹处有一个1厘米×1厘米赘生物。质地坚硬，表面有裂纹（图4-7左）。

［诊断］西医诊断：寻常疣。

中医诊断：千日疮（瘊子）。

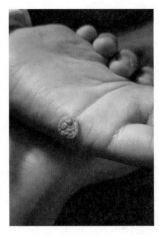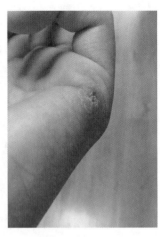

图4-7　寻常疣治疗前后对比

（左：治疗前；右：治疗后）

［治疗］在疣体边缘注射2%利多卡因2毫升，用平头火针（火针直径0.8厘米，自制），烧红后，直接烧灼疣体，至根部发白为度，无须包扎。治疗结束后，嘱患者3~5天不要接触水。经火针疗法治疗1次后，该患者10天后痊愈（图4-7右）。

2. 病例二

患者，女，59岁。

［主诉］腹部脐旁有一个赘生物8年。

［现病史］患者于8年前开始，腹部出现一赘生物，8年来逐渐长大，最近发现其表面出现一簇参差不齐的多个小突起，无痒、痛感。饮食可，二便自调。舌质暗，苔薄白，脉沉细。

［专科查体］腹部脐旁有一0.8厘米×0.8厘米的赘生物，色黑，质硬，表面有一簇参差不齐的多个小突起（图4-8左）。

［诊断］西医诊断：指状疣。

中医诊断：千日疮。

［治疗］火针疗法，取穴：阿是穴（疣体局部）。在疣体根部注射2%利多卡因，用平头火针（火针直径小于疣的直径），烧红后，直接烧灼疣体，至根部发白。嘱患者1周不能沾水。10天后痊愈（图4-8右）。

附：中药内治法

临床主要采用外治法。对皮疹数量较多、较泛发者可配合内服药，这类患者多伴有口苦、咽干、烦躁易怒、头晕目眩等症状。舌质暗红，或舌尖边有瘀斑，

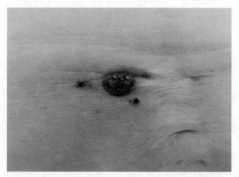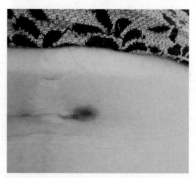

图4-8　指状疣治疗前后对比

（左：治疗前；右：治疗后）

脉弦涩或弦数。其治疗方法应以养血平肝、活血通络为主。中药汤剂如下。

（1）金钱草60克，川芎10克，红花10克，桃仁10克，生牡蛎30克，煅牡蛎30克，炮甲珠15克，大青叶30克，板蓝根30克。水煎口服，每天1剂。

（2）生地黄30克，蒲公英30克，白鲜皮15克，地肤子15克，当归15克，丹参30克，三棱10克，莪术10克，苦参20克，僵蚕10克，干蟾皮10克，百部10克。水煎口服，每天1剂。

六、丝状疣

（一）临床表现

丝状疣是在皮肤上倒立的小肉丁，细长柔软，患者一般无自觉症状。该病好发于眼睑、颈、颏部等处，多为单个细软的丝状突出。

（二）病因病机

本病多因风邪搏于肌肤而发。

（三）辨证治疗

1. 系线法

取穴　阿是穴（疣体）。

操作　用外科缝合线，在疣的根部结扎，疣体可在1周左右脱落。

方解　用外科缝合线结扎疣体根部，使疣体血液循环出现障碍，阻断疣体的营养供应，疣体逐渐坏死、脱落。

2. 火针疗法

取穴 阿是穴（疣体）。

操作 用辅助的手持止血钳，夹住疣的尖端尽量向上拉伸，另一只手持扁头火针，烧红后，在根部烧灼。之后用圆头火针点灼疣体根部。一般1次即痊愈。

方解 火针烧灼疣体根部，破坏疣体组织，以防疣体再生。

（四）典型病例分析

病例

患者，男，55岁。

［主诉］右眼上睑出现线状疣1周。

［现病史］1周前，患者右眼上眼睑出现一个赘生物，线状，质软，无疼痛感，3天前发现下眼睑内侧又出现一个小线状疣。饮食可，二便自调。舌质淡，苔薄白，脉沉。

［专科查体］右眼上眼睑、下眼睑内侧分别有一个赘生物，呈线状（图4-9左）。

［诊断］西医诊断：丝状疣。

中医诊断：线疣。

［治疗］用辅助手持止血钳，夹住疣的尖端尽量向上拉伸，另一只手持扁头火针，烧红后，在根部烧灼，之后用圆头火针点灼疣体根部。治疗1次即痊愈（图4-9右）。

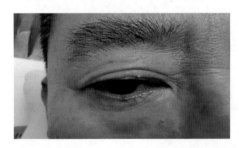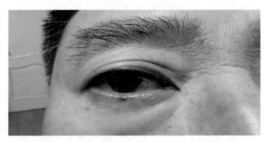

图4-9 丝状疣治疗前后对比

（左：治疗前；右：治疗后）

扫码观看视频

带状疱疹火针
疗法操作视频　　　　带状疱疹毫针围
刺法操作视频　　　　传染性软疣火针
疗法操作视频

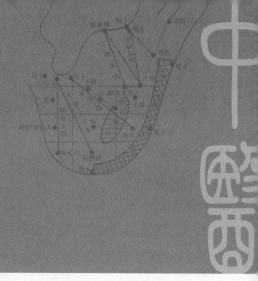

第五章　细菌性皮肤病

一、丹毒

（一）临床表现

丹毒发病急骤，初起患者往往先有恶寒发热、头痛骨楚、胃纳不香、便秘溲赤等全身症状。继则局部见小片红斑，迅速蔓延成大片鲜红斑，略高出皮肤表面，边界清楚，压之皮肤红色稍褪，放手后立即恢复，表面紧张光亮，摸之灼手，肿胀、触痛明显。一般预后良好，经5~6天后消退，皮色由鲜红转暗红或棕黄色，最后脱屑而愈。病情严重者，红肿处可伴发瘀点、紫斑，或大小不等的水疱，偶有化脓或皮肤坏死。

本病发无定处，临床多数发生于下肢，其次为头面部。发于胸腹腰胯部者，称内发丹毒；发于头面部者，称抱头火丹；发于小腿足部者，称流火；新生儿丹毒，多生于臀部，常为游走性，称赤游丹。由四肢或头面走向胸腹者，为逆证。

（二）病因病机

本病可因素体血分有热，外受火毒、热毒蕴结，郁阻肌肤而发；或由于皮肤黏膜破伤，毒邪乘隙侵入而发。凡发于头面部者，挟有风热；发于胸腹腰胯部者，挟有肝火；发于下肢者，挟有湿热；发于新生儿者，多由胎热火毒所致。丹毒可见于现代医学的急性网状淋巴管炎。可有皮肤、黏膜破损等病史。

（三）辨证治疗

1. 针灸疗法

（1）毫针刺法。

取穴　主穴：阿是穴、大椎、肺俞、曲池、地机、血海、三阴交、丰隆、太冲、四缝。配穴：下肢取阳陵泉、商丘、足三里、蠡沟。头面取翳风、头维、四白、合谷。此法常与火针、围刺、拔罐、艾灸等方法配合应用。

操作 阿是穴通常采取围刺的手法，其他穴位用平补平泻手法，留针30分钟，每周3次。

方解 阿是穴围刺可促进皮损局部血液循环，防止病灶继续外延；还可改善局部的灼痛、痒痛及疱疹症状。大椎、肺俞、曲池可清热解表；地机、血海、三阴交、丰隆、太冲、四缝可健脾祛湿解毒；阳陵泉、商丘、足三里、蠡沟可疏肝健脾、祛湿解毒；翳风、头维、四白、合谷可疏风清热解毒。

（2）火针疗法或火针疗法与拔罐疗法结合。

取穴 阿是穴（皮损局部），常与毫针刺法配合应用。

操作 在患者的皮损部位，用细（面部）或中粗（躯干或肢体）火针散刺，根据皮损面积的大小决定针刺的多少，每个点间隔3~5毫米，可配合罐器，拔出患者皮肤内的毒液。每周1~2次。

方解 火针点刺病损局部，以热引热，再加拔罐，充分祛其恶血，使湿热火毒之邪能随瘀滞之血而出，给邪以出路。

（3）放血疗法或放血疗法与拔罐疗法结合。

取穴 阿是穴（皮损局部）、肺俞、大椎、至阳、耳尖、肝俞、委中、曲泽。头面部以阿是穴、大椎、至阳、耳尖为主。上肢以阿是穴、大椎、曲泽为主。躯干以阿是穴、大椎、肺俞、肝俞为主。下肢以大椎、肺俞、委中为主。每周1~2次。此法常与毫针刺法配合应用。

操作 用一次性采血器或三棱针点刺上述穴位，耳尖放血，需挤出3滴黄豆粒大小的血量；面部皮损部位放血量一般为0.5~2毫升；躯干及肢体部位放血量一般为0.5~5毫升。阿是穴根据皮损面积的大小，一般点刺5~10个点（多针、浅刺），可配合拔罐，拔出里面的毒血。其他穴位可点刺3~5个点（浅刺），同样也需要配合拔罐；还可以在看到血络的时候，将血络点刺出血，配合拔罐。

方解 放血为泻法，可泻热、排毒。

（4）脐针疗法。

取位 山泽通气（艮，兑）。

操作 在脐壁施针，向外横刺，留针20分钟。

方解 山泽通气是先天八卦图中两个卦相对的位置（艮，兑）。山泽通气即调理胃、肺功能。人们在后天的运行中，偏执于某一方面而不能保持平衡，破坏了先天平衡的状态，故而产生疾病。雷风相薄、山泽通气等是相互抵消彼此的能量场，使人体恢复到健康无病的状态。如果患者有指甲或足部症状，可配合坎，以调节胃、肺、肾的功能。

2. 中药外敷疗法

（1）用新鲜野菊花叶、地丁全草、蒲公英、马齿苋等份捣烂外敷。每天2次，每次30分钟。

（2）鲜马齿苋100克切碎，加水煎成浓液，加入冰片2克，外搽患处，每天数次。

3. 中药熏洗疗法

牡丹皮30克，紫草30克，赤芍30克，重楼30克，生甘草15克，加水适量煎煮后，采用局部熏洗法，每天2次。该方有清热解毒、凉血活血的功效，适用于各种类型丹毒的治疗。湿热较甚者，可配伍栀子15克，黄柏12克，苦参15克，增强疗效。

（四）典型病例分析

1. 病例一

患者，男，67岁。

［主诉］右侧眼部周围红肿，灼、痒、痛半月余。

［现病史］患者于半个月前开始，因情志不遂，突发右侧眼部周围红肿、灼痛、皮肤瘙痒。时有右侧后头部抽痛，疼痛较甚，夜不能寐。饮食可，二便自调。舌绛红，少苔，脉弦。

［专科查体］右侧眼部周围红肿，有皮损（图5-1左）。

［诊断］西医诊断：丹毒。

中医诊断：火丹（风热毒蕴型）。

［治疗］针灸疗法与中药口服结合。

（1）针灸疗法。①火针速刺阿是穴。②毫针刺法，取穴：大椎、肺俞、曲池、地机、血海、三阴交、丰隆、太冲、四缝、丘墟透照海、风池、头维、太阳、攒竹。③至阳放血拔罐、耳尖放血。针刺隔天1次。毫针刺法每周3次，由于该患者出现神经痛的表现，故可用电针刺激（每次选用1~2组）。火针、放血、拔罐疗法每周2次。

（2）中药口服。①板蓝根冲剂，每次10克，每天3次口服；②普济消毒饮，每次10克，每天3次口服。

经针灸治疗3周后，该患者痊愈（图5-1右）。

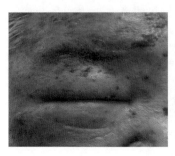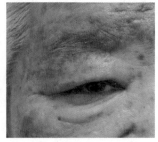

图5-1　面部丹毒（风热毒蕴型）治疗前后对比

（左：治疗前；右：治疗后）

2. 病例二

患者，女，64岁。

［主诉］突发双下肢红肿，痛、痒、胀1天。

［现病史］该患者于2年前至诊时，突发双下肢红肿3次。自述昨日有事去郊外，回家后，夜里10点突发双下肢红肿，痛、痒、胀，局部皮肤发热，夜不能寐。伴有头晕、恶心，饮食欠佳，二便自调。舌红，苔黄腻，脉濡。

［专科查体］双下肢红肿，表皮发热，体温36.2℃，表皮无破损（图5-2左）。

［诊断］西医诊断：丹毒。

中医诊断：流丹（湿热毒蕴型）。

［治疗］针灸疗法与中药口服结合。

（1）针灸疗法。①毫针刺法，取穴：大椎、肺俞、曲池、地机、血海、三阴交、丰隆、太冲、四缝、丘墟透照海、阴陵泉、足三里、血海。②委中、承山放血拔罐。针刺隔天1次，可用电针刺激（每次选穴1~2组）；毫针刺法每周3次，放血疗法每周2次。经针灸治疗2周后，该患者痊愈（图5-2右）。

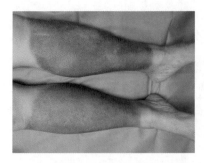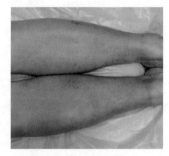

图5-2　下肢丹毒（湿热毒蕴型）治疗前后对比

（左：治疗前；右：治疗后）

（2）中药口服。茯苓15克，车前子15克，紫花地丁15克，金银花30克，牛膝15克，萆薢10克，薏苡仁15克，牡丹皮15克，泽泻10克，滑石30克，通草10克，防己15克，赤小豆15克，丝瓜络10克，鸡血藤15克。14剂，水煎口服，每天2剂。

3. 病例三

患者，女性，27岁。

［主诉］周身散在红色包块，反复发作2个月。

［现病史］患者于2个月前开始，出现周身散在的红色包块，有痒、痛感。包块2～3周后可自行消退，但此起彼伏。舌红，苔薄白，脉沉。

［专科查体］周身散在红色包块10～15个，大小为3厘米×3厘米。

［脐诊］脐椭圆，略赤。

［诊断］西医诊断：结节性红斑。

中医诊断：梅核火丹（湿热型）。

［治法］清热解毒，活血化瘀。

［治疗］脐针疗法与毫针刺法结合。

（1）脐针疗法，取位：山泽通气（艮，兑），坤。山泽通气法是取"脐内八卦全息图"的艮位及兑位，艮是山，兑是泽，山泽通气是通之大法。

（2）毫针刺法，取穴：神庭、承浆、曲池、委中、足三里、内庭、合谷、太冲。每周2次，平补平泻手法，2周后患者痊愈。

附：中药内治法

（1）风热毒蕴型。

主症　发于头面部，皮肤猩红灼热，肿胀疼痛，甚至发生水疱，眼泡肿胀难睁，或伴恶寒发热，头痛。舌红，苔薄黄，脉浮数。

治法　疏风清热解毒。

方药　普济消毒饮加减。酒黄芩15克，酒黄连15克，陈皮6克，生甘草6克，玄参6克，柴胡6克，桔梗6克，连翘3克，板蓝根3克，马勃3克，牛蒡子3克，薄荷3克，僵蚕2克，升麻2克。水煎口服，每天1剂。

加减　大便干结者，加生大黄5克，芒硝10克，以泻下通腑。

（2）肝脾湿火型。

主症　发于胸腹、腰背、胁肋、脐周等处，红肿，向四周扩展，口干且苦，舌红，苔黄腻，脉弦滑数。

治法　清肝泻火。

方药 龙胆泻肝汤加减。龙胆草6克，黄芩（炒）10克，栀子10克，泽泻15克，车前子15克，当归10克，生地黄15克，柴胡10克，生甘草5克。水煎口服，每天1剂。

（3）湿热毒蕴型。

主症 发于下肢，局部红赤肿胀、灼热疼痛，或见水疱、紫斑，甚至结毒化脓或皮肤坏死，可伴轻度发热，胃纳不香，反复发作，可形成象皮腿。舌红，苔黄腻，脉滑数。

治法 清热利湿解毒。

方药 五神汤合萆薢渗湿汤加减。茯苓15克，车前子15克，紫花地丁15克，金银花30克，牛膝15克，萆薢10克，薏苡仁15克，牡丹皮15克，泽泻10克，滑石30克，通草10克。水煎口服，每天1剂。

加减 肿胀甚窄或形成象皮腿者，加薏苡仁30克，防己15克，赤小豆15克，丝瓜络10克，鸡血藤15克，以利湿通络。

（4）胎火蕴毒型。

主症 发生于新生儿，多见于臀部，局部红肿灼热，常呈游走型；或伴壮热烦躁，甚则神昏谵语、恶心呕吐。

治法 凉血清热解毒。

方药 犀角地黄汤合黄连解毒汤加减。水牛角30克，生地黄24克，芍药12克，牡丹皮6克，黄连9克，黄芩6克，黄柏6克，栀子9克。水煎口服，每天1剂。

加减 神昏谵语者，加服安宫牛黄丸。

二、疖

（一）临床表现

疖是一种生于皮肤浅表的急性化脓性疾患，随处可生，多见于小儿、青年。本病多发于夏秋季节，突起根浅，肿势局限，焮红疼痛，易肿，易溃，易敛。初起可分为有头、无头两种，一般症状轻而易治，但亦有因治疗或护理不当形成"蝼蛄疖"，或反复发作、日久不愈的。多发性疖病，则不易治愈。本病相当于西医的单个毛囊及其皮脂腺或汗腺的急性化脓性炎症。

（二）病因病机

本病多为内蕴湿火，外感风邪，相互搏结，蕴阻皮肤浅表，致局部经络阻塞，气血凝滞而发。

（三）辨证治疗

1. 针灸疗法

（1）毫针刺法。

取穴 神道、至阳、身柱、灵台、合谷、委中。本病还可根据患部所属经脉取穴，如下所述。生于面部手阳明经的，配商阳、曲池。食指的取曲池、迎香。生于面部足少阳经的，配取阳陵泉、足窍阴。足小趾、次趾的取阳陵泉、听会。如系红丝疔，可沿红丝的止点，依次点刺到起点。

操作 取准穴后用左手固定棘突上缘皮肤，右手持针以30°角快速刺入皮下，继而将针体压低贴近皮肤，循脊中线向下缓缓进针，用泻法。留针30分钟，每天1次。

方解 本方取督脉经穴为主，以督脉统率诸阳，泻神道、至阳、身柱、灵台以疏泄阳邪火毒，这4个穴又为治疗疔疮之经验穴。合谷为手阳明经的原穴，阳明多气多血，泻之以泄阳明火毒，面唇疔疮尤为适宜。取郄穴委中，可配合刺血以清泄血热。

（2）艾灸疗法。

取穴 主穴：阿是穴（疔肿之顶部）。配穴：手三里、养老、风池、曲池、委中。以主穴为主，根据症状选加配穴，颈项部疔加风池，面部疔加手三里，发热加曲池，下肢疔加委中。

操作 阿是穴用艾卷回旋灸，或隔蒜、隔姜灸，艾炷底直径0.6~0.8厘米，高1~1.2厘米，成锥形，蒜片或姜片厚3毫米。灸的时间与壮数不拘，痛灸至不痛，不痛灸至痛（一般6~15分钟）。阿是穴亦可消毒后以三棱针挑出脓液（无脓者刺血），再熏灸，灸后用纱布包敷。手三里、养老灸至局部感热者至不热，不感热者至灼热，每天1次。

方解 疔病是以红、肿、热、痛，高突根浅为特点的小结节。疔病属阳证，主要是因患者内蕴湿热，复感风毒时邪，相互搏结，蕴于肌肤，凝滞气血，阻滞经络，热毒不得外泄所致。艾灸疗法可以热引毒，开门祛邪，活血通络，散瘀止痛，清热消肿。

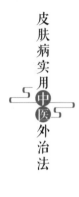

（3）电针疗法。

取穴 主穴：阿是穴（疖肿的部位）。配穴：合谷、曲池、足三里。

操作 以28号1.5～2.5寸长毫针自患处（阿是穴）基底部向中心横刺4针。针尖集中于中心点，针柄接通电针仪。采用断续波，频率每分钟240～300次，强度以患者能耐受为宜，每次电刺激15～20分钟。配穴用泻法，中强刺激，留针15分钟，并予间断运针。每天1次。

方解 电针刺激阿是穴，可促进疖肿基底部血液循环，具有活血通络、散瘀止痛、清热消肿之效。

（4）火针疗法与拔罐疗法结合。

取穴 阿是穴（病灶区）。

操作 根据疖肿的不同时期，采用不同方法。疖肿初期，皮肤局部呈现红、肿、热、痛，根部浅，触之为一硬结。可于病灶处消毒，用火针从疖肿顶部直刺一针，深达根部。若范围较大者，可在疖体左右或自疖顶向中央斜刺两针，速入即出，令出血。此期不拔罐。脓成未溃期，为拔罐适应期。病变皮肤呈紫色，疖肿触之有波动感。可于常规消毒后，将火针烧成红亮，从疖体或顶端快速刺入脓腔，立即出针，然后拔罐，每次留罐3～5分钟。去罐后，勿按压针孔，让残余脓血继续外流。再用消毒纱巾包敷，以防感染。

方解 初期用火针疗法，具有软坚散结功效，促进疖肿基底部血液循环；成脓期配合拔罐疗法，可引毒外泄。此法常与毫针刺法配合应用。

2. 中药外敷疗法

（1）火毒炽盛（脓成未溃期）：黄芩12克，黄连12克，新鲜仙人掌15克，牛蒡子12克。黄芩、黄连、牛蒡子粉碎后，加新鲜仙人掌捣碎成泥外敷患处，每天2次。该方有清热解毒、消肿止痛的功效。

（2）湿热蕴结（脓成未溃或已溃期）：莨菪子15克，黄连20克，大黄50克，蜈蚣10条、栀子50克，猪胆汁200克。莨菪子、黄连、大黄、蜈蚣、栀子粉碎后加入猪胆汁调成糊，外敷患处，每天2次。该方有清热解毒、活血化瘀、祛风除湿、消肿止痛的功效。

（四）典型病例分析

病例

患者，男，38岁。

［主诉］项后发际处生疖肿3年余。

［现病史］该患者于3年前开始，项后发际处生疖肿，3年来，逐渐增多，结节变大，根硬，红肿，灼热疼痛，影响颈部功能活动，用手挤有脓血。饮食可，二便自调。舌红，苔黄，脉数。

［专科查体］项部发际处有13个红肿结节，每个结节的大小约为0.3厘米×（0.3~0.5）厘米，质地较硬，高突皮肤，根脚表浅，有脓头。

［诊断］西医诊断：疖病。

中医诊断：疖病（多发性疖肿）。

［治疗］针灸疗法。①火针疗法：用细火针点刺各疖之顶部5~7针，每周1~2次。②毫针刺法，取穴：风池、大椎、身柱、灵台、至阳、曲池、三阴交、阴陵泉，针刺用泻法，每周3次。③大椎、身柱、灵台、至阳拔罐，每周2次。2周后患者基本痊愈。

附：中药内治法

（1）热毒蕴结证。

主症　此证常见于气实火盛患者。好发于项后发际、背部、臀部。轻者疖肿只有一两个，重者可散发全身，或簇集一处，或此愈彼起，伴发热，口渴，小便赤，大便秘。苔黄，脉数。

治法　清热解毒。

方药　五味消毒饮、黄连解毒汤加减。金银花15克，野菊花10克，蒲公英10克，紫花地丁10克，黄连9克，黄芩9克，黄柏6克，栀子9克。水煎口服，每天1剂。

（2）暑热浸淫证。

主症　此证多发于夏秋季节，以小儿及产妇多见。局部皮肤红肿结块，灼热疼痛，根脚很浅，范围局限，伴发热，口干，便秘，小便赤。舌苔薄腻，脉滑数。

治法　清暑化湿解毒。

方药　清暑汤加减。连翘15克，天花粉10克，赤芍10克，滑石15克，车前子10克，金银花10克，泽泻10克，淡竹叶10克，甘草5克。水煎口服，每天1剂。

加减　疖在头面部者，加野菊花10克，防风15克；疖在身体下部者，加黄柏15克，苍术10克；热毒内盛者，加黄连10克，黄柏10克，栀子6克；大便秘结者，加生大黄5克，枳实15克。

（3）体虚毒恋，阴虚内热证。

主症　疖肿常此愈彼起，不断发生。或散发全身各处，或固定一处，疖肿较大，易转变成有头疽。伴口干唇燥，舌质红，苔薄，脉细数。

治法 养阴清热解毒。

方药 仙方活命饮合增液汤加减。白芷6克，贝母6克，防风6克，赤芍6克，当归尾6克，甘草节6克，皂角刺（炒）6克，天花粉6克，乳香6克，没药6克，金银花9克，陈皮9克，玄参30克，麦冬24克，生地黄24克。水煎口服，每天1剂。

方解 方中金银花性清热解毒疗疮。当归尾、赤芍、乳香、没药、陈皮行气活血通络、消肿止痛。白芷、防风相配，通滞散结，热毒外透。贝母、天花粉清热化痰散结，消未成之脓。皂角刺通行经络，透脓溃坚，可使脓成即溃。甘草清热解毒，并调和诸药。玄参、麦冬、生地黄大补阴津。

（4）体虚毒恋，脾胃虚弱证。

主症 疖肿泛发全身各处，成脓、收口时间均较长，脓水稀薄。伴面色萎黄，神疲乏力，纳少便溏。舌质淡或边有齿痕，苔薄，脉濡。

治法 健脾和胃，清化湿热。

方药 五神汤合参苓白术散加减。茯苓30克，车前子30克，金银花90克，牛膝15克，紫花地丁30克，白扁豆10克，白术15克，甘草5克，桔梗10克，莲子肉10克，人参20克，砂仁10克，山药20克，薏苡仁10克。水煎口服，每天1剂。

方解 方中金银花清热解毒，透散表邪。紫花地丁清热解毒，消痈凉血。车前子性甘寒，利水清下焦湿热。川牛膝活血祛瘀，利尿通淋，又性善下行，能导热下泄、引血下行。五药合用，使湿热清，毒邪祛，经络通，痈肿退。人参、白术、茯苓益气健脾渗湿，配伍山药、莲子肉以健脾益气，兼能止泻。并用白扁豆、薏苡仁助白术、茯苓以健脾渗湿。更用砂仁醒脾和胃，行气化滞。桔梗宣肺利气，通调水道，又能载药上行，培土生金。炒甘草健脾和中，调和诸药。

三、痈（包含有头疽）

痈是指发生在皮肉之间的急性化脓性疾病。本病的特点是局部光软无头，红肿疼痛（少数初起皮色不变），发病迅速，易肿，易脓，易溃，易敛，多伴有恶寒、发热、口渴等全身症状，一般不会损筋伤骨，也不会造成陷证。由于发病部位不同，本病有许多名称，生于颈部的，称颈痈；生于腋下的，称腋痈；生于脐部的，称脐痈；生于胯腹的，称胯腹痈；生于委中的，称委中毒。相当于西医的体表浅表性脓肿、急性化脓性淋巴结炎。

[一] 颈痈

（一）临床表现

颈痈是发生在颈部两侧的急性化脓性疾病，俗名"痰毒"，相当于西医的颈部急性化脓性淋巴结炎。本病特点是初起患部结块，形如鸡卵，白肿，灼热，疼痛，活动度不大。约经1周的时间，如不消散，即欲成脓，此时结块处皮色发红，肿势高突，疼痛加剧如鸡啄米样，按之中软而有波动感。溃后流脓，黄白稠厚，肿消痛减，10天左右可愈合。本病多伴有轻重不同的全身症状，如恶寒、发热、头痛、口干、大便秘、小便赤等。

（二）病因病机

本病多因外感风温夹痰热或肝胃火毒夹痰热侵袭少阳阳明之络，蕴结于颈侧而发，亦有因乳蛾、口疳、龋齿或头面疖肿等感染毒邪而诱发者。

（三）辨证治疗

1. 针灸疗法

（1）火针疗法。

取穴　阿是穴（病灶处）。

操作　散刺3~5个点，可配合拔罐（5分钟），每周2次。

方解　火针疗法与拔罐疗法结合治疗以达软坚散结、清热解毒、活血化瘀之效。

（2）毫针刺法。

取穴　风池、风府、大椎、至阳、委中、肺俞、膈俞。

操作　每周2~3次，留针30分钟，平补平泻手法。

方解　大椎、至阳、委中清热解毒，风池、风府疏风清热，肺俞、膈俞清气分、血分之热，活血化瘀。此法常与火针疗法、拔罐疗法、体针疗法配合应用。

（3）温灸治疗。

取穴　阿是穴（病灶处）。

操作　阿是穴用艾卷回旋灸，或隔蒜、隔姜灸，艾炷底径0.6~0.8厘米，高1~1.2厘米，成锥形，蒜片或姜片厚3毫米。灸的时间与壮数不拘，痛灸至不痛，不痛灸至痛（一般6~15分钟），每天1次。

方解 痈为内蕴湿热，复感风毒时邪，相互搏结，蕴于肌肤，凝滞气血，阻滞经络，热毒不得外泄所致。艾灸疗法可以热引毒，开门祛邪，活血通络，散瘀止痛，清热消肿。

2. 中药外敷疗法

脓成则切开排脓，用九一丹或八二丹药线引流，外盖金黄膏或红油膏。脓尽改用生肌散、白玉膏。

（1）金黄膏。天花粉500克，姜黄250克，白芷250克，苍术100克，南星100克，甘草100克，大黄250克，黄柏250克，厚朴100克，陈皮100克，小磨麻油2500毫升，黄丹750~1050克。以上中药用麻油浸泡48小时，文火先炸前六味中药，后炸后四味，至表面深褐色为佳，取出中药过滤药渣，剩下的麻油放入黄丹成膏状物，每天换1次药。

（2）红油膏。凡士林300克，九一丹30克，东丹45克。先将凡士林烊化，然后徐徐将两丹调入，和匀成膏。用时将药膏匀涂纱布上，贴患处。

（3）生肌散。石膏30克，轻粉30克，赤石脂30克，黄丹（飞）6克，龙骨9克，血竭9克，乳香9克，樟脑9克。上药研为细末，先用甘草、当归、白芷各3克，煎汤洗净患处，用此药干掺，软油纸盖扎，每天1洗1换。

（4）白玉膏。铅粉60克，密陀僧60克，黄蜡60克，乳香（去油）15克，没药（去油）15克，象皮15克，白蜡15克，轻粉12克。上药除黄蜡、白蜡外，余俱另研细末。另取桐油500克，放锅内熬滚去沫，入密陀僧末搅匀取起，入二蜡熔化搅匀，待油稍温，方入余药，搅匀，以大棉纸摊上阴干外用，每天换1次药。

（四）典型病例分析

病例

患者，男，42岁。

[主诉]后头颈项部有一个包块，胀痛2天。

[现病史]患者近日情志不遂，1周前自觉后头颈项部胀痛，继之出现一包块，包块发红，根部较硬，压痛明显，无头。饮食可，小便黄，时有大便干。舌红，散在瘀斑，脉紧。

[专科查体]后头颈项部有一个3cm×3cm肿块，根部坚硬，无头，压痛明显（图5-3左）。

[诊断]西医诊断：颈部急性化脓性淋巴结炎。

中医诊断：颈痈。

[治疗] 火针疗法、温灸治疗与拔罐疗法结合。在未成脓期，采用火针疗法配合温灸治疗的方法。该患者病灶局部压痛明显，根部坚硬，为颈痈未成脓期。用中粗的尖头火针，分别在病灶中心及四周散刺，深刺至根部，之后用艾条在病灶局部温灸15~20分钟。治疗1次后，患者胀痛症状明显减轻。患者于2天后复诊，病灶较前变软，在火针针眼处有少量分泌物，说明已经为成脓期，采用火针散刺，配合拔罐的方法治疗。1周后患者痊愈（图5-3右）。

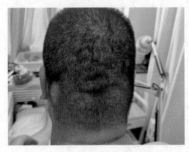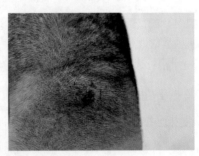

图5-3　颈痈治疗前后对比

（左：治疗前；右：治疗后）

附：中药内治法

（1）风热痰毒型。

主症　颈侧或耳下、缺盆处白肿、热、痛，疼痛牵引肩部及上臂，肿块形如鸡卵，活动度差，伴恶寒发热、头痛、咳嗽。舌质淡红，苔黄，脉浮数。

治法　祛风清热，化痰消肿。

方药　牛蒡解肌汤加减。牛蒡子10克，薄荷10克，荆芥12克，连翘12克，栀子10克，牡丹皮10克，石斛10克，玄参15克，夏枯草10克。水煎口服，每天1剂。

方解　方中牛蒡子辛散风热、解毒消肿；薄荷、荆芥疏风散邪，以增强牛蒡子疏散风热之力，使邪从表解；连翘、夏枯草清热解毒、散结消痈；牡丹皮、栀子、玄参清热泻火、凉血散结；玄参与石斛相配可滋阴清热。诸药合用，共奏疏风清热、凉血消肿之功。

（2）肝胃火毒型。

主症　颈部白肿（或红肿）、热、痛，肿势散蔓，连及前颈、后项或耳下，硬结疼痛，伴高热，口渴欲饮，大便秘结，小便黄赤。舌质红，苔黄腻，脉弦滑数。

治法　清热解毒，化痰消肿。

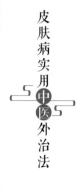

方药 普济消毒饮加减。黄芩（酒炒）15克，黄连（酒炒）15克，陈皮10克，甘草5克，玄参10克，柴胡6克，桔梗6克，连翘10克，板蓝根10克，马勃5克，牛蒡子5克，薄荷5克，僵蚕3克，升麻3克。水煎口服，每天1剂。

方解 方中酒黄连、酒黄芩清热泻火，祛上焦头面热毒；牛蒡子、连翘、薄荷、僵蚕辛凉疏散头面；玄参、马勃、板蓝根清热解毒；甘草、桔梗清利咽喉；陈皮理气散邪；升麻、柴胡疏散风热、引药上行。

［二］腋痈

（一）临床表现

腋痈是指生在腋部的急性化脓性疾病，又名"夹肢痈"。相当于西医的腋下急性化脓性淋巴结炎。初起腋窝部多暴肿，皮色不变，灼热疼痛，同时患者上肢活动不利，伴恶寒发热、纳差。若肿痛日增，寒热不退，经过10~14天肿块中央变软，皮色转红，按之波动感明显，溃后脓出稠厚，肿消痛止，容易收敛。如溃后流脓不尽，肿势不退，多因溃口太小，或因溃口位置偏高，引起袋脓，以致引流不畅，影响愈合，甚或导致瘘管形成。

（二）病因病机

本病多因上肢皮肤破损染毒，或其他部位疮疡毒邪循经流窜所致；或因肝脾血热兼恚怒气郁，致腋窝邪毒蕴结，气血瘀滞而成。

（三）辨证治疗

1. 针灸疗法

（1）火针。

取穴 阿是穴（病灶处）。

操作 散刺3~5个点，可配合拔罐（5分钟），每周2次。

方解 火针疗法与拔罐疗法结合治疗以达软坚散结、清热解毒、活血化瘀之效。

（2）毫针刺法。

取穴 大椎、至阳、曲池、日月、期门、合谷、太冲、大陵。

操作 每周2~3次，留针30分钟，平补平泻手法。

方解　大椎、至阳、曲池清热解毒，日月、期门疏肝解郁，合谷、太冲、大陵宽胸理气、宁心安神。此法常与火针疗法、拔罐疗法与体针疗法配合应用。

（3）温灸治疗。

取穴　阿是穴（病灶处）。

操作　用隔物灸，取新鲜独头大蒜，切成厚0.1～0.3厘米的蒜片，用针在蒜片中间刺数孔，放于穴区，上置艾炷施灸，每灸3～4壮后换去蒜片，继续灸治。

方解　隔蒜灸属于艾炷灸之间接灸的一种，具有拔毒、消肿、定痛和促进创面愈合的作用。此法常与毫针刺法配合应用。

2. 中药外敷疗法

参照"颈痈"。脓成切开时刀法宜循经直开，低位引流。脓尽可掺生肌散，外盖生肌玉红膏，并加盖棉垫，紧压疮口，以加速愈合。

（四）典型病例分析

病例

患者，女，31岁。

[主诉]左腋下有一个包块，胀痛2天。

[现病史]患者因情志不遂，3天前出现左腋下胀痛，继之出现一包块，包块胀痛、根部较硬、压痛明显、无头。饮食可，小便黄，大便干。舌红，散在瘀斑，脉沉紧。

[专科体检]腋下有一3cm×3cm肿块，根部较硬，无头，压痛明显（图5-4左）。

[诊断]西医诊断：腋下急性化脓性淋巴结炎。

中医诊断：腋痈。

[治疗]火针疗法、温灸治疗与拔罐疗法结合。在未成脓期，采用火针疗法配合温灸治疗的方法治疗。该患者病灶局部压痛明显，且根部较硬，为腋痈未成脓期。用中粗的尖头火针，分别在病灶中心及四周散刺，深刺至根部。之后用艾条在病灶局部温灸15~20分钟。治疗1次后，患者胀

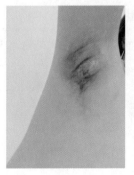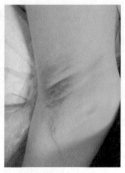

图5-4　腋痈治疗前后对比

（左：治疗前；右：治疗后）

痛症状明显减轻。1周治疗2次。治疗2次后，病灶较前变软，在火针针眼处有少量分泌物，说明已经为成脓期，采用火针散刺，配合拔罐的方法治疗，拔出约3毫升脓血。2周后患者痊愈（图5-4右）。

附：中药内治法

主症 腋窝肿胀、疼痛，上肢活动不利；伴发热，心烦，头痛，口苦咽干，大便秘结，小便黄赤。舌红，苔黄，脉弦滑数。

治法 清肝解郁，解毒消肿。

方药 柴胡清肝汤加减。柴胡6克，芍药9克，栀子9克，黄芩9克，牡丹皮9克，当归9克，青皮6克，钩藤9克，甘草5克。水煎口服，每天1剂。

方解 方中柴胡、青皮疏肝解郁，黄芩、牡丹皮、栀子清肝泻火，当归、芍药养血柔肝，钩藤清热平肝，芍药、甘草缓急止痛。诸药合用，有清肝泻火、疏肝解郁、缓急止痛之效。

加减 呼吸不利者，加瓜蒌、枳壳各10克，以宽胸理气。

［三］胯腹痈

（一）临床表现

胯腹痈是指生在胯腹部的急性化脓性疾病，古代称为"跨马痈"。相当于西医的腹股沟急性淋巴结炎。发病者多有下肢、阴部破伤史。初起在患者胯腹部有一结块，形如鸡卵，肿胀发热，皮色不变，疼痛明显，患侧步行困难，伴恶寒发热等症状。如肿块增大，皮色转红，持续跳痛，伴有恶寒发热、大便秘结等症状，此为化脓之象。

（二）病因病机

本病多因下肢、阴部破损，外染毒邪循经而继发；或因湿热内蕴，气滞挟痰凝结而成。

（三）辨证治疗

1. 针灸疗法

（1）火针疗法。

取穴 阿是穴（病变部位）。

操作 散刺3～5个点，可配合拔罐5分钟，每周2次。

方解 火针疗法与拔罐疗法结合治疗以达软坚散结、清热解毒、活血化瘀之效。

（2）温灸治疗。

取穴 阿是穴（病变部位）、命门、神阙。

操作 用隔物灸，取新鲜独头大蒜，切成0.1～0.3厘米厚的蒜片，用针在蒜片中间刺数孔。放于穴区，上置艾炷施灸，每灸3～4壮后换去蒜片，继续灸治。

方解 隔蒜灸属于艾炷灸之间接灸的一种，作用在病灶局部，具有拔毒、消肿、定痛之效。温灸神阙、命门可温肾助阳、活血通络、散瘀止痛。此法常与毫针刺法配合应用。

（3）毫针刺法。

取穴 痛所在经脉线的合穴，配穴：足三里、内庭、阳陵泉、行间、太冲、次髎、肾俞。

操作 平补平泻手法，电刺激，每次2组穴位，每周2～3次。

方解 体针疗法与电刺激结合可增强脏腑功能，有疏肝解郁之效。此法常与火针疗法、拔罐疗法配合应用。

2. 中药外敷疗法

参照"颈痈"。

附：中药内治法

主症 热蕴结胯腹部结块肿痛，患肢拘急，伴恶寒发热、口干、小便黄赤。舌红，苔黄腻，脉数。

治法 清热利湿，解毒消肿。

方药 五神汤合萆薢渗湿汤加减。茯苓30克，车前子30克，紫花地丁30克，金银花50克，牛膝15克，萆薢、薏苡仁各30克，赤茯苓、黄柏、牡丹皮、泽泻各15克，滑石30克，通草6克。水煎口服，每天1剂。

方解 方中茯苓、车前以利水，紫花地丁、金银花以清热，又用牛膝补中散毒；萆薢利水祛湿、分清化浊；黄柏清热利湿、解毒疗疮；泽泻渗湿泄热；薏苡仁利水渗湿，赤茯苓分利湿热，滑石利水通泄；牡丹皮清热凉血、活血化瘀，清膀胱湿热，泻肾经相火，共同辅助萆薢使下焦湿热从小便排出；通草清热滑窍、通利小便，使湿热随小便而出。

四、瘰疬性皮肤结核（瘰疬）

（一）临床表现

瘰疬又称"老鼠疮"，是生于颈部的一种感染性外科疾病。在颈部皮肉间可扪及大小不等的核块，互相串连，其中小者称瘰，大者称疬，统称瘰疬，俗称疬子颈。该病多见于青少年及原有结核病者，好发于颈部、耳后，也有的缠绕颈项，延及锁骨上窝、胸部和腋下。该病初起无全身症状，在化脓时可有低热，食欲不佳。后期破溃，若日久不愈，可导致气血虚弱、肝肾亏损。症见：潮热，盗汗，神疲乏力，形体消瘦，面色苍白，头晕失眠，食欲不佳，舌红苔少，脉细数无力。大多数能治愈。预后一般良好，少数体虚的人可继发流痰。治愈后每因体虚或过度劳累而复发。瘰疬相当于现代医学的淋巴结核，多是由于结核杆菌侵入颈部所引起的特异性感染，严重时可溃破流脓。

（二）病因病机

瘰疬发病情况多由三焦、肝、胆等经风热气毒蕴结而成，肝肾两经气血亏损，虚火内动所致，可分为急性、慢性两类。急性多因外感风热、内蕴痰毒而发；慢性多因气郁、虚伤而发。该病常愤怒忧郁、谋虑不遂、精神颓靡。

（三）辨证治疗

针灸疗法

（1）火针疗法。

取穴　阿是穴（瘰疬局部）。

操作　治疗瘰疬用的火针针具分大、中、小3种，大号直径3毫米，中号直径2毫米，小号直径0.5毫米。此外还有火针刀，是取直径为3毫米的火针，将其尖部制成刀刃状而成。

火针施术在瘰疬局部时，用左手拇指和食指捏起瘰核，使其高起皮肤，固定位置，用2%普鲁卡因局部麻醉。右手将烧红的火针快速斜刺（呈25°～30°角）入核心，约5秒拔出，再在第一个针眼上、下、左、右速刺。每次刺激的点数可以根据核的大小和患者体质强弱而定，直径＞1厘米的，每次刺激5～10个点；直径＜1厘米的，每次刺激3～5个点。

关于针具的选择，如果肿块表现为结节状态，选其最早出现或结节肿块最大的优先治疗，用直径较小的火针；如肿大淋巴结已软化形成化脓尚未溃破者，用直径较大的火针直刺病灶中心，使脓液尽快排净（可配合拔罐）。已溃破的，在溃破口周边0.5厘米处用直径较小的火针浅刺、围刺；有窦道渗出形成漏管时，以适当长的火针直接刺入管腔，以达祛腐生新之效，促其收敛。一般患者每周火针治疗1次，连续4～12次为1个疗程。最短针4次即愈。

方解 瘰疬起病缓慢，好发于颈部及耳后，初起如豆，皮色不变，不痛不痒，渐渐增大或串生，溃后脓水清稀，不易收口，迁延难愈。属阴证疮疡。早在《针灸聚英·火针篇》曰"破痈坚积结腐等，皆以火针猛热可用"。《外科正宗·火针法》亦曰"治瘰疬病痰核生于项间，初起坚硬或如梅李，结聚不散，宜用此法针之"。火针疗法可温阳扶正、软坚散结、祛痰通络、拔引毒邪、疏泄肝胆经气。《外科精义》云"瘰疬结核患处如肿高而稍软，是脓已成，可以针决核中，令其溃散"。说明火针适用于瘰疬中期、后期的治疗。

注意事项 ①术前需询问病史，高血压、心脏病、发热及孕妇慎用。②急性淋巴结炎、淋巴肉瘤禁用。③治疗时要避开大血管、神经，勿过深，以针刺核内三分之二为度。④患者回家后，要注意休息，少活动，以免损伤针刺周围的脉络。⑤忌食辛辣之物。

（2）温灸治疗。

取穴 阿是穴（瘰疬局部）。

操作 局部温灸，用艾条或隔物灸。每天2～3次，每次15～20分钟。

方解 灸能开结破坚，拔引郁毒。《河间六书》云"初起或二三核时，以艾炷灸之"。针灸法治瘰疬使用中当注意：如肿核过深，针时宜慎，以免损伤周围血管与神经，而灸法则对泄毒散结效果尤著。故清代名医马培之曰："未成脓者，灸则可消。"《本草求真》云"切片艾灸，则痈毒恶毒疮肿核能起"。说明灸法适用于瘰疬初期的治疗。

（3）毫针刺法。

取穴 病灶局部直刺结合围刺、循经取穴、肝胆经俞穴。常用肩井、天井、手三里、足三里、四花穴（位于第7、第10胸椎棘突下旁开1.5寸，亦即膈俞、胆俞两穴）、结核点（在颈部，第7颈椎棘突下旁开3.5寸）。

操作 病灶局部施直刺结合围刺的方法，其余穴位均用平补平泻手法，每周2～3次，常与火针、温灸及拔罐配合应用。

方解 针灸循经取穴及肝胆经俞穴，具有疏肝解郁、扶正祛邪之效；病灶局部围刺，有利于结节、脓肿软化吸收。

（四）典型病例

病例

患者，女，29岁。

[主诉]右颈部有一个肿块2年余。

[现病史]该患者于1年前开始，颈部活动感觉不适，继之发现颈部右侧有一个包块，有压痛，推之可移动。经口服药及外敷药不效，且渐感疼痛。食欲减退，二便自调。舌质暗，苔薄白，脉沉弦。

[专科查体]患者右颈部有一个包块，大小为10厘米×8厘米的肿块，不红不热，压之胀痛，质地较硬，推之可移动。

[诊断]西医诊断：颈部淋巴结核。

中医诊断：瘰疬。

[治疗]针灸疗法与中药口服结合。

（1）针灸疗法。①用细火针点刺结核，沿着核的周围散刺，针与针之间0.2～0.3厘米，中央刺1针，每周2次。②配合局部温和灸，每天1次，每次20分钟。③毫针刺法，取穴：肝俞、胆俞、肩井、天井、手三里、足三里、四花穴、结核点，每周2～3次。

（2）中药口服。炙甘草10克，当归15克，茯苓15克，白芍15克，白术10克，柴胡15克，陈皮15克，半夏9克。每次1剂，每天2次。

经上述方法综合治疗12周后，该患者右颈部包块逐渐变小、变软。该患者现仍在治疗中。

附：中药内治法

（1）初期。

主症　瘰疬初起如豆，单个或数个串生，不热不痛，皮色不变，推之能动，舌苔白，脉弦。

治法　疏肝养血、理气化痰。

方药　逍遥散合二陈汤加减。炙甘草10克，当归15克，茯苓15克，白芍15克，白术10克，柴胡15克，陈皮15克，半夏9克。水煎口服，每天1剂。

（2）中期。

主症　瘰疬累累如串珠，皮核相亲，或融合成块，渐感疼痛，推之不移，或液化成脓，按之复指，舌苔薄黄，脉弦数。

治法 解郁化痰、托毒透脓。

方药 内托生肌散加减。生黄芪30克，甘草5克，乳香5克，没药5克，白芍15克，天花粉20克，丹参10克，蒲公英20克。水煎口服，每天1剂。

（3）后期。

主症 结核溃破，脓水清稀，久则成瘘，经久不愈，低热盗汗，咳嗽，舌红少苔，脉细数。

治法 滋阴降火、益气养血。

方药 香贝养营汤合六味地黄汤加减。土炒白术12克，人参6克，茯苓6克，熟地黄6克，川芎6克，当归6克，炒白芍6克，陈皮6克，贝母6克，酒炒香附6克，桔梗3克，甘草3克，大枣3枚，生姜3片。水煎口服，每天1剂。

第六章　真菌性皮肤病

一、花斑癣

（一）临床表现

花斑癣初起损害为围绕毛孔的圆形点状斑疹，以后逐渐增至指甲盖大小，边缘清楚，邻近部位可相互融合成不规则大片形，而周围又有新的斑疹出现。表面附有少量极易剥离的糠秕样鳞屑，为淡褐、灰褐至深褐色，或轻度色素减退，状如花斑。皮疹无炎性反应，偶有轻度瘙痒感。皮损好发生于胸背部，也可累及颈、面、腋、腹、肩及上臂等处，一般以青壮年男性多见。冬季皮疹减少或消失，但夏天又可复发。

（二）病因病机

中医学认为本病多因湿热内蕴，外受风湿所侵，郁于肌肤腠理，气血运行失调，外不得发散，内不得疏泄所致。因此花斑癣应该通过内治法和外治法两种方法进行治疗。

（三）鉴别诊断

花斑癣需与白色糠疹鉴别。

1. 症状表现不同

白色糠疹早期为红色或粉红色，后期呈淡白色，表面有细小鳞屑；花斑癣一般表现为皮肤淡褐色斑或灰白色斑，表面有非常细薄的鳞屑，不痒不痛。

2. 发病部位不同

花斑癣好发于皮脂丰富的部位，像背部、胸部、腹部、上臂、颈部都是该病的易发部位，有的时候还可能发病在面部；白色糠疹主要发病在面部，偶尔也可发病在身体的其他部位。

3. 病因不同

白色糠疹的病因并不是十分明确，可能和皮炎有关，也可能和日晒、营养不良、维生素缺乏有关；花斑癣是由于马拉色菌感染所致。

（四）辨证治疗

1. 针灸疗法

扫描第131页二维码即可观看花斑癣毫针刺法操作视频

（1）毫针刺法。

取穴　阿是穴（皮损局部）、水分、丰隆、阴陵泉、血海、中脘、曲池、风池、足三里、大椎。

操作　阿是穴针刺根据皮损面积的大小，如果是点状，可在皮损中心浅刺。如果是片状，可施围刺。其余穴位用平补平泻手法，每周2~3次，15次为1个疗程。

方解　针刺阿是穴可使局部气血旺盛、经气充盈，达到扶正祛邪的目的。丰隆是胃经的络穴，能发挥祛湿化痰、通调脾胃气机的作用；阴陵泉属于脾经，可以健脾利湿、消肿利尿，常与丰隆合用。血海可治湿气引起的皮肤病。中脘既可健脾胃，又能化湿，通过中脘穴改善脾胃功能，与水分相配可以加强运化水湿的能力。曲池、风池、足三里、大椎同用，可疏风清暑热。

（2）梅花针叩刺法。

取穴　阿是穴。

操作　用梅花针轻轻叩打皮损局部，以局部出现红晕为度，每周2次。

方解　梅花针叩刺阿是穴可兴奋肌体卫气，使局部气血旺盛，经气充盈，达到扶正祛邪的目的。此法常与毫针刺法、拔罐疗法配合应用。

（3）艾灸疗法。

取穴　阿是穴。

操作　用艾条在皮损局部温灸，以局部出现红晕为度，每天1~2次，每次15~20分钟。

方解　温灸治疗可兴奋肌体营气、卫气，使局部气血旺盛、经气充盈，达到扶正祛邪的目的。此法常与毫针刺法配合应用。

（4）拔罐疗法。

取穴　阿是穴（皮损局部）、血海、中脘、曲池、大椎、肺俞、脾俞。

操作 上述穴位交替使用，每次4～6个穴位，留罐5～10分钟，每周2次。

方解 此法同毫针刺法，常与毫针刺法协同应用，可增强疏风、清热、解暑祛湿之效。

2. 中药外敷疗法

（1）10%土槿皮酊外搽患处，每天3次。

（2）密陀僧研细末，黄瓜片蘸密陀僧粉贴在患处，每天3次。

（3）浙贝母15克，生硼砂15克，冰片4克，枯矾3克。以上药研末，用凡士林膏调匀，每天2～3次。

（4）食盐研极细末搽患处，每天1次。

（5）枯矾20克，生姜30克，共捣烂涂患处，每天1次。

（6）鲜山姜20克，洗净捣烂，然后放入100毫升米醋浸泡12小时即可用，每天外涂1次。

（7）胆矾同牡蛎等量共研细末，醋调外涂。

（8）密陀僧30克，海螵蛸30克，硫黄15克，花椒15克，共研极细末备用。用时取生姜片蘸药粉少许擦患处至淡红色即可，每天2次。

（五）典型病例分析

病例

患者，男，39岁。

[主诉]上唇部右上角发白、毛发脱落3个月。

[现病史]患者于3个月前开始，无明显诱因，出现上唇部局部皮肤发白，毛发逐渐脱落，时有瘙痒。睡眠欠佳，饮食可，二便自调。舌淡，少苔，脉沉细。

[专科查体]右侧上唇部2厘米×2厘米面积色白、时有发红，毛发脱落（图6-1左）。

[诊断]西医诊断：花斑癣。

中医诊断：汗斑。

[治疗]针灸疗法与中药外涂法结合。

（1）针灸疗法。①毫针刺法，取穴：阿是穴（皮损局部）、地仓、风池、太溪、三阴交、肾俞、肺俞、脾俞、昆仑。阿是穴施以围刺法或火针疗法。围刺及毫针刺法每周2～3次，平补平泻的手法，每次留针20～30分钟；火针疗法治疗每周2次。②拔罐，取穴：大椎、肾俞、肺俞、脾俞。每周2次，每次留罐5～10分钟。

（2）中药外涂。生姜20克，洗净捣烂，放入100毫升米醋浸泡12小时即可用，每天1～2次外涂。

经上述方法综合治疗20周后，该患者皮损处逐渐有毛囊，且有黑色毛发出现，病情明显改善，现仍在治疗中（图6-1右）。

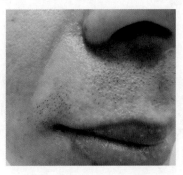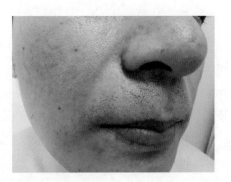

图6-1　花斑癣治疗前后对比

（左：治疗前；右：治疗后）

附：中药内治法

花斑癣。

主症　花斑癣初起皮肤上出现斑片，色淡红或赤紫，或棕黄，或淡褐，继则融合成片，上有细小糠状鳞屑，自觉微痒或无痒痛，舌红，脉滑数。

治法　滋阴清热。

方药　生地黄饮加减。生地黄18克，玄参15克，茯苓20克，金银花25克，赤芍9克，牡丹皮9克，白蒺藜9克，野菊花9克，马齿苋10克，虎杖10克，甘草5克。

加减　虚热重者，去虎杖、马齿苋，加地骨皮、知母各15克。兼气虚者，加太子参15克，黄芪30克。水煎口服，每天1剂。

二、体癣与股癣

（一）临床表现

体股癣是体癣和股癣的总称。体癣指发生于除头皮、毛发、掌跖和甲板以外的浅表部位的皮肤癣菌感染；股癣则特指发生于腹股沟、会阴部、肛周和臀部的皮肤癣菌感染，属于特殊部位的体癣。发病初期常引起很轻的炎症反应，表现为红斑、丘疹水疱，皮损呈环状向四周扩展，皮损数量多少不等，有时甚至泛发全身。病久者环形损害的中心可自愈，边缘高起呈圈状，也可以有红斑、丘疹及水疱、脱屑。

（二）病因病机

中医学认为，湿、热、虫、毒相合，郁于腠理，淫于肌肤是皮肤癣菌病的关键病机，起居不慎、感染皮肤癣菌是促成皮肤癣菌病的外因条件，而脏腑功能失调导致诸邪积蓄体内，机体免疫防卫能力下降，则是皮肤癣菌病的内在病因。

（三）辨证治疗

1. 针灸疗法

（1）毫针刺法。

取穴 主穴：阿是穴（体股癣所在部位）、体股癣分布部位所属经脉的合穴。配穴：血热湿盛型，取水道、归来、阴陵泉、三阴交、曲池、大椎；血虚风燥型，取肩髃、曲池、外关、风市、血海。

操作 体股癣所在部位施以围刺，用泄法。合穴用补法针刺。其余穴位均用平补平泻手法，每周2～3次，每次留针30分钟。

方解 此病循经取穴是按照皮损部位所属经络循行路线，选取病损局部（阿是穴）及对应经络的合穴进行针刺。皮损局部是诸病形于外的表现，局部针刺可以直达病所，使用泻法以疏散邪气、疏经活络，有助于皮损处血液循环，改善组织代谢功能，促进局部分泌物的吸收或皮屑脱落，同时加速病变组织的修复，用以治标。合穴是经脉之气由此深入，进而汇合于脏腑的部位。"经脉所过，主治所及"，运用补法针刺病损皮肤所属经脉的合穴有利于扶助该经正气，护卫肌表，抵御外邪，为"外病内治"的桥梁。配合辨证取穴，随证加减以治本，起到标本兼治、事半功倍的作用。此法常与温灸、拔罐配合应用。

（2）火针疗法。

取穴 阿是穴（病损局部）。

操作 用尖头细火针在阿是穴快速散刺，在表皮施治，常辅以拔罐疗法，每周2次。

方解 火针在皮损局部施治，具有疏散邪气、祛湿毒、疏经活络的效应，比毫针刺法有更强的疏通效应，有助于皮损处血液循环，改善组织代谢功能，促进局部分泌物的吸收或皮屑脱落，同时加速病变组织的修复。尤其适用于角化层较明显的皮损。配合拔罐，有助于风、寒、湿邪气外泄。此法常与毫针刺法配合应用。

（3）温灸治疗。

取穴 阿是穴、神阙、百虫窝。

操作　在上述穴位施温和灸（艾条灸或隔物灸），每个穴位5分钟，以局部微微发红为度，每天1次。

方解　温灸百虫窝可以止痒，此穴被称为止痒奇穴。温灸神阙穴能够慢慢感觉到腹部的温热，有很好的温脾肾、调阴阳、补气血的作用。温灸阿是穴具有疏风、祛湿解毒之效。此法常与毫针刺法配合应用。

2. 中药外敷疗法

（1）苦柏洗剂：苦参30克，蛇床子、地肤子、黄柏各20克，苍耳子、射干、白矾各15克。将上药水煎后过滤，浓缩成500毫升，瓶装备用。使用药液外洗患处，有糜烂者采用湿敷，每天2次，每次15分钟，7天为1个疗程。方中黄柏、苦参、地肤子均有清热利湿、杀虫止痒的功效；蛇床子辛、苦、温，可散寒燥湿、杀虫止痒，对金黄色葡萄球菌等具有较强的敏感性，杀菌效果明显。据现代药理研究表明，黄柏、蛇床子、地肤子等对多种致病性真菌的生长均有不同程度的抑制作用。

（2）生地榆50克，苦楝子50克，川槿皮100克，斑蝥1.5克，75%酒精1000毫升。将地榆、苦楝子、川槿皮、斑蝥放入酒精内，密封30天备用。用时取药液涂擦患处，每天3次或频涂。

（3）新鲜蛇含草60克，明矾15克。将蛇含草、明矾和匀，捣烂如泥，敷于患处，每天1次，7天为1个疗程。

（4）黄连30克，蛇床子30克，矾石30克。将黄连、蛇床子、矾石和匀，磨成细粉，装入纱布口袋内，扑擦患处，每天2～3次，3天为1个疗程。

3. 中药熏洗疗法

花椒15克，葱白头50克。将花椒、葱白头放入锅内，加水适量，煎煮20分钟，去渣取汁，趁热熏洗患处，每天2～3次，3天为1个疗程。

（四）典型病例分析

病例

患者，男，41岁。

［主诉］外生殖器周围环形皮疹、瘙痒、发红、有皮屑。

［现病史］该患者于1个月前开始，外生殖器瘙痒，逐渐出现红疹、向外周环形发散，瘙痒明显，夜间加重。红疹表面有皮屑。饮食正常，二便自调。舌质暗，少苔，脉沉细。

［专科查体］外生殖器周围红色皮疹、环形分布，有屑。

［诊断］西医诊断：股癣。

中医诊断：阴癣（血虚风燥型）。

［治疗］针灸疗法与中药熏洗疗法结合。

（1）针灸疗法。①毫针刺法，取穴：曲泉、会阴、阴廉、百虫窝、横骨、太冲。上述穴位均用平补平泻手法，每周2～3次，每次留针20～30分钟。②温灸治疗，取穴：神阙、病灶局部（阿是穴）。每天1次，每次10～15分钟。

（2）中药熏洗疗法。苦柏洗剂，每天1剂，每天2次外洗。

经上述方法综合治疗4周后，该患者皮疹基本消失。

附：中药内治法

本病主要分为血热湿盛型与血虚风燥型。

（1）血热湿盛型。

主症 初起为丘疹或水疱，逐渐形成钱币大小红斑，边界清楚，上有丘疹、水疱、结痂等损害，伴瘙痒，局部潮湿、多汗，伴口苦咽干，小便短黄。舌红苔黄，脉弦数。

治法 清热凉血，燥湿止痒。

方药 龙胆泻肝汤加减。龙胆草12克，黄芩4克，栀子9克，泽泻9克，木通4克，车前子4克，当归4克，柴胡4克，甘草3克，生地黄18克。水煎口服，每天1剂。

（2）血虚风燥型。

主症 病程缠绵，癣疹、薄屑在阴股间反复发作，皮肤肥厚干燥，瘙痒，舌红，苔薄白，脉弦细。

治法 养血疏风止痒。

方药 四物消风散加减。生地黄15克，当归10克，荆芥10克，防风10克，赤芍10克，川芎10克，白鲜皮10克，蝉蜕10克，薄荷6克，独活6克，柴胡6克。水煎口服，每天1剂。

三、手癣与足癣

（一）临床表现

手癣又名鹅掌风，足癣又名脚湿气。初发为针头大水疱，干燥后形成环状脱屑，可融合成大片不规则的脱屑性斑，属水疱型；发于趾缝间，表皮浸渍发白，痒甚，如将表皮擦去后，露出鲜红色创面，有渗液，属糜烂型；角化过度、干燥、粗糙、脱屑、破裂等，属角化型。病程漫长，常经年累月发作，春夏加重，秋冬减轻，多因再感染而复发。该病任何年龄均可发生，以成年人多见。损害一般局限在手掌、足底及趾间。

（二）病因病机

本病多因体内湿热停滞而发，或久居湿地染毒而成。脾主运化，脾运失职则水湿内停，内湿蕴久而化热，湿热搏结，兼感外邪而诱发。

（三）辨证治疗

1. 针灸疗法

（1）毫针刺法。

取穴　手癣取八邪、皮损所属经脉合穴、外关、肩髃、曲池、大陵、劳宫、合谷。足癣取八风、皮损所属经脉合穴、委中、三阴交、公孙、商丘、足三里、解溪、中封。

操作　上述穴位用平补平泻手法。每周2～3次，每次20～30分钟。

方解　手三阴经从胸走手、手三阳经从手走头、足三阳经从头走足、足三阴经从足走腹，说明手、足与经络循行关系密切，而经络与脏腑功能有相互络、属的关系，说明手、足疾病或许是脏腑、经络功能失调在手、足的表现。通过针刺皮癣分布归属经脉的穴位，调理脏腑、经络功能，改善机体内环境，达到治本的目的。这是针灸治疗皮肤病的独特优势，也是针灸治疗皮肤病远期疗效好且复发率低的主要原因。

（2）火针疗法。

取穴　在手足癣局部用细火针快速点刺。

操作　病灶处多针、浅刺，点与点之间间隔2～3毫米，每周2次。

方解　火针点刺手足癣局部有助于皮损处血液循环，改善组织代谢功能，以祛湿热之毒，达到立即止痒的效应，这是治标的方法。此法常与毫针刺法配合应用。

（3）温灸治疗。

取穴　阿是穴（皮损局部）。

操作　用温灸器温灸皮损部位，手或足部，5～10分钟，以局部微微发红为度，每天1次。

方解 温灸可疏风止痒、祛湿解毒、活血通络，此法常与毫针刺法配合应用。

（4）拔罐疗法。

取穴 肩髃、神阙、百虫窝、委中。

操作 每周2次，每次5~10分钟。

方解 拔罐可疏风止痒、活血化瘀。手癣常用肩髃、神阙；足癣常用百虫窝、委中。此法常与毫针刺法、火针疗法、温灸治疗配合应用。

2. 中药外敷疗法

在手足癣局部用。

（1）鲜鹅掌皮10张。将鹅掌皮焙干，磨成细粉，加水调成糊状，涂敷患处，1天1换，3天为1个疗程。

（2）五倍子10克，冰片0.1克，茶油适量。先将五倍子、冰片和匀，磨成细粉，再加入茶油调成糊状，涂敷患处，1天1换，3天为1个疗程。

（3）花椒粒20克放入200毫升含30%醋酸的食用白醋内，浸泡3天后备用。用时以棉签蘸花椒醋浸液搽足癣创面后，再用鸡蛋清涂在上面，每天3次。连续应用2~3周。

（4）五倍子20克，枯矾10克，研末，加50%醋酸100毫升调匀。将药液涂于患处，每晚1次，直至痊愈。

（5）精选新鲜的香蕉皮在皮癣处反复摩擦，或捣成泥末，或是煎水洗，连用数日，即可奏效。

此外，面部干燥的朋友，可用香蕉皮内侧贴在脸上（皮的内侧朝脸皮的一面），晾10分钟左右，再用清水洗净，可使皮肤变得滋润光滑。将香蕉皮捣烂加姜汁能消炎止痛，用香蕉皮搓手足，可防治冻疮。此外，香蕉皮晒干磨粉，还是不错的美容佳品。香蕉皮富含的钾及维生素A、维生素C有很好的美容功效，女性可以将香蕉皮敷在乳头和阴部，能有效减缓因荷尔蒙分泌及摩擦刺激导致的色素沉积和局部肤色变黑的情况。

3. 中药熏洗疗法

（1）苦参50克，蛇床子30克，白芷20克，金银花20克，生地黄20克，牡丹皮20克，龙胆20克，乌梅20克，地肤子30克，土茯苓30克，薏苡仁30克，黄柏20克，茵陈30克，白鲜皮30克，陈醋500毫升。制法用法：常规煎药后，取药液1500毫升，倒入盆内加食用陈醋50毫升搅匀，将双手或双足放入浸泡，每天早晚各1次，每次浸泡不得少于30分钟，2天1剂，连用5天。方中苦参、蛇床子、地肤子清热燥湿；金银花清热解毒；生地黄、牡丹皮清热凉血；黄柏、茵陈、龙胆草、土茯苓清热利湿；白芷、薏苡仁祛风排脓、止痛；白鲜皮化湿止痒；乌梅收敛杀虫。

（2）皂角刺15克，大枫子15克，大黄15克，黄柏15克，苍术15克。制作方法同上。

（3）木瓜30克，甘草30克。将上药水煎取汁，候温后浴5~10分钟，每天2次，每天1剂，连续应用5~10天。

（4）藿香30克，黄精12克，大黄12克，皂矾12克，米醋1000毫升。将上药切碎置米醋中密封浸泡1周后，去渣、备用（浸泡时每天摇动数次），使用时取药液每天浸泡2~3次，每次20~30分钟，连续应用5~7天。

（5）丁香15克，苦参30克，大黄30克，明矾30克，地肤子30克，黄柏20克，地榆20克。上药水煎取汁，而后将药液候温洗足，每次10~15分钟，每天1剂，每天5~6次，每剂可用2次。

（6）葛根、白矾、千里光各等量。将上药烘干研末，密封包装，每袋约重40克，每次取粉剂1袋倒入盆，加温水1000~2000毫升，混匀足浴，每次20分钟，7天为1个疗程，连续1~2个疗程。

（7）白鲜皮40克，苦参30克，黄柏30克，苍术30克，防风20克，荆芥穗10克，枯矾10克，蛇床子50克，地肤子50克，黄精50克，藿香50克，葱白4枚。上药加水约3000毫升煮沸，待温时将双脚浸泡在温液中。每次20分钟，7天为1个疗程。

（8）苦参30克，蛇床子30克，蒲公英15克，白鲜皮15克，防风15克。上药加水适量煎煮后，采用手足熏洗法，每天2次。该方有清热解毒杀虫的功效，对手足癣疗效较好。患处渗液较多者可加枯矾15克，痒甚者可加入适量食醋。每次20分钟，7天为1个疗程。

（9）苦参60克，菊花60克，蛇床子30克，金银花30克，白芷20克，黄柏20克，地肤子20克，石菖蒲20克，射干15克，胡黄连15克，白鲜皮15克。上药混合，煎汁适量，先熏后洗30分钟，连用15~20天为1个疗程。主治以皮损、瘙痒为主的足癣。

（10）黄柏15克，煅龙骨15克，明矾10克，槐花10克，五倍子10克，郁金15克，丁香10克，苦参20克，大黄10克，地肤子15克，地榆15克。水煎外洗，每次20分钟，7天为1个疗程。

（四）典型病例分析

1. 病例一

患者，女，64岁。

[主诉] 双手瘙痒、伴脱屑反复发作6个月。

[现病史] 患者于半年前开始，无明显诱因常感觉手指瘙痒、有水疱，继之出现皮屑，自述因为要干家务，洗衣、做饭接触洗衣液、水等，皮损明显加重。用皮炎平软膏后瘙痒暂时缓解，但反复发作，逐渐出现局部表皮增厚。饮食可，二便自调。舌质淡，苔厚腻，脉濡。

[专科查体] 双手指可见多处皮损，皮屑较多，皮肤变硬（图6-2左）。

[诊断] 西医诊断：手癣。

中医诊断：鹅掌风（血虚风燥型）。

[治疗] 针灸疗法与中药熏洗疗法结合。

（1）针灸疗法。①毫针刺法，取穴：八邪、尺泽、曲泽、少海、肩髃、曲池、外关、风市、血海、三阴交、足三里。平补平泻手法，每次留针30分钟，每周2~3次。②拔罐疗法，取穴：肩髃、血海、神阙。留罐5~10分钟，每周2次。③火针疗法，取穴：阿是穴（皮肤增厚部位）。在皮肤角化层较厚的部位施火针疗法治疗，多针、浅刺、散刺的手法，每周1~2次。

（2）中药熏洗疗法。苦参汤加味。常规煎药后，取药液1500毫升，倒入盆内加食用白醋500毫升搅匀（38~42℃），将双手放入浸泡，每天早晚各1次，每次浸泡不得少于20分钟，每天2次，1剂可用2次，连用7天。

经针灸疗法配合中药熏洗疗法治疗1周后，该患者基本痊愈（图6-2右）。

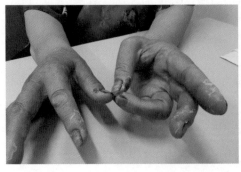
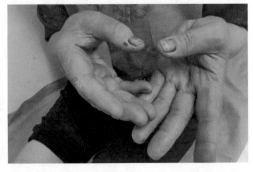

图6-2　手癣（血虚风燥型）治疗前后对比

（左：治疗前；右：治疗后）

2. 病例二

患者，女，26岁。

［主诉］足底痒、多发水疱。

［现症状］患者足掌瘙痒、多发小水疱，有皮疹，饮食可，大便不爽，小便自调。舌质淡，苔腻，脉滑。

［专科查体］皮疹主要分布于足底掌部（图6-3）。

［诊断］西医诊断：足癣。

中医诊断：鹅掌风（风湿毒聚型）。

［治疗］针灸疗法与中药熏洗疗法结合。

（1）针灸疗法。①毫针刺法，取穴：阿是穴、三阴交、阴陵泉、中脘、水分、商丘、公孙、涌泉。平补平泻手法，每次留针30分钟，每周2～3次。②温灸涌泉，每天1次，每次15分钟。③火针点刺阿是穴，每周2次。

（2）中药熏洗疗法。苦参30克，蛇床子30克，蒲公英15克，白鲜皮15克，防风15克。上药加水煎煮至2000毫升药液后，熏洗足部，每天1次，1剂可用2次。

经上述方法综合治疗4周后，该患者基本痊愈（图6-3）。

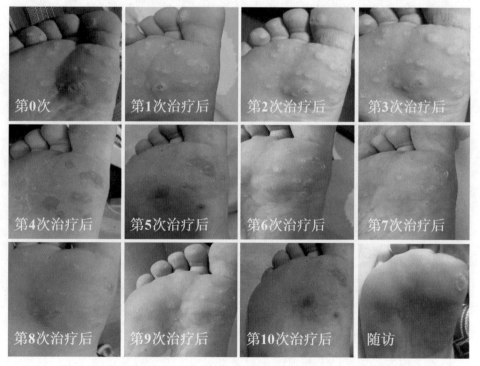

图6-3 足癣（风湿毒聚型）治疗过程

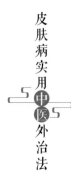

附1：中药内治法

本病主要分为风湿毒聚型、湿热壅盛型与血虚风燥型。

（1）风湿毒聚型。

主症 针尖大小水疱，位置较深，疱壁不易破，散在或群集，伴瘙痒，身倦自汗，口渴不欲饮。舌质淡，苔薄白，脉弦滑。

治法 清热利湿，祛风杀虫。

方药 四妙丸加减。苍术15克，牛膝15克，黄柏（盐炒）30克，薏苡仁30克。水煎口服，每天1剂。

（2）湿热壅盛型。

主症 水疱，糜烂渗出，基底潮红，趾间可浸渍发白，灼热瘙痒，或红肿疼痛伴有裂隙，口干，便秘，小便黄。舌红，苔黄，脉滑。

治法 清热解毒，凉血除湿。

方药 五味消毒饮加减。金银花15克，野菊花12克，蒲公英12克，紫花地丁15克，紫花天葵6克。水煎口服，每天1剂。

（3）血虚风燥型。

主症 皮损肥厚、粗糙、脱屑，伴有皲裂，冬季疼痛，口渴，便秘。舌淡红少津，苔薄，脉细。

治法 养血润燥祛风。

方药 当归饮加减。当归、白芍、川芎、生地黄、白蒺藜、防风、荆芥穗各30克，何首乌、黄芪、炙甘草各15克。水煎口服，每天1剂。

附2：治疗足跟干裂、足肿、足底发凉的中药外洗方

（1）足跟干裂治疗方。

1）在2000毫升泡脚水里放10毫升食用白醋可治足跟干裂，有软化足跟骨刺的作用。每天1次，每次30分钟。

2）桂枝15克，金银花15克，红花20克，加水煎煮出2000毫升药液后倒入足浴盆内泡脚30分钟，每天1次。

3）陈皮30克，葱白15克，加水煎煮出2000毫升药液后倒入足浴盆内泡脚30分钟，每天1次。

（2）双足水肿治疗方。

楠木、桐木各30克。上药煎汤后加温水，用按摩足浴盆浸泡双足，每次30分钟，每天1次。

（3）温经散寒泡脚方。

老姜30克，牛膝30克，秦艽30克，肉桂20克，独活30克，徐长卿30克，川椒30克，红花15克。上药煎汤5000毫升，用按摩足浴盆浸泡双足，每次30分钟，每天1次。

四、头癣

（一）临床表现

头癣是发生于头部毛发及皮肤的一种真菌病，由于致病菌种的不同和病情表现的差异，一般分为肥疮和白秃疮，相当于西医的黄癣和白癣。黄癣：初起时毛囊口周围轻度炎症，有少量鳞屑，以后出现黄痂逐渐扩大，呈圆形碟状，中央附着牢固，周边游离，此称黄癣痂。可融合成片，有鼠臭味，毛发干燥，失去光泽，不均匀地脱落，日久患处发生不规则的萎缩性瘢痕，亦可侵犯皮肤。白癣：初起时头皮有灰白色鳞屑渐扩大，境界清楚，患处毛发失去光泽、变脆、容易折断，成为高低不平的断发，并有典型的白套状毛发，病灶可互相融合，愈后无瘢痕。

（二）病因病机

本病乃脾胃湿热内蕴，上攻头皮所致，或由污手摸头、枕头不洁、理发等传染毒邪而成。

（三）辨证治疗

1. 针灸疗法

（1）毫针刺法。

取穴 主穴：四神聪、百会、风池。外感风燥型：加曲池、外关、血海。脾胃湿热型：加商丘、三阴交、公孙、足三里。热毒结聚型：加合谷、行间、二间、内庭。

操作 每天3次，每次30分钟。平补平泻手法。

方解 针刺四神聪、百会、风池，针刺使局部气血旺盛、经气充盈，达到扶正祛邪的目的。配合曲池、外关、血海有疏风、清热、止痒作用。商丘、三阴交、足三里可清热健脾燥湿。合谷、行间、二间、内庭可清热解毒。

扫描第131页二维码即可观看头癣火针疗法操作视频

（2）火针疗法。

取穴 阿是穴（头癣局部）。

操作 用细的、尖头火针，采用散刺法在病灶处散刺，点与点之间间距为2～3毫米，在表皮施术，每周2次。

方解 火针点刺头癣局部，有泄热解毒作用，有助于加快气血运行，改善局部组织代谢功能。

（3）温灸治疗。

取穴 百会、神阙、风池。

操作 采用温和灸的方法，艾条或隔姜灸，每次15～20分钟，每天1次。

方解 艾灸百会、神阙、风池可助阳、祛风止痒，有助于促进气血运行，改善局部组织代谢，促进皮肤恢复。

2. 中药熏洗疗法

（1）新鲜苦楝子250克，麻子油250毫升。先将苦楝子轧碎，再加入麻子油煎熬至枯，去渣取油，涂擦患处，每天3次，7天为1个疗程。

（2）雄黄30克，猪胆1个。将雄黄与猪胆汁调匀至糊状，涂擦患处，每天3次，7天为1个疗程。

（3）川黄连50克，花椒25克，加入医用酒精100毫升，浸泡1周后使用。使用时棉签蘸取药液均匀涂于患部，每天3～4次，10天为1个疗程，一般2～3个疗程治愈。

（四）典型病例分析

病例

患者，女，68岁。

［主诉］头皮多发皮疹、瘙痒，多发片状头屑。

［现病史］患者于半个月前开始，因情志不遂，每天郁郁寡欢，彻夜难眠。突发毛发根部发红、瘙痒，瘙痒部位有大小不等的皮疹，继之出现多发片状头屑，患者毛发干枯。舌质红，苔薄，脉浮。

［专科查体］前额发根处覆盖白色皮屑，毛发干枯，毛发根部发红（图6-4上）。

［诊断］西医诊断：白癣。

中医诊断：头癣（外感风燥型）。

［治疗］针灸疗法与中药熏洗疗法结合。

（1）针灸疗法。①毫针刺法，取穴：四神聪、头维、风池、曲池、血海、安眠、中脘、神门、间使、合谷、太冲。平补平泻手法，留针30分钟，每周2~3次。②火针疗法，取穴：病灶局部。用细的尖头火针，在表皮施散刺法，每周1~2次。

治病需求本。该患者发病与情志因素有关，因情志不遂诱发失眠而继发头癣。在针灸治疗时，要治病求因，这正是针灸治疗皮肤病的特色。风池、安眠、中脘、神门、间使同用，可养心安神、宁心定志。四神聪、头维局部针刺，加上火针点刺病灶局部，可促进局部血液循环及组织代谢，达到活血、行气、止痒的效应，曲池、血海可疏风、行血，合谷、太冲可疏肝行气。针刺上述穴位可共奏疏风、行气、活血化瘀、止痒、宁心安神之效。

（2）中药熏洗疗法。苦参50克，

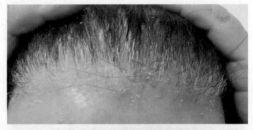
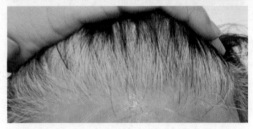

图6-4 头癣（外感风燥型）治疗前后对比

（上：治疗前；下：治疗后）

蛇床子30克，白芷20克，金银花20克，生地黄20克，牡丹皮20克，龙胆20克，乌梅20克，地肤子30克，土茯苓30克，薏苡仁30克，黄柏20克，茵陈30克，白鲜皮30克。常规煎药后，浓缩成900毫升，倒入盆内加食用陈醋100毫升搅匀，用毛巾浸泡药液，将毛巾敷在头部皮癣的部位。每天早晚各1次，每次浸泡不得少于30分钟，1天1剂。

［复诊］2周后，该患者头部皮疹、皮屑消失，局部肤色恢复正常，无瘙痒（图6-4下）。

附：中医内治法

（1）外感风燥型。

主症 初起头皮灰白色鳞屑小点，日久蔓延成片，患处毛发干枯，易折断、拔除，毛发根部有白色菌鞘围绕，有痒感。舌质红，苔薄，脉浮。

治法 疏风润燥，杀虫止痒。

方药 牛蒡解肌汤加减。牛蒡子9克，薄荷3克（后下），荆芥9克，连翘9克，栀子9克，牡丹皮9克，石斛9克，玄参9克，夏枯草9克。水煎口服，每天1剂。

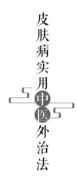

（2）脾胃湿热型。

主症 头皮上黏附黄色污浊厚痂，有如堆沙，中间微凹，边缘翘起，有毛发穿过，揭去厚痂，基底微红，有鼠臭味，瘙痒明显，伴口干、便秘。舌质红，苔黄腻，脉滑数。

治法 清热化湿，杀虫止痒。

方药 萆薢渗湿汤加减。萆薢30克，牡丹皮9克，茯苓20克，黄柏6克，薏苡仁20克，泽泻20克，通草3克，滑石30克。水煎口服，每天1剂。

（3）热毒结聚型。

主症 脓点逐渐融合，表面焮赤，逐日肿大，触之柔软，压之有脓，筛状溢出，痒痛，伴发热、头疼、口渴咽干，毛发易脱。舌质红，苔黄，脉数。

治法 清热解毒，杀虫消肿。

方药 五味消毒饮加减。金银花15克，野菊花12克，蒲公英12克，紫花地丁15克，紫背天葵6克。水煎口服，每天1剂。

五、灰指甲（甲真菌病）

（一）临床表现

甲真菌病是由皮肤癣菌、酵母菌和非皮肤癣菌性丝状真菌（霉菌）引起的指（趾）甲感染。仅由皮肤癣菌感染甲板引起的甲病称为甲癣。趾甲癣大多由足癣直接传播，指甲癣则可能由手癣传播或因搔抓身体其他部位的癣病而直接接触感染。甲癣俗称"灰指甲"，中医称为鸡爪风、油灰指甲等，多为手足癣日久蔓延，以致日不荣甲所致。

根据甲损害的不同临床特点，甲真菌病可分为下列3型。

1. 远端甲下甲真菌病

远端甲下甲真菌病是最常见的一种。真菌开始侵犯远端侧缘甲下角质层，再侵犯甲板底面，逐渐导致甲板变色变质，失去正常光滑外观，甲板下堆积甲床角质层的碎屑，使得甲板与甲床分离脱落，或被患者剪掉，使整个甲板缺失，遗留下角化过度的甲床。

2. 白色表浅甲真菌病

白色表浅甲真菌病较少见。真菌直接通过甲板浅层侵入，形成小的、浅表性白色斑点并增大、融合。最终甲变软、变粗糙，呈琥珀色。

3. 近端甲下甲真菌病

典型的近端甲下甲真菌病可见于手指甲近端，开始像白点，可扩大为白斑。表现为甲板底面受累，但整个指甲均可被累及。原发型少见。外伤、糖尿病、银屑病、慢性甲沟炎和外周脉管疾病可继发本型感染。

（二）病因病机

本病由于脚湿气、鹅掌风之毒邪侵袭甲板，湿毒内蕴，加之肝血不足，爪甲失养所致。

现代医学认为，灰指甲的病原菌主要是红色毛癣菌和石膏样毛癣菌，其他有紫色毛癣菌、黄癣菌、絮状表皮癣菌等。灰指甲常来源于手足癣的直接蔓延，甲单独感染者常与甲板外伤有关。

（三）辨证治疗

1. 针灸疗法

扫描第131页二维码即可观看灰指甲放血疗法操作视频

（1）火针疗法。

取穴 阿是穴（肿胀、变色的甲床）。

操作 用尖头细火针，沿病损甲床点刺，点与点之间间隔2毫米，每周1次。

方解 温通法，促进局部血液循环，修复甲床功能，恢复甲板的营养供应。

（2）放血疗法。

取穴 井穴、阿是穴（肿胀、变色的甲床）。

操作 用一次性采血针头点刺井穴、阿是穴。井穴点刺，挤出3滴黄豆粒大小的血。阿是穴点刺，沿病损甲床点刺，点与点之间间隔2毫米，以微微出血为度，强通法，每周1次。

方解 强通法，引邪外出，可促进局部血液循环、修复甲床功能、恢复甲板的营养供应。

2. 中药外敷疗法

（1）生大蒜头50克，糯米饭1团。将大蒜头去皮，加入糯米饭和匀，捣烂如泥，涂敷甲上，1天1换，7天为1个疗程。本方在夏季三伏天使用，效果更好。

（2）新鲜凤仙花1棵，明矾9克。先将凤仙花切碎，再加入明矾和匀，捣烂如泥，涂敷甲上，1天1换，7天为1个疗程。

3. 中药熏洗疗法

（1）30%冰醋酸外涂或10%冰醋酸泡病甲，每天1次，持续3~6个月以上。

（2）足光粉泡脚，每天1次，连续7天为1个疗程。

（3）白鲜皮30克，地肤子30克，蛇床子30克，百部15克，苦参20克，黄药子15克，蝉蜕15克，乌梢蛇15克，冰片3克。水煎外洗用，每天1次，连续7天为1个疗程。

（四）典型病例分析

病例

患者，男，60岁。

［主诉］双足拇趾指甲变色、增厚10年。

［现病史］10余年前，患者足趾间发红、发痒，有皮屑，继之出现甲板有斑点，斑点逐渐增大。现患者双足拇趾指甲变色、增厚。舌红，苔薄腻，脉滑数。

［专科查体］双足拇趾指甲变色、增厚，甲床角化层增厚（图6-5上）。

［诊断］西医诊断：真菌性白甲。

中医诊断：灰指甲。

［治疗］足光粉泡脚，每天1次。配合凤仙花1棵切碎，加入明矾9克和匀，捣烂如泥，涂敷甲上，1天1换，7天为1个疗程。1个疗程后停药。2个月后该患者基本痊愈（图6-5下）。

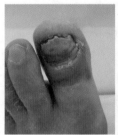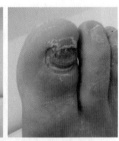

附：中药内治法

（1）血燥失养型。

主症 甲板色泽不荣，增厚或翘起，或蛀蚀呈蜂窝状。舌淡，少苔，脉细。

治法 养血润燥。

方药 祛风养血汤加减。蝉蜕、乌梢蛇、蛇床子、地肤子、火麻仁、川芎、威灵仙、石菖蒲、天花粉、白蒺藜各12克，何首乌、当归各15克，生地黄20克，全蝎10克，蜈蚣3克，甘草5克。水煎口服，每天1剂。

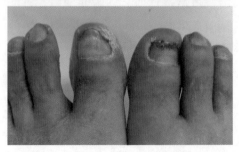

图6-5 灰指甲治疗前后对比

（上图：治疗前；下图：治疗后）

（2）湿热蕴结型。

主症　甲远端或两侧见黄白斑点，渐扩展至全甲及甲下，甲板增厚，变脆，凹凸不平，色泽不良，或甲板变薄，翘起，其下蛀空，或甲板色红，甲沟红肿，或有脓包瘙痒刺痛。舌红，苔薄腻，脉滑数。

治法　清热利湿。

方药　清热渗湿汤加减。连翘、蒲公英各30克，紫花地丁、滑石、生薏苡仁各20克，虎杖、赤芍、泽泻、地肤子、蛇床子各15克，萆薢、白鲜皮、黄柏、牡丹皮、木通各12克，甘草5克。水煎口服，每天1剂。

扫码观看视频

花斑癣毫针刺法
操作视频

头癣火针疗法
操作视频

灰指甲放血疗法
操作视频

第七章 物理性皮肤病

一、鸡眼

（一）临床表现

鸡眼皮损为圆形或椭圆形的局限性角质增生，针头至蚕豆大小，呈淡黄或深黄色，表面光滑与皮面平或稍隆起，边界清楚，中心有倒圆锥状角质栓嵌入真皮。因角质栓尖端刺激真皮乳头部的神经末梢，站立或行走时引起疼痛。

（二）病因病机

本病发病，摩擦和压迫是主要诱因。紧窄的鞋靴或畸形的足骨可使足部遭受摩擦或受压部位的角层增厚，且向内推进，成为顶端向内的圆锥形角质物。

（三）辨证治疗

1. 火针疗法

取穴 阿是穴（皮损局部）。

操作 常规消毒皮肤，取5毫升一次性注射器，抽取2%盐酸利多卡因0.5～2毫升，行鸡眼处局部浸润麻醉。选用平头火针，烧红后速刺入鸡眼中心，深达基底部，以见白色浆液为准，一般留针25秒。无论是大鸡眼或小鸡眼，都是在鸡眼中心点刺一针，当看到有白色浆液时，说明已刺激到根部。平头火针的直径可根据鸡眼大小选择，大鸡眼选择直径较大的火针，小鸡眼选择直径较小的火针。无须包扎，2周后观察是否痊愈，如果没有好，重复上述操作1次。一般1～2次即可痊愈。

方解 火针可使鸡眼组织变性、坏死，最后脱落。

2. 中药外敷疗法

组成 鲜半夏、鸦胆子仁各10克。制作：将鲜半夏、鸦胆子仁捣烂，敷贴在皮损局部（皮损的硬皮需提前修剪掉），外盖胶布固定，一般1日换药1次，直至鸡眼组织脱落为止。

方解 鸦胆子药性苦寒，具有非常好的凉血解毒的功效，作用于病灶局部，具有祛腐生肌的作用。

（四）典型病例分析

病例

患者，女，37岁。

［主诉］足拇趾、中趾外侧皮损半年（图7-1上）。

［现病史］足拇趾、中趾外侧结节半年，穿鞋磨脚趾，疼痛较甚，影响运动。饮食可，二便自调。舌淡，苔薄白，脉浮。

［专科查体］足拇趾、中趾外侧结节，大小0.5厘米×0.5厘米，压痛明显。

［诊断］西医诊断：鸡眼。

中医诊断：肉刺。

［治法］祛腐生肌。

［治疗］局部麻醉，用平头火针烧灼疣体。平头火针的直径小于鸡眼的直径，在皮损局部烧灼，停留2~3秒。该患者治疗1次即痊愈（图7-1下）。

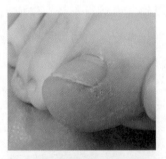
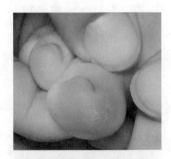
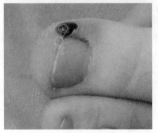
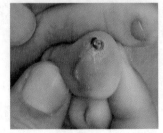

拇趾　　　　　　　　　　中趾

图7-1 鸡眼治疗前后对比

（上两图：治疗前；下两图：治疗后）

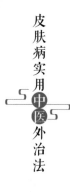

二、冻疮

（一）临床表现

冻疮是指人体受寒邪侵袭所引起的全身性或局部性损伤。相当于西医的冻伤。局部性冻伤者病情较轻，以局部肿胀、麻木、痛痒、青紫，或起水疱，甚则破溃成疮为主症。全身性冻疮者，初起出现寒战，继则感觉迟钝，疲乏无力，视物模糊，幻觉，嗜睡，不省人事，体温逐渐降低，瞳孔散大，对光反射迟钝，呼吸变浅，脉搏细弱，甚至呼吸、心跳停止继而死亡。

根据冻疮的严重程度，将其分为三度。Ⅰ度（红斑性冻疮）：损伤在表皮层，皮肤红肿，疼痛瘙痒。Ⅱ度（水疱性冻疮）：损伤达真皮层，先出现红肿，继而出现大小不等的水疱或血疱，局部感觉迟钝，疼痛较剧烈。Ⅲ度（坏死性冻疮）：损伤皮肤全层，严重者可深达皮下，肌肉或整个肢体坏死，一般伤后3～7天出现水疱，肢体活动受限，病变部位变紫黑色，周围水肿，疼痛明显，约7天后出现干性坏疽，患部感觉和功能完全丧失。2～3周后，冻伤坏死组织与正常组织分离。

（二）病因病机

冬令时节或寒冷潮湿环境，加之平素气血虚弱，或因饥饿，或因病后，或因静坐少动，寒邪侵袭过久，耗伤阳气，以致气血运行不畅，气血瘀滞，而成冻疮，重则肌肤溃烂。此外，暴冷着热，或暴热着冷，也可致气血瘀滞溃烂成疮。若寒邪太重，耗伤阳气太过，则可因阳气耗竭而亡。

（三）辨证治疗

1. 针灸疗法

针灸疗法主要适用于局灶性、Ⅰ度冻伤者。

（1）毫针刺法。

取穴 阿是穴（病灶区）。

操作 先将穴区充分消毒，在冻疮所属经脉的输穴针刺，再从冻疮周围皮肤（约距冻疮边缘0.2厘米之健康皮肤）开始，围绕冻疮用28号1寸毫针缓慢刺入皮内，急出针，不宜出血。然后，在冻疮边缘，每隔0.2～0.5厘米刺1针，浅刺成1圈，再在距0.25～0.5厘米的病灶上复刺1圈，刺点要错开，勿平行。如此逐渐向冻疮中心围刺，刺点也逐渐减少，最后在中心用粗毫针点刺1针出血。隔天1次。

方解　病灶周围围刺，可促进病灶局部血液循环，使皮肤恢复正常。

（2）温灸治疗。

取穴　阿是穴。

操作　艾条点燃后，以雀啄灸法，以每秒钟快速点灸2～3次为宜，患处有轻度灼痛或灼热感，但不会留下瘢痕。每次5～10分钟，每天或隔天1次，7次为1个疗程。或隔姜灸：将生姜切成约2毫米薄片，置于疮面上。再将艾绒做成小指腹大的艾炷，安放于姜片上施灸，当患者感到灼痛时，医者可略略来回移动姜片（注意不可离开疮面）。每处灸3～5壮，每天1次，5次为1个疗程。

方解　温灸病灶局部，可振奋肌表阳气，祛除寒邪，促进气血运行，使肌肤恢复正常。

（3）放血疗法。

取穴　阿是穴。

操作　选取红、肿、胀、痛最显著的部位，常规消毒，用三棱针迅速点刺，放血3～5滴。每次根据症情，取3～5处放血，每天或隔天1次，6次为1个疗程，一般只需治1个疗程。

方解　活血化瘀，促进气血运行，使肌肤恢复正常。

2. 中药熏洗疗法

中药熏洗疗法主要适用于冻疮未溃期的治疗。一是熏洗浸泡热熨法，方选"冻疮外洗方""甘草芫花汤"或"桂防汤"。二是药酒按摩法，用手指蘸药酒按揉患处，方选"桂苏酒""当归酊""桂枝二乌酊"或"红灵酒""芫花红花酒"。此外，也可用药膏按摩法。

（1）熏洗浸泡热熨法。

1）冻疮外洗方。

a. 蜂房10克，川椒30克，艾叶30克，肉桂30克，吴茱萸30克，麻黄30克，细辛30克，冰片3克（后下）。上药水煎，每晚睡前泡洗1次，每次30分钟，每剂可浸泡3次。（《中医外治杂志》1996年第1期）

b. 当归12克，赤芍12克，红花9克，细辛9克，防风10克，荆芥10克，桂枝10克，艾叶10克，乳香15克，白矾30克，甘草10克，生姜30克。上药水煎，乘温热泡洗患处，每天1～2次，每次30分钟，每剂可浸泡2次。（《百病中医熏洗熨擦疗法》）

2）甘草芫花汤。甘草10克，芫花15克，水煎乘热外洗，每天1～2次，每次30分钟，每剂可浸泡2次。治疗已溃、未溃冻疮均有良效。未溃而肿、痛、痒者，有消肿

止痛止痒之效。已溃者则有清洁疮口、敛疮生肌之功。（《名医临床效验小方》）

3）桂防汤。桂枝30克，防风20克，白芷12克，川芎12克，川椒15克，苍术15克，吴茱萸10克。上药水煎泡洗，每天1～2次，每次30分钟，每剂可浸泡2次。（《百病中医熏洗熨擦疗法》）

（2）药酒按摩法。

1）桂苏酒。桂枝、苏木各100克，细辛、艾叶、当归、生姜、花椒各60克，辣椒（朝天椒）6枚，樟脑30克，75%酒精或白酒3000毫升浸泡备用。用时蘸药酒按揉患处，每天用药3～4次，每次10～15分钟。（《现代皮肤病治疗学》）

2）当归酊。当归、红花、炒王不留行各50克，干姜、桂枝各30克，细辛、樟脑、冰片各10克，75%酒精或白酒浸泡备用。用时蘸药酒按揉患处，每天用药3～4次，每次10～15分钟。（《百病中医熏洗熨擦疗法》）

3）桂枝二乌酊。生川乌、生草乌、桂枝各50克，芒硝40克，细辛、红花各20克，樟脑15克，75%酒精或白酒1000毫升浸泡备用。用时蘸药酒按揉患处，每天用药3～4次，每次10～15分钟。（《百病中医熏洗熨擦疗法》）

4）红灵酒。当归15克，红花10克，花椒30克，肉桂10克，干姜6克，细辛3克，赤芍10克，马钱子10克，木鳖子5克，苏合香5克，安息香5克，樟脑5克，冰片5克，白酒浸泡备用。用时蘸药酒按揉患处，有温经散寒、活血消肿、止痛止痒之功，每天用药3～4次，每次10～15分钟。

5）芫花红花酒。芫花60克，红花30克，75%酒精1000毫升浸泡备用。治疗时用药液外搽并按摩患处，每天用药3～4次，每次10～15分钟。（《中医杂志》1991年第8期）

3. 中药外敷疗法

中药外敷疗法主要用于冻疮已溃期，冻疮破溃，糜烂渗液，疮面红、疼痛，以及较严重的感染化脓期的治疗。冻疮溃破，尚未感染化脓者，"肉桂乳没膏"或"巫龙膏"主之；冻疮溃破，感染化脓者，"巫龙膏"主之，"冻疮膏"亦主之。

（1）冻疮溃破（未感染化脓）期。

1）肉桂乳没膏。肉桂、冰片、樟脑各2克，制乳香、制没药各10克，研为末，凡士林调膏外搽。（《百病奇效良方妙法精选》）

2）巫龙膏。猪脂膏（猪板油熬炼而成）360克，制松香（将大葱250克放入锅内，加水6000毫升煮开，滤去葱渣，放松香62克，煮化后倒入冷水中凝固而成）62克，黄蜡62克，黄丹124克，铅粉62克，樟脑62克，冰片15克。先将猪脂膏、制松香、黄蜡入锅文火熬化，然后再入黄丹，搅匀，用武火熬炼。待锅内药汁起泡，红色转乌色后去火。再将樟脑、冰片研细，均匀撒入锅内，稍冷后加入铅粉搅拌，冷后成膏，储藏待用。将适量的巫龙膏薄薄均匀地抹在纱布上敷贴患处，1天1换。（《中国当代名医验方大全》）

（2）冻疮溃破（感染化脓）期。

1）冻疮膏。当归30克，紫草15克，红花30克，白芷15克，白及15克，姜黄15克，制乳香15克，制没药15克，肉桂10克，血竭10克，轻粉5克，樟脑5克，冰片5克，黄蜡60克，麻油750克。先将当归、紫草、红花、白芷、白及、姜黄入麻油中煎炸至焦枯滤油，然后加入黄蜡融化，再将乳香、没药、肉桂、血竭、轻粉、樟脑、冰片研细兑入药油中搅匀，冷凝成膏。

2）特效冻疮膏。当归15克，红花10克，白芷6克，姜黄6克，赤芍10克，马钱子10克，木鳖子5克，乳香6克，没药6克，肉桂3克，血竭10克，安息香3克，苏合香3克。麻油煎炸，黄蜡收膏。冻疮未溃者，外搽并揉摩患处；冻疮已溃者，外搽药膏。

（四）典型病例分析

病例

患者，女，68岁。

［主诉］每逢冬季12月份双手小鱼际背面发痒、发紫。

［现病史］该患者生活在哈尔滨的农村，5年前冬季，因长时间在室外农作，发现双手手背红肿、发痒。之后每年冬季复发，天气转暖即逐渐好转。饮食可，二便自调。舌淡，苔薄白，脉浮。

［专科查体］双手背侧尺侧缘及小指红肿、发痒，皮色发紫，未有溃烂。

［诊断］西医诊断：冻伤（Ⅰ~Ⅱ度）。

中医诊断：冻疮。

［治疗］中药熏洗疗法与温灸治疗结合。

（1）中药熏洗疗法。蜂房10克，川椒30克，艾叶30克，肉桂30克，吴茱萸30克，麻黄30克，细辛30克，冰片3克（后下）。上药水煎，每晚睡前泡洗1次，每次30分钟，每剂可浸泡3次。

（2）温灸治疗。病灶局部施灸。每天2次，每次10~15分钟。

经上述疗法治疗3周后，该患者基本痊愈。治疗后未再复发。

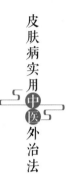

附：中药内治法

Ⅰ、Ⅱ度冻疮以外治为主。Ⅲ、Ⅳ度冻疮要内外兼治。全身性冻疮要立即抢救复温，忌用直接火烘或暴热解冻之法，否则反失生机。

（1）寒凝血瘀证。

主症　局部麻木冷痛，肤色青紫或暗红，肿胀结块，或有水疱，发痒，手足清冷；舌淡苔白，脉沉或沉细。

治法　温经散寒，养血通脉。

方药　当归四逆汤或桂枝加当归汤加减。当归15克，桂枝10克，芍药10克，细辛3克，通草5克，甘草5克；或桂枝9克，赤芍9克，当归12克，甘草4克，生姜4克，大枣6克。可加黄芪15克，丹参10克，红花10克。水煎口服，每天1剂。

（2）寒盛阳衰证。

主症　时时寒战，四肢厥冷，感觉麻木，幻觉幻视，意识模糊，蜷卧嗜睡，呼吸微弱，甚则神志不清；舌淡紫，苔白，脉微欲绝。

治法　回阳救脱。

方药　四逆加人参汤或参附汤加味。附子15克，干姜25克，人参15克，炙甘草30克；人参15克，附子（炮，去皮、脐）15克，青黛15克。水煎口服，每天1剂。

（3）寒凝化热证。

主症　冻伤后局部坏死，疮面溃烂流脓，四周红肿色暗，疼痛加重；伴发热口干；舌红苔黄，脉数。

治法　清热解毒，活血止痛。

方药　四妙勇安汤加味。金银花90克，玄参90克，当归60克，甘草30克。水煎口服，每天1剂。

加减　热盛者，加蒲公英15克，紫花地丁15克。气虚者，加黄芪30克。疼痛甚者，加延胡索10克，炙乳香6克，炙没药6克。

（4）气血虚瘀证。

主症　神疲体倦，气短懒言，面色少华，疮面不敛，疮周暗红漫肿，麻木；舌淡，苔白，脉细弱或虚大无力。

治法　益气养血，祛瘀通脉。

方药　人参养荣汤或八珍汤合桂枝汤加减。白芍15克，当归15克，陈皮15克，黄芪15克，桂心（去粗皮）5克，人参5克，白术（煨）5克，甘草（炙）5克，熟地黄（制）15克，五味子10克，茯苓10克，远志（炒，去芯）10克。水煎口服，每天1剂。

三、褥疮

（一）临床表现

褥疮多见于昏迷、半身不遂、下肢瘫痪或卧床不起的患者，因局部长期受压影响血液循环，皮肤组织营养障碍而致的组织坏死。本病中医外科亦称"席疮"。皮损主要发生于骨骼突出部位，如骶骨、枕骨、脊椎肩胛、坐骨结节、股骨粗隆和足跟部等。受压皮肤初呈灰白色，后为暗红色斑片，边界清楚，中央颜色较深，进展迅速，也可于红斑上发生水疱，若不加处理，短期内发展成溃疡，疮面可蔓延扩大，溃疡深达肌肉、骨骼，溃疡上可见灰色假膜坏死，脓液稀薄臭秽。患者自诉疼痛剧烈，也有患者不觉疼痛。

（二）病因病机

褥疮多因气血虚弱，气滞血瘀所致，久病卧床，受压部位气血瘀滞，血脉不通，经络阻隔，气血亏损，毒邪内侵，肌肉筋骨失养则溃腐成疮，缠绵难愈。

（三）辨证治疗

1. 针灸疗法

（1）毫针刺法。

取穴　皮损周围。

操作　皮损周围向心围刺，每天1～2次，补法，每次留针30分钟。

方解　促进皮损局部血液循环，加快伤口愈合。可配合温灸治疗。

（2）艾灸疗法。

取穴　阿是穴（皮损局部）。

操作　皮损周围回旋灸，以局部微微发红为度，每次15分钟，每天1～2次。

方解　促进皮损局部血液循环，加快伤口愈合。

2. 中药外敷疗法

（1）初期。红斑未溃者，予局部按摩，促进气血通畅，并用5%酒精湿敷，湿敷后外扑滑石粉。

（2）溃腐期。表浅溃腐者，用红油膏掺九一丹外敷，每天2次，如渗液较多者，可用0.5%小檗碱溶液或单味清热解毒药煎液局部湿敷后再用红油膏掺九一丹外敷。

1）红油膏。红信250克，棉籽油2500毫升，黄蜡250～500克。先将红信捣成细粒，与棉籽油放入大铜锅内，置于煤球炉或炭火上，熬至红信呈枯黄色，离火待冷。除去药渣，再加温放入黄蜡（冬天用250克，夏天用500克）融化，离火，调至冷成膏（《朱仁康临床经验集》）。

2）九一丹。石膏（煅）7克，黄灵药3克。上药共研细末，撒于患处，或用纸捻蘸药插入疮内，上用膏药盖贴。

（3）收口期。用生肌玉红膏掺生肌散或海浮散外敷，每天2次。

1）生肌玉红膏。当归60克，白芷15克，白蜡60克，轻粉12克，甘草36克，紫草6克，血竭12克，麻油500克。将白芷、当归、紫草、甘草四味，入油内浸3天，大勺内慢火熬药至微枯色，细绢滤清，将油复入勺内，煎滚下整血竭化尽，次下白蜡，微火化开。

2）生肌散。石膏、轻粉、赤石脂各30克，黄丹（飞）6克，龙骨、血竭、乳香、樟脑各9克。上药研为细末，使用时先用甘草、当归、白芷各3克煎汤，洗净患处，用此干掺外用，软油纸盖贴，2天1洗1换。

3）海浮散。乳香、没药各等份，上药研细末，干掺外用，软油纸盖贴，2天1洗1换。

（4）其他。

1）用3%过氧化氢清洗褥疮伤口后，用紫草油外敷，亦可在创面撒一薄层白糖或涂生肌玉红膏促进肉芽生长。

2）将1000毫升水煮沸后加入50克花椒再煮10分钟，经高压蒸汽灭菌装入500毫升瓶中密封备用。应用时用花椒水浸泡无菌纱布，湿敷褥疮创面30分钟，每天2次，并用艾条温灸患部，保持温度38～41℃，以利于血液循环，促进药物吸收。

3）苦参12克，黄柏30克，花椒15克，百部30克，明矾15克，乌梅15克。上药加水适量煎煮500毫升，瓶中密封备用。应用时用药液浸泡无菌纱布，湿敷褥疮创面30分钟，每天2次，并用艾条温灸患部，保持温度38～41℃，以利于血液循环，促进药物吸收。

（四）典型病例分析

病例

患者，男，78岁。

［主诉］因长期卧床，右侧尾骨部位皮损1个月。

[现病史] 该患者脑栓塞十余年，右侧肢体运动障碍，长期卧床，生活不能自理。近1个月，右侧尾骨部位皮肤发红、逐渐出现皮损。饮食、睡眠可，大、小便不能自理。舌质淡，苔腻，脉沉。

[专科查体] 右侧尾骨部位有2厘米×2厘米皮损，皮损外周发红，边界清楚。

[诊断] 西医诊断：褥疮。

中医诊断：席疮。

[治疗] 针灸疗法与中药外敷疗法结合。

（1）中药外敷疗法。用3%过氧化氢清洗褥疮伤口后，用紫草油外敷。

（2）针灸疗法。①毫针刺法：病灶局部向心围刺，每天1次，补法。②温灸，病灶局部施灸。每天2次，每次10~15分钟。

经针灸治疗4周后，该患者痊愈。

附：中药内治法

（1）热毒聚瘀型。

主症 局部皮肤潮红或暗红，疼痛较甚，继而形成溃疡，溃疡周围皮肤肿势平塌而散漫。舌红或淡红，少苔，脉细数。

治法 活血化瘀，清热解毒。

方药 活血解毒饮加减。金银花20克，连翘15克，蒲公英3克，桃仁12克，大黄12克，当归15克，皂角刺15克，红花6克，乳香6克，没药6克，生甘草5克。水煎口服，每天1剂。

（2）气血不足，肌肤失养型。

主症 溃烂部逐渐扩大变深，创面暗黑，溃出脓臭，稀薄，或如粉浆污水，日久伤筋骨，精神萎靡，衰弱无力，不思饮食，舌淡，脉沉细。

治法 益气通络，养血润肤。

方药 托里消毒散加减。党参、黄芪各20克，当归、白芍、川芎各10克，白术、茯苓各15克，金银花15克，白芷10克，甘草、桔梗各10克，皂角刺15克。水煎口服，每天1剂。

加减 腐肉不去者，加炮穿山甲（注：穿山甲现已禁用）6克。腐肉已去，新肉不生者，方以八珍汤或十全大补汤加减。

四、烫伤

（一）临床表现

烫伤是由于沸水、热油、高温蒸汽、火焰、强光、电流、化学物质或放射线等因素，作用于机体而引起的一种急性损伤性疾病。本病多伤在皮肤，亦可伤及肌肉，骨骼。轻者，伤及局部皮肤；重者，不仅皮焦肉卷，且可火毒内攻，害于脏腑，引起全身阴阳、气血、津液紊乱和脏腑功能失调，乃至危及生命。

（二）病因病机

本病由于热毒之邪外侵，皮肉先受其害，经脉损伤，气血阻滞。故见创面红肿热痛，或有瘀斑、出血点、焦痂等，即为瘀的表现；若瘀热蕴结，或感外邪，则热盛肉腐而成脓，严重者疮毒内陷。火热灼，创面津液淋漓，耗津伤气，常致阴液亏损或气阴两伤，甚至阴损及阳而致阳脱。

（三）辨证治疗

中药外敷疗法

（1）紫珠叶适量。将上药洗净阴干后研末，经高温烘干后，密封备用。用法：将烫伤水疱用已消毒过的剪刀剪去，撒上药粉，纱布包扎，1~2天换药1次。换药时不揭药痂，再撒上药粉即可，感染创面换药时应除去旧药痂再撒新药粉。治疗小面积烧伤。

（2）鲜葡萄适量。将葡萄洗净后去籽捣烂即可。外敷伤处，1天多次。主治轻度烫伤。

（3）杉树皮（内层）适量，鸭蛋清适量。将杉树皮火烧或煅成炭（不能烧成白灰），趁热研末过筛，然后与鸭蛋清调匀成糊状即可。涂抹患处，1~2天换药1次。主治小面积烫伤。

（4）生萝卜1个。生萝卜洗净捣烂即可。用萝卜泥外敷，每天2次；也可以用土豆适量。土豆去皮，洗净捣烂后用纱布包裹取汁即可。涂抹患处，每天2次。主治烧烫伤皮肤未破溃者。

（5）用木芙蓉叶0.5千克（鲜叶加倍），加凡士林1千克，文火煎熬至叶枯焦，过滤去渣，摊于消毒敷料上，或制成芙蓉叶膏纱布外敷，每天换药1次。

（6）苦参30克，地榆15克，蒲公英30克，生甘草9克，黄连12克，乳香12

克，没药9克，加水适量煎煮后，采用淋洗法，每天2次，洗净后用纱布覆盖。

（7）马齿苋40克，冰片10克共研细末，用蜂蜜适量调成糊状，外敷患处，每天3~4次。一般用药当天可见效，7~10天可治愈。

（8）用伸筋草煎液外洗受伤局部，每天2次。另用伸筋草在瓦片上煅成炭，于洗后撒布创面。对水疱未破溃或无渗出的创面，可用伸筋草炭和茶油外涂，效果明显。7天可痊愈。

（四）典型病例分析

病例

患者，女，53岁。

[主诉] 开水烫伤右肩部1天。

[现病史] 该患者不慎将刚刚烧开的热水洒落在右肩部，局部出现水疱。饮食可，二便自调。

[专科查体] 右肩部大片水疱，面积为8厘米×10厘米。

[诊断] 西医诊断：烫伤。

中医诊断：水火烫伤。

[治疗] 中药外敷疗法。马齿苋40克、冰片10克共研细末，用蜂蜜适量调成糊状，外敷患处，每天1次，2周痊愈。

附：中药内治法

（1）火热伤阴证。

主症 水火烫伤后壮热烦躁，口渴喜饮，唇燥咽干，大便秘结，小便短赤，舌质红绛而干，舌苔黄腻或黄干，或者舌光无苔，脉象弦数或细数。

治法 清热解毒，养阴生津。

方药 白虎汤（知母15克，石膏30克，甘草5克，粳米30克）加金银花15克，生地黄15克。水煎口服，每天1剂。

加减 口渴咽干重者，加天花粉10克，玄参10克，麦冬15克。壮热烦躁，大便秘结重者，加黄连解毒汤。

（2）气阴两虚证。

主症 伤后创面渗出较多，烦渴引饮，目窝凹陷，皮肤失去弹性，小便短少，神疲乏力，面色无华，舌质红绛干燥，舌苔少或无苔，脉细数无力。

治法 益气养阴，清热生津。

方药 生脉散加减。人参10克，麦冬10克，五味子6克，生地黄15克，金银花15克。水煎口服，每天1剂。

加减 热象明显者，加白虎汤。阴虚重者，加石斛10克，天冬10克。

（3）阴损及阳证。

主症 烧伤之后，阴液丢失，阳无所附，故现阳气虚损之象，症见神志淡漠，或见昏睡，面白无华，四肢厥冷，呼吸短促，体温不升，唇舌淡紫，脉虚无力或微细。

治法 益气养阳，回阳固脱。

方药 生脉散合参附汤（人参30克，附子10克）。水煎口服，每天1剂。

（4）热入营血证。

主症 高热不退，气粗口渴，烦躁不安，或神昏谵语，甚则抽搐项强，舌质红绛，苔少或无苔，脉细数。

治法 清营凉血，清热解毒。

方药 清营汤合犀角地黄汤加减。水牛角30克，生地黄25克，玄参15克，竹叶12克，麦冬15克，丹参10克，黄连12克，金银花15克，连翘15克，芍药12克，牡丹皮10克。水煎口服，每天1剂。

加减 气分有热者，加白虎汤、黄连解毒汤。热入心包，神昏谵语者，加安宫牛黄丸。火热传肺，痰浊壅盛者，加天竺黄、竹沥、芦根各10克。热毒传肝，痉挛抽搐者，加羚羊角10克，钩藤15克。热传脾，腹胀便结、恶心呕吐者，加大黄5克，枳实、竹茹各15克。热毒传肾，尿少、尿闭、尿血者，加白茅根、淡竹叶各15克，蝼蛄、木通、黄柏、知母各10克。

（5）气血两虚证。

主症 烧伤后期，热渐退，神疲乏力，不思饮食，伤处腐肉已脱，新肉生长缓慢，创面淡红水肿，舌质淡红，舌苔薄白，脉细数无力。

治法 益气养血，托毒生肌。

方药 八珍汤加减。当归10克，川芎5克，白芍药8克，熟地黄15克，人参3克，炒白术10克，茯苓8克，炙甘草5克，黄芪15克，丹参10克。水煎口服，每天1剂。

加减 热毒未清者，加金银花15克，紫花地丁10克。创面脓液未尽者，加生黄芪、土茯苓、金银花各15克，甘草5克。新肉不生，创面不愈，加黄芪15克，丹参10克。食谷不香，脾胃不健者，加陈皮、神曲各15克，鸡内金10克。

第八章 变态反应性皮肤病

一、荨麻疹

（一）临床表现

荨麻疹，俗称"风疹块"。本病是由于皮肤、黏膜小血管扩张及渗透性增加而出现的一种局限性水肿反应疾病，表现为发病突然，在身体任何部位发生局限性风团，小如芝麻，大如片状，呈鲜红色，或淡黄色，自觉灼热与剧痒。风团随搔抓增大，数目增多，并可融合成环状、地图状等。皮损数小时后迅速消退，不留痕迹，时隐时现。一周左右停止发生，但也可反复发作，长达数月。

（二）临床分型

本病的临床分型包括自发性荨麻疹和诱导性荨麻疹两种。

1. 自发性荨麻疹

自发性荨麻疹可分为急、慢性荨麻疹。

急性荨麻疹的自发性风团和（或）血管性水肿发作时间<6周。

慢性荨麻疹的自发性风团和（或）血管性水肿发作时间≥6周。

2. 诱导性荨麻疹

诱导性荨麻疹可分为物理性、非物理性荨麻疹。

物理性荨麻疹包括人工荨麻疹（皮肤划痕症）、冷接触性荨麻疹（寒冷性荨麻疹）、压力性荨麻疹、热接触性荨麻疹（热性荨麻疹）、日光性荨麻疹、胆碱能性荨麻疹。

非物理性荨麻疹包括水源性荨麻疹、接触性荨麻疹。

但是可以有两种或两种以上类型的荨麻疹在同一患者中存在，如慢性自发性荨麻疹合并人工荨麻疹。

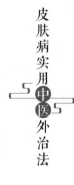

（三）病因病机

本病由禀赋不足，复感外邪所致。

急性荨麻疹是由于风寒、风热束表，致肺卫失宣而发。或素有内热，复感风邪，不得疏泄透达，郁于腠理之间而发。或因脾胃运化失调，湿热蕴结而发。或外感邪毒之气，化火生热，邪阻气机，不得疏泄，致使毒热炽盛、气分热盛、营血燔灼而发。

慢性荨麻疹是由于素体禀赋不足，表虚不固，风寒易袭，致使营卫失调而发。或病久伤气耗血，致气血亏虚，燥由内生，肌肤失养而发。或因脾虚湿滞，内不得透达，外不得宣泄而发。

特殊类型荨麻疹是先天禀赋不足或后天失于调养，致肝肾亏虚，营血不足，冲任不调，营卫不和而发。或因血热生风，手搔风动而发。或因气滞血瘀，血瘀受风而发。或因肠道虫淫，导致胃肠不和，肠胃湿热内蕴，化热动风而发。或因情志不畅，导致肝郁气结所致而发。

（四）辨证治疗

1. 针灸疗法

（1）毫针刺法。

取穴 主穴：风池、上星、承浆、肩髃、曲池、合谷、外关、神门、大陵、风市、百虫窝、三阴交、太冲。配穴：风热证，取大椎、血海、委中；风湿证，取阴陵泉；胃肠积热证，取天枢、足三里、二间、内庭；气血两虚证，取关元、膈俞。此法常与拔罐疗法配合应用，拔罐取大椎、肺俞、肩髃、神阙、百虫窝、风市。

操作 主穴和配穴的应用在本病急、慢性期有所差别。急性期：每天针刺1~2次。慢性期：隔天1次，采用平补平泻手法，留针30分钟。另外，拔罐在上述穴位交替应用，每次4~6个穴位，留罐5~10分钟。

方解 曲池、合谷，疏通肌表，清泻阳明；血海、委中，清泄血中之热；三阴交、阴陵泉，健脾利湿；大椎为阳经之会，可以加强泻热作用；天枢、足三里、二间、内庭，用泻法，可通导胃肠积热；风池、外关、风市，疏风解表；神门、间使，可宁心安神；关元、膈俞可补气补血。本法适用于急、慢性荨麻疹的治疗。

（2）耳针疗法。

取穴 肺、心、风溪、神门、肾上腺、内分泌、对屏尖、过敏点、热点，两耳交替使用。

操作 采用王不留行籽、磁珠或皮内针，按压穴位，3~5天换1次，12次为1个疗程。适用于慢性荨麻疹的治疗。

方解 耳部有交感神经的分支，通过按压耳部穴位，调节自主神经功能、神经内分泌功能及脏腑功能。

注意事项 耳穴疗法要注意严格消毒，施双重消毒（先碘伏消毒，再用75%酒精脱碘）。耳豆或皮内针贴敷在耳朵上，要注意每天按压3~5次，每个穴位按压3秒。避免洗澡或洗头发时将贴敷在耳朵上的耳豆或皮内针弄湿，以防感染。

（3）穴位注射疗法或自血穴位注射疗法。

取穴 曲池、百虫窝、足三里、风市、肺俞、膈俞、三阴交。

操作 令患者取舒适体位，根据注射部位选择合适的一次性注射器和针头，抽取适量的药液（或静脉血），在穴位局部消毒后，右手持注射器对准穴位或阳性反应点，快速刺入皮下，然后将针缓慢推进，达一定深度后产生得气感应，如无回血，便可将药液注入。凡急性病、体强者可用较强刺激，推液可快；慢性病、体弱者，宜用较轻刺激，推液的速度要慢。如所用药液较多时，可由深至浅，边推药液边退针，或将注射针向几个方向注射药液。每个穴位注射0.5毫升药液。急症患者隔天1次，10次为1个疗程。反应强烈者，可隔2~3天1次，穴位可左右交替使用。每个疗程间可休息1周。

常用注射药物包括维生素C加地塞米松混合液，盐酸异丙嗪，抗组胺药加钙剂或是自身静脉血等。

方解 慢性荨麻疹是一种变态反应性皮肤病，中医称其为"瘾疹"。中医学认为，本病病位在肌肤，多由腠理不固，体质虚弱，风邪乘虚侵袭，遏于肌肤，或胃肠积热，气血不足，营卫失和，复感风邪，使内不得疏泄，外不得透达，阻滞肌肤经脉而发。治以养血润燥、祛风止痒。曲池、足三里属手阳明经穴，可散风清热、益气养血；肺主皮毛，肺之背俞穴肺俞能祛风润燥止痒；百虫窝为止痒要穴；三阴交为足太阴脾经穴，与脾俞相配，能养血、活血，寓"治风先治血，血行风自灭"之意。血会膈俞，可活血止痒。自血疗法是非特异性刺激疗法，将放血、针刺、穴位注射融为一体，通过针刺和血液的双重刺激，延长穴位治疗作用时间，从而增强机体免疫力，达到养血祛风、活血化瘀的功效。

（4）穴位埋线疗法。

取穴 曲池、百虫窝、足三里、风市、大椎、膈俞、三阴交。

操作 常规消毒局部皮肤，镊取1段1～2厘米长已消毒的医用羊肠线或化学合成线，

扫描第172页二维码即可观看
荨麻疹穴位埋线疗法操作视频

放置在一次性穴位埋线针针管的前端，后接针芯，左手拇指和食指绷紧或捏起进针部位皮肤，右手持针，刺入所需深度；当出现针感后，边推针芯，边退针管将线体埋植在穴位的皮下组织或肌层内。也可用9号注射针针头作套管，28号2寸长的毫针剪去针尖作针芯，将1～1.5厘米长的0号医用羊肠线置入针头内埋入穴位，操作方法同上。治疗间隔及疗程根据病情及所选部位对线的吸收程度而定，间隔时间可为1周至1个月，疗程可为1～5个。

方解 线体埋置在穴位局部，通过线体在穴位局部的软化、液化及吸收的过程，对穴位局部产生长效刺激效应。

（5）温灸治疗。

取穴 曲池、血海。

操作 采用艾条雀啄灸、艾炷隔姜灸，每天1次，每个穴位5分钟。

方解 荨麻疹患者气血不足在先，复感外邪而成虚实夹杂之证，艾条温通曲池，祛除外邪，温通血海，则补血活血，血行风熄而痒止。

（6）脐针疗法。

扫描第172页二维码即可观看
荨麻疹脐针疗法操作视频

取穴 巽，离，兑，坎。

操作 在脐壁施针，向外横刺，留针20分钟。

方解 巽主风，祛风止痒，离主血，又有诸痛痒疮皆属于心之说，取之养血祛风止痒之效，兑主肺，肺主皮毛，坎与离水火既济。留针30分钟。

2. 中药熏洗疗法

（1）豨莶草60克，地肤子15克，白矾9克。将豨莶草、地肤子、白矾放入锅内，加水适量，开锅后煎煮30分钟，去渣取汁5000毫升，趁热熏洗患处，每天2次，具有疏风清热解表之效。

（2）苦参30克，马齿苋30克，白鲜皮30克，地肤子30克，明矾9克。上药加水适量，开锅后煎煮30分钟，去渣取汁5000毫升，趁热熏洗患处，每天2次，具有健脾、清热、燥湿之效。

（3）夜交藤200克，苍耳子、白蒺藜各100克，白鲜皮、蛇床子各50克，蝉蜕20克。上药加水适量，开锅后煎煮30分钟后，去渣取汁5000毫升，趁热先熏患处，每天2次，具有祛风除湿之效。

（4）荆芥30克，防风15克，大青叶15克，苦参15克。上药加水适量，开锅

煎煮30分钟后，去渣取汁5000毫升，采用全身或局部熏洗法，每天2次，具有祛风止痒之效。

（五）注意事项

1. 饮食宜忌

蔬菜里含有丰富的营养物质，多吃新鲜的蔬菜对皮肤的好处是非常大的。但是不要吃任何辛辣的食物，比如辣椒、韭菜，否则很容易导致荨麻疹反复发作。常见的可以引起荨麻疹的食物主要有海鱼、虾、蟹、贝、牡蛎等海产品，鸡蛋、牛奶、干酪等蛋白质类食物，杧果、香蕉、草莓、番茄、荔枝、桃子等水果类，以及核桃、杏仁、榛子等干果类等，要禁食或慎食。

2. 避免受寒

受凉或者是招风很容易导致荨麻疹，出现荨麻疹之后也容易特别刺痒，所以在平时一定要注意做好保暖措施。

（六）典型病例分析

1. 病例一

患者，男，38岁。

［主诉］周身瘙痒，皮疹忽隐忽现反复发作5天。

［现病史］患者周身瘙痒反复发作5年，近日加重。表现为周身皮疹，色红，呈片状（图8-1上），瘙痒较甚，夜间较重，时有呼吸困难。口服抗组胺药可暂时缓解。近几年因情志不遂、劳累或食用鱼虾而诱发。饮食可，二便自调。舌质红，苔黄腻，脉弦滑。无家族遗传史。

［专科查体］皮疹主要分布于四肢内侧面。说明与手、足三阴经关系密切。

［诊断］西医诊断：荨麻疹。

中医诊断：瘾疹（湿热内蕴型）。

［治疗］针灸疗法。①毫针刺法，取穴：风池、上星、承浆、曲池、商丘、外关、神门、间使、风市、百虫窝、天枢、三阴交、阴陵泉。②拔罐疗法，取穴：神阙、百虫窝。此疗法具有疏风清热、健脾利湿、宁心安神止痒的效应。时长30分钟，皮疹完全消失（图8-1下）。回家后，自述夜间皮疹再次出现，但皮疹的数量减少。嘱患者：①继续针灸治疗，每天1次；②清淡饮食，忌食鱼虾、牛羊肉及辛辣食品。

［复诊1］经针灸治疗1周（3次）后，该患者症状明显改善，已经不需要口服抗组胺药，但夜间仍有少量皮疹，时有瘙痒发生。

针灸治疗方案调整如下：①上方加足三里、肾俞，去风市，以增强机体免疫力，隔天1次针灸治疗；②清淡饮食，忌食鱼虾、牛羊肉及辛辣食品；③配合自血穴位注射疗法，注射足三里、曲池，每周1～2次，以增强机体免疫力。

［复诊2］经4周针灸治疗，5次自血穴位注射后，该患者症状基本消失，遂停止治疗。随访3个月，患者吃鱼虾后，偶有少量皮疹，但隔天自行消退，无须口服抗组胺药。

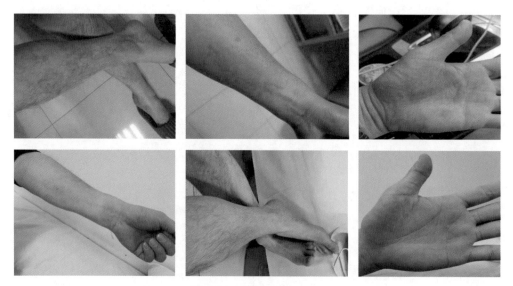

图8-1　荨麻疹（湿热内蕴型）治疗前后

（上：治疗前；下：治疗后）

2. 病例二

患者，女，40岁。

［主诉］周身皮疹2天，皮疹时隐时现。

［现病史］患者周身皮疹，色红，呈片状（图8-2左），瘙痒较甚，夜间较重。口服抗组胺药可暂时缓解。因情志不遂诱发。饮食可，大便干，小便黄。舌质红，苔黄，脉弦滑。无家族遗传史。

［专科查体］皮疹主要分布于躯干部、下肢内侧。这说明与带脉、肝经关系密切。

［诊断］西医诊断：荨麻疹。

中医诊断：瘾疹（肝郁脾虚型）。

［治疗］针灸疗法。①毫针刺法，取穴：风池、曲池、外关、神门、间使、百虫窝、天枢、三阴交、商丘、阳陵泉、太冲、合谷。②拔罐疗法，取穴：大椎、肺俞、神阙、百虫窝、肩髃、风市。该疗法具有疏肝解郁、健脾清热除湿止痒的效应。针灸疗法治疗30分钟，拔罐5～10分钟。皮疹明显减少（图8-2中）。嘱患者继续针灸治疗，每天1次；清淡饮食，忌食鱼虾、牛羊肉及辛辣食品。

［复诊］经针灸治疗2周后，该患者症状基本消失（图8-2右），无须口服抗组胺药。

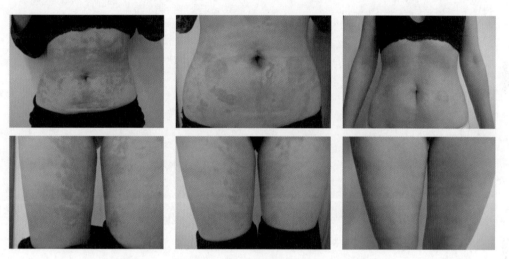

图8-2　荨麻疹（肝郁脾虚型）治疗前后对比

（左：治疗前；中：治疗1次；右：治疗2周）

3. 病例三

患者，女，50岁。

［主诉］头面部发红、发痒1周。

［现病史］近1个月，因工作压力大，患者情绪焦虑。患者于1周前洗澡后，突发头面、颈项部发红、奇痒（图8-3左），搔抓后出现片状皮疹，高出皮肤。口服抗组胺药略有改善，但仍有红肿及瘙痒表现，遇热痒甚，恶风。饮食可，大便干，小便黄。舌质紫暗，脉弦。无家族遗传病史。

［专科查体］皮疹主要分布于头面、颈项部，眼周较甚。脐部发凉。

［诊断］西医诊断：荨麻疹。

　　　　　中医诊断：瘾疹（肝郁脾虚型）。

［治疗］针灸疗法。①毫针刺法，取穴：大椎、百会、风池、太阳、曲池、外关、神门、间使、百虫窝、阳陵泉、太冲、合谷。②温灸治疗，取穴：神阙。

该疗法具有疏风清热、疏肝解郁止痒的效应。治疗频次：每天1次。嘱患者抗组胺药减量，注意休息，清淡饮食，忌食鱼虾、牛羊肉及辛辣食品。

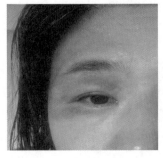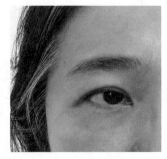

图8-3　荨麻疹（肝郁脾虚型）治疗前后对比
（左：治疗前；右：治疗后）

［复诊1］经针灸治疗1周（5次）后，该患者症状明显改善。

［复诊2］继续针灸治疗，隔天1次，停用抗组胺药。该患者共治疗8周，痊愈（如图8-3右）。

4. 病例四

患者，女，29岁。

［主诉］周身皮肤瘙痒，起大片风团红斑反复发作2个月。

［现病史］患者产后50天开始周身皮肤瘙痒，起大片风团红斑。时有时无，一直服用中药治疗，病情略减轻。因瘙痒伴有心烦易怒，经常不自主哭泣。来诊时诉说因服中药过久，闻药即欲呕吐。于是改用脐针疗法治疗。

［脐诊］脐椭圆，脐色正常，脐味淡。

［诊断］西医诊断：荨麻疹。

中医诊断：瘾疹（风热型）。

［治疗］脐针疗法，取穴：巽、离、兑、坎。在脐壁施针，向外横刺，留针20分钟。治疗后第2天痒止，皮肤也没有再起任何皮疹，患者心烦消失，非常高兴，希望再针1次，以期巩固疗效。继续按原方案治疗。

5. 病例五

患者，女，38岁。

［主诉］周身皮疹反复发作2个月。

［现病史］患者于2个月前开始，二胎产后40天，出现周身皮疹，色淡，瘙痒较甚。皮疹忽隐忽现，不留痕迹，反复发作，休息不好则加重。口服抗组胺药可缓解，但因在哺乳期，患者不愿意服药，故寻求针灸治疗。饮食可，小便可，大便不调。舌淡，苔薄白，脉沉。

［诊断］西医诊断：慢性荨麻疹。

中医诊断：瘾疹（脾虚型）。

[治疗] 穴位埋线疗法。①取穴：足三里、肺俞、三阴交、天枢、关元、风池、外关、曲池、神门、百虫窝。②穴位埋线：患者取舒适体位，在上述穴位（穴位注射的穴位不埋线）用碘伏严格消毒局部皮肤，选用9号一次性埋线针，将约1厘米长的0号医用羊肠线放于埋线针针管的前端，左手拇、食指绷紧穴位局部皮肤，右手持针迅速垂直刺入皮下，刺入约1.5厘米，当患者出现针感后，边推针芯边退针管，将医用羊肠线埋入相应穴位后快速出针，用消毒棉球按压止血后用创可贴固定。嘱患者保持施术部位干燥清洁，以防感染，忌辛辣刺激及海鲜发物1周。每周治疗1次，每次4~8个穴位。方中肺俞为肺之俞穴，可调节全身气机、宣散卫气；三阴交为肝经、脾经、肾经交会穴，可调和气血；风池、关元、足三里祛风散寒、调和营卫、固本求元；天枢、曲池健脾燥湿、通调肠胃；神门宁心安神。

[复诊] 经上述疗法治疗1次后，该患者症状明显改善；治疗3次后，患者症状基本消失；巩固治疗1次后，患者痊愈。

附：中药内治法

（1）急性荨麻疹。

1）风热犯表证。

主症　发病急骤，风团鲜红，灼热瘙痒，伴发热，恶寒，咽喉肿痛或呕吐，重则面唇俱肿或脘腹疼痛，遇热则皮疹加重，得冷则隐。舌质红，舌苔薄白或薄黄，脉浮数。

治法　辛凉透表，宣肺清热。

方药　荆防方。荆芥穗15克，牛蒡子10克，牡丹皮15克，生地黄15克，黄芩10克，薄荷6克，金银花15克，蝉蜕10克，甘草5克，防风15克，浮萍15克。水煎口服，每天1剂。

方解　方中荆芥穗、防风、薄荷、浮萍疏风宣肺；金银花、牛蒡子、甘草清热解毒利咽；牡丹皮、生地黄凉血清热；黄芩泻肺火；蝉蜕散风清热止痒。

加减　胃热炽盛、口渴、口臭、便秘或大便热臭、舌质红、苔黄、脉滑数者，加生石膏、栀子、芒硝、大黄，清热通下，以泄实火。

2）风寒证。

主症　皮疹色呈粉白，遇风冷加重，得暖则减，口不渴。舌体淡胖，苔白，脉浮紧。

治法　辛温解表，宣肺散寒。

方药 麻黄汤加减。麻黄5克，杏仁10克，干姜皮6克，浮萍15克，白僵蚕10克，牡丹皮15克，陈皮15克，丹参15克，白鲜皮10克。水煎口服，每天1剂。

方解 方中麻黄、杏仁、干姜皮辛温宣肺以开腠理；佐以浮萍、白鲜皮扬散寒湿；丹参、牡丹皮、白僵蚕养血润肤、和血止痒；陈皮、干姜皮理气开胃、醒脾化湿。

加减 遇风加重者或风团反复发作、自汗者加黄芪30克，防风15克，白术10克。

3）内热受风证。

主症 发病急，全身起风团、痒，伴高热多汗，口干，胸闷气短，大便干或便痢。舌红，苔黄腻，脉滑数。

治法 祛风解表，通腑泄热，表里双解。

方药 防风通圣散加减。麻黄5克，薄荷（后下）5克，大黄（后下）10克，川芎15克，桔梗15克，荆芥15克，防风15克，芒硝（后下）10克，赤芍10克，当归10克，白术10克，栀子6克，滑石（后下）15克，连翘15克，黄芩10克，生石膏30克。水煎口服，每天1剂。

方解 方中麻黄、薄荷、荆芥、防风疏风解表；连翘、黄芩、栀子、滑石、大黄、芒硝清里通下以泻实火；白术健脾燥湿；生石膏清气分热；当归、赤芍、川芎养血活血；桔梗宣肺。

加减 风热重者，去麻黄；腹泻者，去大黄、芒硝，加金银花炭10克或山楂炭10克；有肠寄生虫者，加乌梅10克，槟榔5克；湿热重者，加茵陈15克，苦参10克。

4）脾胃湿热证。

主症 可见于胃肠型荨麻疹。全身起风团，伴脘腹疼痛或绕脐窜痛。舌红，苔黄腻，脉弦滑数。

治法 清热化湿，健脾和胃。

方药 除湿胃苓汤加减。猪苓15克，茯苓15克，泽泻15克，白术15克，厚朴15克，荆芥15克，羌活15克，防风15克，木香10克，陈皮15克，甘草5克，枳壳15克，木通10克。水煎口服，每天1剂。

方解 方中茯苓、白术健脾和中燥湿；泽泻、猪苓、木通清热利湿；厚朴、陈皮、木香、枳壳理气开胃、醒脾化湿；荆芥、羌活、防风祛风解表；甘草调和诸药。

加减 便秘者，加大黄10克；腹痛呕吐明显者，加砂仁10克，制半夏9克。

5）热毒燔营证。

主症 发病突然，全身弥漫呈大片鲜红色皮疹，有时可见出血性皮疹，瘙痒剧烈，伴高热心烦，口渴喜冷饮，咽喉肿痛，面红目赤，小便短赤，大便秘结。舌红绛，苔黄，脉数或滑数。

治法 清热解毒，凉血护阴。

方药 清瘟败毒饮加减。黄连15克，黄芩10克，大黄10克，栀子10克，生石膏30克，知母15克，金银花15克，连翘15克，水牛角片5克或羚羊角粉5克，生地黄15克，牡丹皮15克，赤芍15克，甘草5克。水煎口服，每天1剂。

方解 方中黄连、黄芩、大黄、栀子通泻三焦火热；生石膏配知母、甘草清热保津；金银花、连翘清热解毒；水牛角片或羚羊角粉、生地黄、牡丹皮、赤芍凉血护阴；生甘草调和诸药。

加减 发热、口干口渴明显者，加玄参10克，麦冬15克；口舌生疮、小便短赤者，加竹叶15克，木通10克；咽喉肿痛明显者，加蒲公英30克，重楼15克。

（2）慢性荨麻疹。

1）风寒证。

主症 风团色白，恶风怕冷，受冷加重。舌淡，苔薄白，脉沉缓或紧。

治法 祛风散寒，益气健脾固表。

方药 玉屏风散合麻桂各半汤加减。黄芪30克，防风15克，炒白术10克，麻黄9克，杏仁10克，桂枝10克，赤芍10克，白芍10克，乌梅15克，五味子10克。水煎口服，每天1剂。

方解 方中麻黄、防风、桂枝祛风散寒；杏仁宣畅肺气；黄芪、白术、赤芍、白芍补中益气、养血固表；乌梅、五味子收敛固涩以止汗。

加减 胃痛、腹胀者，加厚朴15克，枳实10克，陈皮10克。食少便溏者，加党参15克。受凉或接触冷水即发者，加附子10克。瘙痒明显者，加地龙10克，蝉蜕10克。

2）卫气不固证。

主症 皮疹呈淡红色或皮色，如粟如豆，散在，反复发作，伴乏力多汗，出汗后易发疹，口唇色淡，时有低热。舌淡，苔薄白，脉细或沉细。

治法 益气健脾，固表祛风。

方药 玉屏风散加味。黄芪30克，党参15克，白术10克，乌梅10克，五味子10克，防风15克，荆芥15克，茯苓15克，龙骨15克，牡蛎15克，甘草5克。水煎口服，每天1剂。

方解　方中黄芪、党参、白术、茯苓补中益气固表；防风、荆芥祛风止痒。乌梅、五味子、龙骨、牡蛎收敛固涩以止汗；甘草调和诸药。

3）气血两虚证。

主症　风团反复发生，持续时间较长，兼全身乏力，面色萎黄，失眠多梦，纳差。舌淡，少苔，脉沉细。

治法　益气养血，疏散风邪。

方药　八珍汤加味。党参15克，白术15克，茯苓15克，白芍10克，熟地黄15克，生黄芪30克，何首乌15克，当归10克，川芎15克，乌梢蛇15克，甘草5克。水煎口服，每天1剂。

方解　方中八珍汤加生黄芪、何首乌补气养血；乌梢蛇祛风。

加减　阳虚者，加附子5克或用阳和汤合桂附地黄汤加减。

4）血虚风燥（或阴血不足）证。

主症　迁延日久，皮损午后或夜间加剧，伴心烦易怒，口干，手足心热。舌红或淡，少津，脉沉。

治法　养血祛风，滋阴润燥。

方药　当归饮子加减。当归15克，川芎15克，荆芥15克，防风15克，熟地黄15克，白芍10克，何首乌15克，生黄芪30克，白蒺藜15克，甘草5克。水煎口服，每天1剂。

方解　方中当归、川芎、熟地黄、白芍、何首乌养血滋阴；黄芪益气固表；白蒺藜、荆芥、防风疏风解表止痒；甘草和中调药。

加减　口干口渴明显者，调整熟地黄量为10克，加玄参10克。大便干者，将熟地黄改为生地黄15克。心悸气短等气虚者，可加玉屏风散。腹痛腹泻者，加白术、陈皮各15克。月经期皮损加重者，加香附10克，益母草15克，以调理冲任。

5）脾虚湿滞证。

主症　反复发作，风团色淡红或呈皮肤色，可伴腹胀或便溏。舌淡红，舌体胖，苔薄白或白腻，脉滑。

治法　健脾祛湿，疏风活血。

方药　多皮饮加减。地骨皮10克，五加皮10克，大腹皮10克，牡丹皮15克，茯苓皮15克，川槿皮15克，冬瓜皮15克，扁豆皮10克，白鲜皮15克，桑白皮15克，干姜皮9克。水煎口服，每天1剂。

方解　方中茯苓皮、冬瓜皮、扁豆皮、大腹皮健脾利湿，涤清胃肠积滞；干姜皮辛温和胃，固表守而不走；白鲜皮、川槿皮、五加皮清热燥湿、祛风止痒。牡丹皮凉血活血化斑；地骨皮、桑白皮泻肺而清皮毛。

加减　遇冷而复发重者，重用干姜皮15克。遇热而重者，去干姜皮加生地黄15克。

（3）特殊表现的慢性荨麻疹。

1）冲任不调证。

主症　常于月经前数天起疹，随月经干净而消失，下次来潮前再发，伴月经不调或痛经。舌质正常或淡，脉弦细或弦滑。

治法　调摄冲任，活血祛风。

方药　四物汤加味。当归15克，川芎15克，赤芍10克，生地黄15克，炙甘草10克，大枣9枚，女贞子10克，旱莲草10克，丹参15克，仙茅10克，淫羊藿10克，肉苁蓉10克，巴戟天10克。水煎口服，每天1剂。

方解　方中当归、赤芍、川芎、生地黄、丹参养血活血；女贞子、旱莲草益肝肾、补阴血、调冲任；仙茅、淫羊藿、肉苁蓉、巴戟天助阳调冲任；炙甘草、大枣和中。

加减　体虚乏力、头昏者，加党参、黄芪、白术、茯苓各15克。腰膝酸软、月经量少者，加熟地黄、阿胶、杜仲各15克。

2）血热证。

主症　可见于皮肤划痕症。皮肤搔抓或划后即起风团，兼口干渴，尿赤。舌红，无苔，脉弦细数。

治法　凉血，清热，祛风。

方药　消风散加减。荆芥15克，当归15克，苦参15克，苍术10克，生地黄15克，生石膏30克，木通10克，蝉蜕10克，防风15克，牛蒡子10克，知母10克，胡麻仁10克，甘草5克。水煎口服，每天1剂。

方解　方中荆芥、蝉蜕、防风、牛蒡子开发腠理，透解在表之风邪；苍术散风祛湿；苦参清热燥湿；木通渗利湿热；生石膏、知母清热泻火；当归和营活血；生地黄清热凉血；胡麻仁养血润燥；甘草调和诸药。

3）血瘀证。

主症　皮肤压迫部位易起风团，久治不愈。舌质淡紫，苔薄白，脉弦细或涩。

治法　活血祛风。

方药　血府逐瘀汤加减。桃仁10克，牛膝15克，乌梢蛇10克，柴胡10克，红花15克，当归15克，赤芍10克，生地黄15克，川芎15克，枳壳10克，桔梗15克，蝉蜕10克。水煎口服，每天1剂。

方解 方中桃仁、红花、当归、赤芍、生地黄、川芎活血行瘀；乌梢蛇、蝉蜕祛风；柴胡、枳壳疏肝理气；桔梗引药上行；牛膝导瘀血下行。

4）虫积伤脾证。

主症 儿童多见，皮损反复发作，面有淡白斑常伴脐周痛，偏嗜零食，睡中磨牙。苔白或腻，脉濡。

治法 驱虫健脾，消食化滞。

方药 化虫丸合保和丸加减。使君子10克，槟榔10克，苦楝皮15克，乌梅15克，木香10克，茯苓15克，山楂15克，神曲15克，白术10克，雷丸15克（不宜煎服，宜研粉服），甘草5克。水煎口服，每天1剂。

方解 方中使君子、槟榔、苦楝皮、乌梅、雷丸驱虫健脾；茯苓、白术、木香、山楂、神曲理气健脾、消食化滞；甘草调和诸药。

5）肝气郁结证。

主症 风团发作及瘙痒与情志抑郁有关，或在精神紧张时加剧，伴烦躁易怒，胸闷胁胀，纳差，口苦，失眠。舌红，苔薄黄，脉弦或弦细数。

治法 疏肝解郁，清热祛风。

方药 丹栀逍遥散加减。牡丹皮15克，栀子10克，当归15克，赤芍10克，白芍10克，柴胡10克，黄芩10克，防风15克，蝉蜕15克，薄荷10克，菊花10克，甘草5克。水煎口服，每天1剂。

方解 方中柴胡疏肝解郁；黄芩、栀子清热除烦；当归、白芍养血补肝；牡丹皮、赤芍凉血活血；防风、蝉蜕、薄荷、菊花清热祛风；甘草调和诸药。

加减 口干、口渴者，加生地黄、北沙参。神经精神症状明显者，除祛风外，还应加镇肝安神药，如朱砂5克，琥珀3克，磁石3克。

二、湿疹

（一）临床表现

1. 根据皮损表现分类

湿疹按皮损表现分为急性、亚急性、慢性3期。

（1）急性湿疹。此期皮损初为多数密集的粟粒大小的丘疹、丘疱疹或小水疱，基底潮红，逐渐融合成片，由于搔抓，丘疹、丘疱疹或水疱顶端抓破后呈明显的点状渗出及小糜烂面，边缘不清。如继发感染，炎症更明显，可形成脓疱、脓痂、毛囊炎、疖等。自觉剧烈瘙痒。好发于头面、耳后、四肢远端、阴囊、肛周等，多对称分布。

（2）亚急性湿疹。急性湿疹炎症减轻后，皮损以小丘疹、结痂和鳞屑为主，仅见少量丘疱疹及糜烂。仍有剧烈瘙痒。

（3）慢性湿疹。常因急性、亚急性湿疹反复发作不愈而转为慢性湿疹；也可开始即为慢性湿疹。表现为患处皮肤增厚、浸润，棕红色或色素沉着，表面粗糙，覆鳞屑，或因抓破而结痂。自觉瘙痒剧烈。常见于小腿、手、足、肘窝、腘窝、外阴、肛门等处。病程不定，易复发，经久不愈。

2. 根据皮损累及范围分类

根据皮损累及的范围，分为局限性湿疹和泛发性湿疹两大类。

（1）局限性湿疹。仅发生在特定部位，可以部位命名，如手部湿疹、女阴湿疹、阴囊湿疹、耳部湿疹、乳房湿疹、肛周湿疹、小腿湿疹等。

（2）泛发性湿疹。皮损多，泛发或散发于全身多个部位。如钱币性湿疹、自身敏感性湿疹、乏脂性湿疹。

湿疹是一种变态反应性皮肤病。一般湿疹的皮损为多形性，以红斑、丘疹、丘疱疹为主，皮疹中央明显，逐渐向周围散开，边界不清，呈弥漫性，有渗出倾向，慢性者则有浸润肥厚。病情反复发作，瘙痒剧烈。常因发生部位不一，而其名各异，如发生在外耳部者名旋耳疮；发生在阴囊者名肾囊风；发生在四肢屈侧肘窝膝窝者名四弯风；发生在小腿部者为裙边风；发生在小儿者名奶癣，或曰胎疫等。

（二）病因病机

中医认为湿疹发病原因为先天禀赋不足，后天失调养。饮食不节，过食醒发动风之食物，或炙煿厚味、浓茶烟酒、辛辣刺激之品，损伤脾胃，生湿停饮，或因外感淋雨涉水、久卧湿地，脾为湿困，使内外湿邪相搏，久而化热，湿热蕴结，充于肌肤腠理，浸淫肌肤而发病。湿热化火可发为急性湿疹，常表现为热重于湿。湿热蕴结肌肤则多为慢性湿疹，常表现为湿重于热。湿邪郁久亦可化燥伤阴致脾虚血燥。

（三）辨证治疗

1. 针灸疗法

（1）毫针刺法、拔罐疗法与火针疗法或放血疗法结合。

取穴 上星、承浆、曲池、合谷、足三里、三阴交、关元、中脘、脾俞、百虫窝、神阙、委中、阿是穴（皮损局部）、劳宫。热重于湿，加公孙、商丘；湿重于热，加阴陵泉、水分；脾虚血燥，加膈俞、血海。

操作 上星、承浆、曲池、合谷、足三里、三阴交、关元、中脘、脾俞、百虫窝、劳宫常规针刺。阿是穴、百虫窝、神阙可施拔罐。委中以三棱针放血，实证放血量多，虚证可酌减放血量。阿是穴，用三棱针或火针点刺1~3针，后加火罐，每次2~3个阳性反应点。每周2~3次。

方解 放血可利湿解毒、调和气血。本病虽发于外，形于肌表，实则内联于气血，气血不调，风邪侵袭，则易患此病。阳性反应点的放血拔罐，有行气活血之功，血行则外风可疏、外风可灭；委中为足太阳膀胱经合穴，膀胱经主一身之表，此穴放血，既可利湿解毒，又可活血疏风；劳宫为手厥阴心包经穴，针刺该穴具有宁心安神之效，此外心包经与三焦经表里，三焦主水湿代谢，取之还可利湿解毒。若因该病日久不愈，病入血分，血会膈俞放血，可理血祛风祛湿。微通、强通合用，针刺效力倍增。

（2）艾灸疗法。

取穴 阿是穴、血海、三阴交、足三里、曲池、合谷、神阙、百虫窝。

操作 用艾条或艾炷，在上述穴位施温和灸，每个穴位5分钟，以局部微微发红为度，每天1次。

方解 本病辨证以血虚为本，艾灸具有温阳祛湿之效。本方选用血海、三阴交、足三里，温灸以温阳健脾、祛湿止痒。血虚日久则生风，虚风为标，温灸曲池、合谷善除内外之风。神阙为任脉要穴，任脉为阴脉之海，与督脉共司人体诸经百脉，温灸神阙可调理一身阴阳。上述诸穴相配，具有养血润燥、祛风止痒的功效。艾灸病损局部具有疏风、通络、止痒之效。

（3）脐针疗法。

取位 四正位（坎、震、离、兑）。

操作 在脐壁施针，向外横刺，留针20分钟。

方解 湿疹是一种多因性疾病，一般认为与变态反应密切相关，部分与内分泌功能、自主神经功能紊乱有关。传统医学认为，本病之发生内、外因兼有之，内因主要与体质、情志、脏腑功能失调有关。外因主要与外感风、湿、热邪及饮食不当相关。患者每于饮食不节后发作，平素脾气急、睡眠差，病程长，面部可见皮肤增厚及色素沉着，针取四正位以调心、肝、肺、肾四脏，心在五行为火，在脐居离位，主治气血病、火病、神志病，有美容作用。肝在五行为木，在脐居震位，主治月经病、情绪病、色素沉着等。肺在五行为金，在脐居兑位，肺主皮毛，主治皮肤病。肾在五行为水，在脐居坎位，主治内分泌、生殖疾病。

2. 中药外敷疗法

（1）急性及亚急性期。

无渗液时宜清热安抚，避免刺激，用10%黄柏溶液、炉甘石洗剂外搽；若水疱糜烂、渗出明显时宜收敛、消炎，促进表皮恢复，用鲜马齿苋汁或三黄洗剂（大黄、黄柏、黄芩、苦参等份，将上药10～15克加入蒸馏水100毫升和医用石炭酸1毫升，摇匀，以棉签蘸搽患处，每天多次）外洗并湿敷，或2%～3%硼酸水、0.5%醋酸水外洗，再外搽青黛散（青黛30克，石膏60克，滑石60克，黄柏30克共研极细末，麻油调敷患处）。

（2）慢性期。

渗水减少时宜保护皮肤，避免刺激，用黄连软膏（组成：黄连50克，黄芩50克，大黄100克，黄蜡60～90克，芝麻油1000克。制作：将黄连、黄芩和大黄放入芝麻油中浸泡20～30小时；将浸泡后的混合物利用煎药锅熬制30～60分钟，利用滤布过滤除渣留药液。将黄蜡加入上述药液中搅拌直至熔化殆尽，形成混合药液）、青黛散外搽。

（3）通用方。土槿皮20克，苦楝皮20克，花椒20克，白鲜皮20克，白矾20克，冰片10克。上药以陈醋浸泡1周后，外用。

3. 中药熏洗疗法

（1）粗盐500克，放到陶瓷锅或不锈钢锅里加水2000毫升，煮沸后停火，立即将用纱布包好的花椒50克放到浓盐水锅里，盖上锅盖。待盐水变凉时，取出花椒包。用此花椒包搽洗皮肤患处，每次20分钟，每天2～3次，很快就能消炎、止痒。

（2）马齿苋50克（鲜品用100克），药物剂量可视病变范围而适当增减，加凉水适量，浸泡30分钟，然后煎药，水开后改用文火煎10分钟，再待药水温度降至自然凉度后，用纱布或纯棉毛巾蘸药液湿敷患处，每天1～2次，每次30分钟，5天为1个疗程，渗出型需延长1～2个疗程。适用于婴儿湿疹。

（3）苦参100克，明矾10克，雄黄少量。上药水煎后局部熏洗，每天2次，每次20分钟，7天为1个疗程。该方具有燥湿解毒之效，适用于阴部湿疹。

（4）苦参30克，苍术15克，黄柏15克，白鲜皮15克。上药加水适量煎煮后，采用全身或局部熏洗法，每天2次。该方具有燥湿止痒的功效，多用于急性湿疹的治疗。疮面渗出较多、痒甚者，可配伍荆芥12克，防风12克，土茯苓15克，百部15克，黄芩12克，白鲜皮15克，地肤子15克，蛇床子15克。

（5）五倍子20克，乌贼骨10克，冰片3克。上药共研细末，以麻油调搽患处。每天3次，直至治愈。该方适用于阴囊湿疹。

（6）五倍子、蛇床子各30克，紫草、土槿皮、白鲜皮、石榴皮各15克，黄柏、赤石脂各10克，生甘草6克。上述药物置纱布袋中扎紧，放入锅中，加水5000毫升，煎成3000毫升，将药汁倾入浴盆中，趁热熏洗，每天早、晚各1次，每次20～30分钟。该方适用于顽固性肛门湿疹。

（7）艾叶50克，花椒20粒，煎出2500毫升药液，混入500毫升陈醋，用按摩足浴盆浸泡双足30分钟，每天2次，10天1个疗程。

（四）注意事项

（1）避免搔抓、摩擦。

（2）忌食辛辣、海鲜及发物，如葱韭、鸡、鸭、鹅、牛肉、羊肉、鱼、虾及酒、茶、咖啡等。

（3）急性发作时，暂缓预防疫苗接种。

（4）患儿不宜穿羊毛制品，避免强光照射。乳母也应注意饮食禁忌。

（五）典型病例分析

1. 病例一

患者，男，38岁。

［主诉］周身瘙痒，搔抓后皮疹加重，有分泌物。

［现病史］患者周身瘙痒，有皮疹，搔抓后皮疹增多，色红，搔抓后皮疹有分泌物。饮食可，二便调。舌质淡红，苔黄腻，脉滑。

［专科查体］皮疹主要分布于躯干部（图8-4左）。患者腹部脂肪较多。

［个人史］有吸烟史15年。

［既往史］患者母亲有湿疹病史20余年。

［诊断］西医诊断：湿疹。

中医诊断：湿疮（脾虚湿阻型）。

［治疗］针灸疗法。①毫针刺法，取穴：风池、曲池、外关、神门、间使、百虫窝、天枢、三阴交、商丘、阳陵泉、太冲、合谷、神阙。每次留针30分钟，每周2～3次。②拔罐疗法，取穴：神阙、百虫窝，每周2次。嘱患者清淡饮食，忌食鱼虾、牛羊肉及辛辣食品。

经针灸治疗2周后，该患者皮损基本消失，瘙痒症状基本消失（图8-4右）。

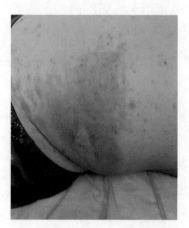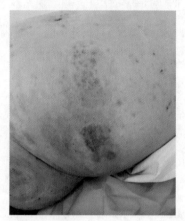

图8-4 湿疹（脾虚湿阻型）治疗前后对比

（左：治疗前；右：治疗后）

2. 病例二

患者，女，42岁。

［主诉］右侧耳后瘙痒，有皮损，皮损有分泌物和皮屑。

［现病史］患者耳后瘙痒，有皮疹，反复发作，皮损分泌物较多，有皮屑，奇痒难忍。瘙痒时轻时重，每逢休息不好或工作压力大时加重，饮食可，二便自调。舌质淡暗、散在瘀斑，苔薄白，脉濡。曾外用多种激素软膏，时轻时重。

［专科查体］皮疹主要分布于耳后（图8-5A1）。图8-5A2、A3分别为红外热像及散斑血流检测图。红外热像及散斑血流检测值由高到低的顺序分别为：红色—黄色—绿色—蓝色。

［既往史］健康。

［诊断］西医诊断：湿疹。

中医诊断：旋耳疮（肝郁脾虚型）。

［治疗］针灸疗法与中药外敷疗法结合。

（1）针灸疗法。①火针疗法，取穴：阿是穴（耳后）、风池、肩髃、曲池、天枢、三阴交、商丘、阳陵泉、太冲、合谷、神阙、百虫窝。阿是穴（耳后）火针点刺5～7个点，每周2次。②毫针刺法，取穴：肩髃、风池、曲池、天枢、三阴交、商丘、阳陵泉、太冲、合谷。每周3次，每次留针30分钟。③拔罐疗法，取穴：肩髃、神阙、百虫窝。每周2次，每次留罐5～10分钟。嘱患者清淡饮食，忌食鱼虾、牛羊肉及辛辣食品。放松心情，多参加户外活动。

（2）中药外敷疗法。三黄膏外用，每天2～3次外涂。

经上述方法治疗4周后，该患者症状基本消失（图8-5B1）。红外热像及散斑血流检测发现治疗后高红外热像、高散斑血流的面积较治疗前明显减小（图8-5B2、B3）。说明伴随着临床症状的改善，皮损局部红外热像及散斑血流值明显降低。

本研究对5例耳部湿疹患者进行了治疗前、后高红外热像值区域的面积、高红外热像差值（较正常皮肤红外热像值）、高血流灌注量区域面积、高血流灌注量差值（较正常皮肤的血流灌注量值）进行了统计分析。结果显示：高红外热像值区域面积、高红外热像差值较治疗前明显减小，统计分析结果见图8-6A、B；治疗后高血流灌注量区域面积及高血流灌注量差值较治疗前明显减小，统计分析结果见图8-6C、D。

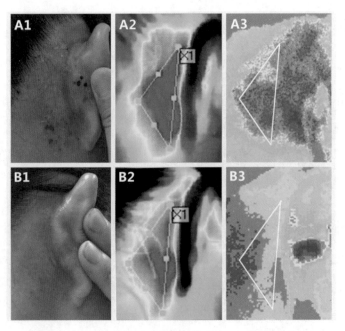

图8-5 耳部湿疹（肝郁脾虚型）治疗前后对比

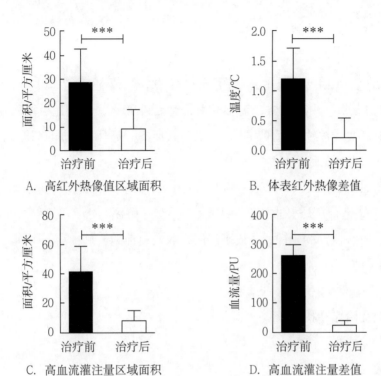

图8-6　耳部湿疹患者治疗前后各数值的统计分析

［治疗后高红外热像值区域面积（A）、高红外热像差值（B）、高血流灌注量区域面积（c）、高血流灌注量差值（D）较治疗前明显缩小或降低］

3. 病例三

患者，女，60岁。

［主诉］双足瘙痒，糜烂，分泌物较多。

［现病史］患者双足瘙痒，糜烂，分泌物较多，皮肤有色素沉着，时轻时重，奇痒难忍。饮食可，二便自调。舌质淡，苔薄白，脉濡。曾外用多种激素软膏，不见缓解。

［专科查体］皮疹主要分布于足趾（图8-7左）。皮肤有明显的色素沉着。

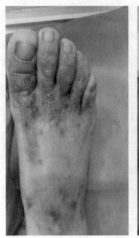
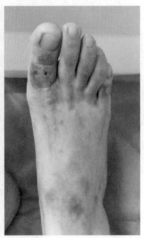

图8-7　足部湿疹治疗前后对比

（左：治疗前；右：治疗后）

［诊断］西医诊断：足部湿疹。

中医诊断：湿疮。

［治疗］足浴与针灸疗法与中药外敷疗法结合。

（1）足浴。中药处方：苦参30克，生百部30克，白花蛇舌草30克，川椒30克，明矾20克，冰片10克（后下）。上药共煎2000毫升，另加500毫升白醋，外洗用。每天1剂，每天2次足浴。

（2）针灸疗法。①取穴：八风、三阴交、解溪、公孙、商丘、水分、神阙、百虫窝。②毫针刺法，取穴：八风、三阴交、解溪、公孙、商丘、水分。每周2～3次，每次留针30分钟。③拔罐疗法，取穴：神阙、百虫窝。每周2次，每次留罐5～10分钟。

（3）中药外敷疗法。三黄膏。

经对症治疗3周后，该患者基本痊愈（图8-7右）。

4. 病例四

患者，男，39岁。

［主诉］足背踝关节横纹及小腿处瘙痒、糜烂、角化层增厚。

［现病史］患者足背踝关节横纹及小腿处瘙痒、糜烂、角化层增厚，皮肤有色素沉着，时轻时重，奇痒难忍。饮食可，二便自调。舌质淡红，苔薄黄，脉濡数。曾外用多种激素软膏，不见缓解。

［专科查体］皮疹主要分布于足背踝关节横纹及小腿处（图8-8左）。皮肤有明显的色素沉着、糜烂、角化层增厚。

［个人史］吸烟15年，每天20支左右。

［诊断］西医诊断：湿疹。

中医诊断：裙边风（湿热郁阻型）。

［治疗］足浴、针灸疗法与中药外敷疗法结合。

（1）足浴。中药处方：苦参30克，生百部30克，白花蛇舌草30克，川椒30克，明矾20克，冰片10克（后下），上药共煎2000毫升，另加500毫升白醋，外洗用。每天1剂，每天2次足浴。

（2）针灸疗法。①取穴：阿是穴、解溪、商丘、公孙、丰隆、三阴交、血海、太冲、神阙、百虫窝。②火针疗法，取穴：阿是穴。火针点刺，每次点刺5～7个点，以角化层较厚的部位为主。③毫针刺法，取穴：解溪、商丘、公孙、丰隆、三阴交、血海、太冲。每周3次，每次留针30分钟。

（3）中药外敷疗法。三黄膏。

经上述方案综合治疗3周后，该患者瘙痒、糜烂等症状基本消失（图8-8右）。

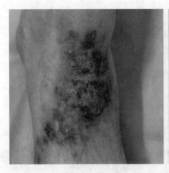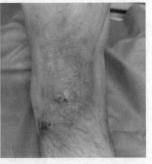

图8-8　踝关节部位湿疹（湿热郁阻型）治疗前后对比
（左：治疗前；右：治疗后）

5. 病例五

患者，女，46岁。

［主诉］足背瘙痒，有皮疹、皮疹有分泌物、角化层增厚、有皮屑。

［现病史］患者足背瘙痒，有皮疹、皮疹有分泌物、角化层增厚、有皮屑，时轻时重，奇痒难忍。逢劳累或情志不遂加重。饮食可，二便自调。舌质淡，苔薄白，脉沉。

［专科查体］皮损主要分布于足背，皮肤角化层增厚（图8-9A1），图8-9A2、A3分别为红外热像及散斑血流检测图。红外热像及散斑血流检测值由高到低的顺序分别为：红色—黄色—绿色—蓝色。

［诊断］西医诊断：湿疹。

中医诊断：裙边风（血虚风燥型）。

［治疗］足浴与针灸疗法与中药外敷疗法结合。

（1）足浴。中药处方：苦参30克，鸡血藤30克，桃枝30克，明矾20克，冰片10克（后下）。上药共煎2000毫升，另加500毫升白醋，外洗用。每天1剂，每天2次足浴。

（2）针灸疗法。①取穴：阿是穴、解溪、商丘、公孙、足三里、血海、太冲、合谷、神阙、百虫窝。阿是穴施火针点刺，每次点刺5～7个点，以角化层较厚的部位为主，每周2～3次。也可配合艾灸，施温和灸，每天1次，每次5～15分钟。②毫针刺法，取穴：解溪、商丘、公孙、足三里、血海、太冲、合谷、百虫窝。每周2～3次，每次留针30分钟，平补平泻手法。③拔罐疗法，取穴：神阙、百虫窝。每周2次，每次留罐5～10分钟。

（3）中药外敷疗法。三黄膏，每天2～3次。

经上述方案综合治疗2周后，该患者基本痊愈（图8-9B1）。红外热像及散斑血流检测发现治疗后高红外热像、高散斑血流的面积较治疗前明显减小；治疗后高红外热像值及高散斑血流值与正常皮肤的差值较治疗前明显减小（图8-9B2、B3）。说明伴随着临床症状的改善，皮损局部红外热像及散斑血流值明显降低。

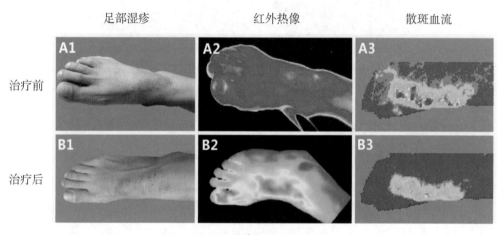

图8-9　足湿疹治疗前后对比

本研究对15例足部湿疹患者进行了治疗前、后高红外热像值区域的面积、高红外热像差值（较正常皮肤红外热像值）、高血流灌注量区域面积、高血流灌注量差值（较正常皮肤的血流灌注量值）进行了统计分析。结果显示：高红外热像值区域的面积、高红外热像差值较治疗前明显减小，统计分析结果见图8-10A、B；治疗后高血流灌注量区域面积及高血流灌注量差值较治疗前明显减小，统计分析结果见图8-10C、D。

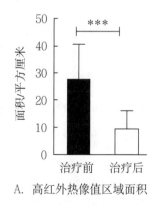

A. 高红外热像值区域面积

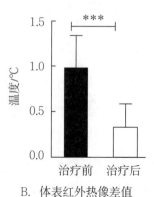

B. 体表红外热像差值

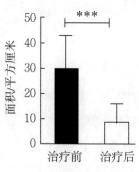

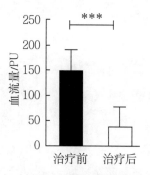

C. 高血流灌注量区域面积　　　　　　D. 高血流灌注量差值

图8-10　足部湿疹患者治疗前后各数值的统计分析

［图中可见治疗后高红外热像值区域面积（A）、高红外热像差值（B）、高血流灌注量区域面积（C）、高血流灌注量差值（D）较治疗前明显缩小或降低］

6. 病例六

患者，男，58岁。

［主诉］肛门瘙痒、多发水疱。

［现病史］患者肛门及周围多发红色皮疹、夜间痒甚，皮损破溃，有分泌物。饮食可，大便不调，小便黄。舌质淡红，苔薄黄，脉濡数。曾外用多种激素软膏，不见缓解。

［既往史］痔疮（混合痔）8年。

［个人史］吸烟15年，每天10～20支。

［诊断］西医诊断：肛门湿疹。

　　　　　中医诊断：湿疮（湿热郁阻型）。

［治疗］坐浴与针灸疗法与中药外敷疗法结合。

（1）坐浴。中药处方：苦参30克，白花蛇舌草30克，黄柏15克，大黄15克，川椒30克，明矾20克，冰片10克（后下）。上药共煎2000毫升，另加500毫升白醋，外洗用，每天1剂，每天2次坐浴。

（2）针灸疗法。取穴：秩边、会阳、次髎、委中、承山、脾俞、三焦俞。毫针刺法，每周2～3次，每次取秩边、会阳、次髎施电针治疗，每次留针30分钟，平补平泻手法。

（3）中药外敷疗法。清凉粉［滑石、薄荷、冰片粉（1∶1∶1）］外用。

经坐浴与针灸疗法与中药外敷疗法结合治疗2周后，该患者瘙痒症状消失，皮损基本痊愈。

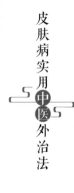

7. 病例七

患者，女，62岁。

[主诉]外阴部瘙痒，有皮疹，皮疹有分泌物，皮肤有色素沉着。

[现病史]患者外阴部及周围多发皮疹，夜间痒甚，皮损破溃，有分泌物，皮肤有色素沉着。饮食可，大便不调，小便黄。逢工作压力大或劳累后皮疹加重。舌质淡暗，苔薄黄，脉沉弦。曾外用多种激素软膏，不见缓解。

[诊断]西医诊断：湿疹。

中医诊断：阴痒（肝郁脾虚型）。

[治疗]坐浴与针灸疗法结合。

（1）坐浴。中药处方：苦参30克，白花蛇舌草30克，川椒30克，明矾20克，冰片10克（后下）。上药共煎2000毫升，另加500毫升白醋，外洗用。每天1剂，每天2次坐浴，每次15～20分钟。

（2）针灸疗法。①毫针刺法，取穴：百会、会阴、关元、阴廉、曲骨、次髎、三阴交、合谷、太冲、足三里、百虫窝、神阙，脐针的离（心）、震（肝）、坎（肾）。百会、会阴、关元、阴廉、曲骨、次髎、三阴交、合谷、太冲、足三里施毫针刺法，其中阴廉、曲骨施电针治疗（疏密波）。平补平泻手法，每次留针30分钟，每周2～3次。百虫窝、神阙施拔罐疗法，每周2次。②脐针疗法，取穴：离（心）、震（肝）、坎（肾），每周2～3次。③如果患者瘙痒较甚，可配合会阴、关元施艾灸疗法，每天1次，每次5～15分钟，以皮肤微微发红为度。经对症治疗4周后，该患者瘙痒症状基本消失，皮损面积明显减小。

8. 病例八

患者，男，27岁。

[主诉]颜面部片状丘疹3年余。

[现病史]患者3年前无明显诱因，双侧颧部皮肤出现粟粒大小丘疹，色红，当时未予重视，后渐发展至额部，融合成片，自觉瘙痒剧烈，搔抓后可见点状渗出，予激素药膏外用后症状可缓解，停药后又复发，每于喝酒和食用海鲜后出现大面积皮疹。患者本次来诊时，因食用海鲜后复发，额部、上下眼睑及颊部成片红色粟粒样丘疹，伴有少量渗出，瘙痒明显，部分皮肤可见增厚及色素沉着，表面粗糙。患者平素性情急躁，夜间入睡困难，睡眠时间短，饮食可，二便自调。

[脐诊]脐大、圆、湿润。

［诊断］西医诊断：慢性湿疹。

中医诊断：湿疮（肝郁脾虚型）。

［治法］疏肝健脾，宁心安神。

［治疗］脐针疗法。取位：四正位（坎、震、离、兑）。针后顿感瘙痒减轻，当日夜间能正常入睡，夜间未痒醒，第2天面部丘疹消退，仍有色素沉着，继续治疗10次，皮损基本恢复正常。

附：中医内治法

（1）脾虚血燥型。

本证多见于慢性湿疹。

主症　病程日久，皮损以"厚"为突出特点。皮肤粗糙肥厚，相对局限，有明显瘙痒，易倾向渗出，表面有抓痕、血痂，可伴色素沉着。可有身倦乏力、食纳不香、失眠多梦等。舌质淡，舌体胖，苔白，脉沉缓。

治法　健脾燥湿，养血润肤。

方药　健脾润肤汤加减。党参10克，茯苓10克，白术10克，当归10克，赤芍、白芍各10克，熟地黄10克，丹参15克，鸡血藤15克，白鲜皮30克，苦参15克，首乌藤30克，刺蒺藜30克，地肤子15克，陈皮10克，枳壳10克。水煎口服，每天1剂。

（2）湿热内蕴，湿重于热（湿盛型）。

本证多见于亚急性湿疹及体弱脾虚患急性湿疹者。

主症　表现为皮肤轻度潮红，有淡红色或暗红色粟粒状丘疹、水疱、轻度糜烂、渗出、结痂、脱屑，反复发作，痒重抓后糜烂渗出不止。可有胃脘满闷，饮食不香，口中黏腻，口渴而不思饮，身倦乏力，女性白带清稀，淡而不臭，便不干或先干后溏，小便清长。舌质淡，苔白腻，脉沉缓。

治法　清脾除湿，佐以清热。

方药　清脾除湿汤加减。生白术10克，生枳壳10克，生薏苡仁30克，生芡实10克，生扁豆10克，生黄柏10克，生地黄30克，黄芩10克，茵陈30克，车前子15克，泽泻15克，白鲜皮30克，苦参15克。水煎口服，每天1剂。

（3）湿热内蕴，热盛于湿（热盛型）。

本证发病急，病程短，相当于急性湿疹或慢性湿疹急性发作。

主症　表现为皮肤潮红肿胀灼热，状如涂丹，继而粟疹成片或水疱密集，渗液流津，瘙痒无休，抓后痒痛相兼，渗出不止。常伴身热心烦，口渴思饮，大便秘结，小便黄赤，舌质红，苔黄腻，脉弦滑数。

治法 清热燥湿，除烦止痒。

方药 生石膏30克，板蓝根30克，龙胆草10克，车前草30克，黄芩10克，干生地黄30克，牡丹皮15克，赤芍15克，马齿苋30克，滑石30克，甘草5克。水煎口服，每天1剂。

扫码观看视频

荨麻疹穴位埋线
疗法操作视频

荨麻疹脐针疗法
操作视频

第九章 神经功能障碍性皮肤病

一、神经性皮炎

（一）临床表现

神经性皮炎也叫慢性单纯性苔藓，表现为阵发性皮肤瘙痒，伴有皮肤苔藓样变，多见于青年和成人发病。皮疹好发于颈项、肘膝关节伸侧、骶尾部、眼睑、小腿及前臂伸侧，也可泛发。皮损初起为粟粒至绿豆大扁平丘疹，密集成片，逐渐形成皮嵴明显增厚的典型苔藓样变斑块，肤色淡红或淡褐色，表面可有少许鳞屑，间见抓痕、血痂，皮损边界清楚。瘙痒明显，呈阵发性加剧，夜间往往因瘙痒难忍而影响睡眠。病程漫长，可经年不愈或反复发作。

（二）病因病机

中医认为此病主要以内因为主，由于心绪烦扰，心火内生；劳思伤脾，脾主肌肉四肢，七情内伤而致。初起皮疹较红，瘙痒较剧，该症是因心主血脉，心火亢盛，伏于营血，产生血热，血热生风，风盛夹湿郁于肌表，风、湿、热三邪蕴积肌肤致病。病久皮损肥厚，纹理粗重，呈苔藓化，此因久病伤血，风盛则燥，血虚风燥所致。中医认为本病病机为血虚风燥，皮肤失养。

（三）辨证治疗

1. 针灸疗法

总治则为局部治疗与整体调理。局部治疗可选用梅花针叩刺法、拔罐疗法、艾灸疗法、火针散刺、围刺法等。整体调理可选用毫针刺法、拔罐疗法、耳针疗法、穴位注射疗法、梅花针叩刺法、穴位埋线疗法、自血穴位注射疗法、刺血疗法等。

（1）火针疗法与拔罐疗法与毫针刺法结合。

取穴 阿是穴（皮损局部）、曲池、足三里、合谷、三阴交、天枢、大椎、膈俞、神阙、百虫窝、委中、阴陵泉。

扫描第185页二维码即可观看神经性皮炎火针疗法操作视频

操作 ①医者右手持火针，在阿是穴施多针浅刺的散刺法（由皮损的外边缘顺时针方向向皮损中心散刺）。②术毕取口径适宜的玻璃罐吸拔于患部，留罐5~10分钟，起罐，并将血迹用卫生纸擦拭干净，在患部常规消毒。③毫针刺法，取穴：曲池、足三里、合谷、三阴交、天枢、大椎、膈俞、曲池、合谷、神阙、百虫窝、委中、阴陵泉。火针疗法与拔罐疗法结合，每周2次，每次留罐5~10分钟。毫针刺法，每周2~3次，每次留针30分钟。

方解 局部火针中度叩刺与拔罐疗法结合，具有祛风止痒、活血化瘀之效。毫针刺大椎、曲池、合谷清热解毒，刺膈俞活血化瘀，刺阴陵泉、三阴交、天枢、足三里健脾燥湿，刺百虫窝、神阙止痒。偏下肢可加委中穴。

（2）梅花针叩刺法。

取穴 主穴：阿是穴（皮损区）、脊椎两侧（压痛点或有条索状阳性物处）。配穴：头面颈部皮损加曲池、内关、太渊、合谷；上肢加内关、曲池、肺俞、心俞；下肢加血海、足三里、肾俞；会阴及腹部加脾俞、胃俞、关元、三阴交；播散型加风池、曲池、血海、足三里；巩固调理加肺俞、心俞、脾俞、太渊。

操作 局部叩刺，由皮损的外边缘顺时针方向向皮损中心叩刺；脊柱两侧叩刺，从颈椎至尾椎两旁离正中线约1.5寸处。根据皮损的部位和性质而选用不同节段：头面颈部皮损选颈椎两侧，上肢皮损选第4颈椎~第5胸椎之两侧，下肢皮损选腰骶椎两侧，腹及会阴部皮损选第8~第12胸椎及腰骶椎两侧，播散型皮损选第3~第12胸椎作为重点叩刺区。

方解 局部叩刺，具有活血化瘀之效；脊柱两侧叩刺，可调理脏腑功能。针刺上肢的穴位，具有调理上焦功能、清心润肺之效。针刺下肢的穴位，可补血、活血、温肾。针刺腹部的穴位，可调理三焦功能、补气健脾。针刺风池、曲池、血海、足三里祛风清热、补气补血。针刺肺俞、心俞、脾俞、太渊调理心、肺、脾的功能。

（3）毫针围刺法与艾灸疗法（或电针疗法）与毫针刺法结合。

取穴 主穴：阿是穴。配穴：合谷、曲池、足三里、血海、三阴交。

操作 取28号1.5寸长毫针，从阿是穴（即皮肤区）周围沿皮损边缘向中心进针，深度0.5~1寸。每次根据皮损大小，进10~30针不等，使针尖均集中于皮损区中心。亦可将余针拔去后仅留4根针，接通电针仪（疏密波），强度以患者能耐受为度，留针15~20分钟，每周2~3次；或用艾条温灸皮损局部，每个部位5~10分钟，每天1次。配穴采用平补平泻手法，留针30分钟。

方解 阿是穴围刺法促进局部血液循环，起到活血化瘀、止痒的效应。刺合谷、曲池、足三里、血海、三阴交，具有清热解毒、补血润燥、止痒之效。

（4）耳针疗法。

取穴 主穴：分2组。第1组为肺、内分泌、皮质下、三焦。第2组为耳背静脉、膈、阿是穴。配穴：痒甚者加神门，热甚者加耳尖，情志不畅者加心，病久不愈者加枕，热甚瘙痒剧烈者加耳尖放血。阿是穴位置：皮损的耳郭相应部位。主穴任选1组，配穴仅与第1组穴配合。

操作 第1组穴操作为，取主穴2~3穴，配穴1~2穴，均取双侧，先以毫针刺一侧耳，获胀痛等得气感后，留针1小时，留针期间可间断运针，平补平泻，每天1次，10次为1个疗程。第2组穴用放血法，以消毒三棱针点刺出血，每次选1~2穴。刺血时，以左手固定耳郭，将针迅速刺入约2毫米深，挤出血3滴，然后用消毒棉球按揉片刻，两组穴位交替进行，每天1次，10次为1个疗程。

方解 第1组穴位可调节内分泌，具有通调上、中、下三焦，增强机体免疫的功能。第2组穴位可清热、活血化瘀。

（5）穴位注射疗法。

取穴 主穴：肺俞、心俞、脾俞、至阳。配穴：曲池、血海。

药物 维生素B_1注射液（100毫克/2毫升）、当归注射液。

操作 穴位注射疗法可选用维生素B_1注射液（100毫克/2毫升）、当归注射液。每次选2~3个主穴，疗效欠佳时配配穴。先在背部穴位周围仔细按压，寻找出菱形或条索状阳性反应物。然后任选1种药物，吸入注射器后，用5号齿科针头刺中阳性反应物，待有酸胀感，即做雀啄状提插以加强针感，然后注入药液。每穴注入0.3~0.5毫升（每次总量在0.5毫升左右）；配穴采用泻法或平补平泻法，留针20分钟。隔天1次，10次为1个疗程，疗程间隔5天。

方解 维生素B_1穴位注射，具有营养局部皮肤神经末梢的作用；当归注射液具有活血化瘀之效。作用在肺俞、心俞、脾俞、至阳具有长效刺激效应，可润肺、清心火、健脾燥湿；曲池、血海具有清热、活血化瘀、止痒之效。

（6）自血穴位注射疗法。

取穴 曲池、足三里、百虫窝、三阴交。

操作 在采血室用2毫升注射器取静脉血2毫升，迅速刺入上述穴位，每次2～4个部位（上述穴位交替使用），注射深度为0.5～1寸，每个穴位注射0.5毫升。每周1～2次，10次为1个疗程。

方解 该方法具有增强机体免疫力的功效。

（7）穴位埋线疗法。

取穴 阿是穴（皮损局部）、背俞穴、曲池、足三里、天枢、关元、百虫窝、委中、阴陵泉。

操作 用医用羊肠线或化学合成线在上述穴位埋置，每次8～10个穴位（上述穴位交替进行），每次15～30天。背俞穴采用辨证取穴，风热夹湿，加脾俞、肺俞、大椎；血虚风燥，加膈俞、肝俞。

方解 穴位埋线为长效刺激方式，刺激上述穴位具有祛风止痒、健脾燥湿、清热解毒、疏风润燥的效应。

（8）放血疗法。

取穴 主穴：第1颈椎～第4骶椎督脉循行线、膀胱经第1和第2侧线。配穴：耳背静脉。

操作 一般仅取主穴，用28号1寸或2寸毫针5～7根撮合在一起，自上至下对经脉线进行点刺，使其轻微出血，每次2～3遍，每天或隔天1次，10次为1个疗程，疗程间隔5天。急性期加配穴，点刺耳背静脉，放血3滴，每周2次。

方解 第1颈椎至第4骶椎督脉循行线、膀胱经第1和第2侧线点刺放血，主要作用是清热解毒和调理脏腑功能。

2. 中药外敷疗法

（1）老生姜治皮肤瘙痒。新鲜老生姜1块捣烂如泥，以纱布包裹，涂擦患处。每次10～20分钟，每天1～2次，疗效显著。此方既能止痒，又能滋润皮肤。

（2）食醋500毫升，花椒30克，生鸡蛋2枚（去壳），共装入容器内浸泡1周，使用时将药液搅匀，病变局部常规消毒后，用棉签蘸醋和鸡蛋液外涂患处，每天3次。

3. 中药熏洗疗法

（1）荆芥15克，防风15克，三棱9克，莪术9克，生甘草12克，蝉蜕6克，露蜂房3克，生地黄15克，紫草12克。上药加水适量煎煮后，采用全身或局部熏洗法，每天2次。本方具有凉血解毒、祛风止痒的功效，对神经性皮炎疗效较好。皮肤苔藓化明显者，加桃仁12克、王不留行12克；瘙痒剧烈者，加乌梢蛇15克；干燥脱屑多者，加全当归9克；糜烂渗液或结痂者，加地肤子15克。

（2）白鲜皮、苦参、蛇床子、地肤子各30克，上药加水适量煎煮后，采用全身或局部熏洗法，每天2次。本方具有凉血解毒、祛风止痒的功效。

（3）蛇床子、苦参、牛蒡子、防风、荆芥穗、泽兰、赤芍、川椒、白鲜皮、鹤虱、生川乌、生草乌、皂角各15克，牡丹皮10克，大枫子25克。上药共研为粗末，用纱布包扎好，加水煎煮后，过滤去渣，以药液趁热熏洗患处，每天2次，每次1~2小时，直至痊愈。本方具有清热燥湿、活血祛风之效。

（4）苦参60克，地肤子30克，白鲜皮40克，蛇床子40克，鹤虱30克，大枫子20克，露蜂房15克，川大黄20克，生杏仁15克，枯矾15克，黄柏15克。上药熏洗患部，每天1次，每次1小时，10天为1个疗程。本方具有燥湿止痒之效。

4. 饮食疗法

（1）神经性皮炎患者忌饮刺激性的饮料（如酒、浓茶、咖啡、可可等）及吸烟。因为这些都属于辛热之物，容易刺激到肌肤，生热耗血，使血热加重，同时还会刺激到大脑皮层，产生高度的兴奋，使病情加重。

（2）忌吃辛辣刺激性的食物，如葱、蒜、韭菜、生姜、辣椒、花椒、胡椒、桂皮、八角、小茴香、咖喱等，这些食物辛燥温热，能动风耗血，使血热加重，从而使症状加重，同时这些食物也有温阳兴奋的作用，会使大脑皮层兴奋、精神激动，从而加重病情。

（3）忌吃鱼腥发物，如虾蟹、公鸡、猪头肉、黄鳝、烧鸡和各种烤炸烟熏食物，这些食物容易聚湿生痰，助热动风，能够使风湿热邪加重，从而使患者的皮损症状加重。

（4）忌吃各种补气补血的食物，如人参、鹿茸、当归、肉苁蓉等，这些食物在进食后，都能温热补阳，助热生风，使血燥加重，使本病迁延难愈。

（5）多吃些清淡而有营养的食物，如山药、莲子、大枣等，以及瘦猪肉、豆浆、果汁、蔬菜汁、菜汤、西红柿等，这些食物具有养心安神及养阴润肤等功效，对于患者的病情恢复很有帮助。

（6）多吃些绿豆、赤小豆、粳米、黄瓜、冬瓜、苦瓜、芹菜、马齿苋、绿茶、香蕉、火龙果、柿子、橙子、橄榄等，这些食物都具有清热解毒、凉血等作用，患者经常食用可促进身体尽快恢复健康。

5. 日常养护

（1）注意保持心情舒畅，学会自我调节，自我放松。

（2）起居有规律，生活有节制，劳逸结合。

（3）避免搔抓、摩擦、蹭刮等刺激，可以局部拍打缓解瘙痒。

（四）典型病例分析

1. 病例一

患者，男，54岁。

[主诉] 颈项部瘙痒反复发作，每年6—11月发病。

[现病史] 患者于3年前开始，每年6—11月出现头面及颈部瘙痒，皮肤呈暗紫色，皮肤增厚、有皮屑，瘙痒较甚，夜间尤其严重。食欲减退，大便溏，小便自调。舌淡，苔厚腻，脉沉。

[专科查体] 头面及颈项部出现片状皮损，皮色暗红，皮肤增厚，有皮屑（图9-1左）。

[诊断] 西医诊断：神经性皮炎。

　　　　中医诊断：顽癣（摄领疮）（湿热蕴积型）。

[治疗] 针灸疗法与中药口服结合。

（1）针灸疗法。①毫针刺法，取穴：大椎、肺俞、风池、上星、承浆、曲池、三阴交、阴陵泉、足三里、百虫窝、曲池。②脐针疗法，取穴：脾、心、肺、肾。③火针点刺、拔罐或艾灸阿是穴，艾灸神阙穴。疗程：毫针刺法、脐针疗法、火针疗法治疗隔天1次，艾灸疗法每天1次。可用电针刺激（每次选用1~2组）。

（2）中药口服。处方：当归12克，苦参、苍术、白芍、胡麻仁、栀子、牛蒡子、荆芥、防风各10克，木通、甘草各5克，生牡蛎30克，乌梢蛇、僵蚕各10克。

经对症治疗4周后，该患者病情明显改善（图9-1右）。

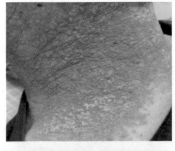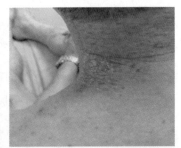
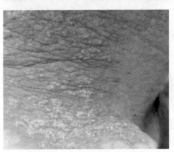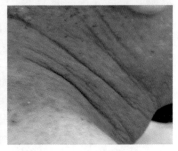

图9-1　神经性皮炎（湿热蕴积型）治疗前后对比

（左：治疗前；右：治疗后）

2. 病例二

患者，女，25岁。

[主诉] 左上肢瘙痒反复发作，皮损部位皮肤增厚，有皮屑。

[现病史] 该患者近半年因情志不遂，出现皮肤瘙痒，继之皮肤增厚、皮屑较多，瘙痒较甚。逢情志不遂加重。饮食可，二便自调。

[专科查体] 左上肢外侧片状皮损，皮肤干燥，角化层较厚（图9-2A1）。

[诊断] 西医诊断：神经性皮炎。

中医诊断：顽癣（血燥型）。

[治疗] 针灸疗法。①火针疗法与拔罐疗法或艾灸疗法结合。②毫针刺法，取穴：大椎、肺俞、风池、肩髃、曲池、大陵、神门。③拔罐疗法，取穴：神阙、百虫窝、肺俞、大椎、肩髃（上述穴位交替使用，每次2～6个罐）。艾灸疗法（阿是穴）每天1次，毫针刺法隔天1次，火针、拔罐疗法每周2次。

经针灸治疗2周后，该患者皮损面积明显缩小，角化层基本消退，瘙痒症状明显改善（图9-2B1）。

为了获得更加准确的针灸治疗皮肤病功效的检测结果，根据皮肤病的发生发展与皮肤微循环密切相关的理论，用红外成像及激光散斑血流检测技术对神经性皮炎患者治疗前、后皮损部位红外热像及血流灌注量进行了检测，图9-2A2、B2，9-2A3、B3是患者治疗前、后红外热像及激光散斑血流检测对比图。红外热像及散斑血流检测值由高到低的顺序分别为：红色—黄色—绿色—蓝色。图中可见治疗后高红外热像值区域的面积、高红外热像差值（较正常皮肤红外热像值）、高血流灌注量区域面积、高血流灌注量差值（较正常皮肤的血流灌注量值）较治疗前明显缩小或降低。

为了进一步观察针灸对神经性皮炎的治疗效应，本课题组采用红外热成像及散斑血流成像的检测方法，对17名神经性皮炎患者进行了治疗前、后高红外热像值区域的面积、高红外热像差值（较正常皮肤红外热像值）、高血流灌注量区域面积、高血流灌注量差值（较正常皮肤的血流灌注量值）进行了统计分析。结果显示：高红外热像值区域的面积、高红外热像差值较治疗前明显减小（图9-3A、B），高血流灌注量区域面积、高血流灌注量差值较治疗前明显减小（图9-3C、D）。说明伴随着临床症状的改善，皮损局部红外热像及散斑血流值明显降低。

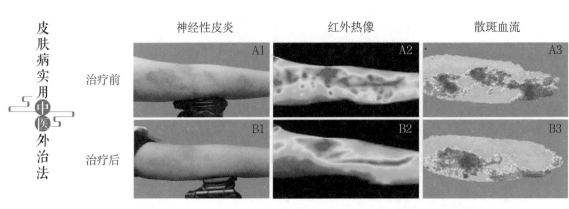

神经性皮炎　　　　红外热像　　　　散斑血流

治疗前　A1　A2　A3

治疗后　B1　B2　B3

图9-2　神经性皮炎患者治疗前、后红外热像和散斑血流检测对比

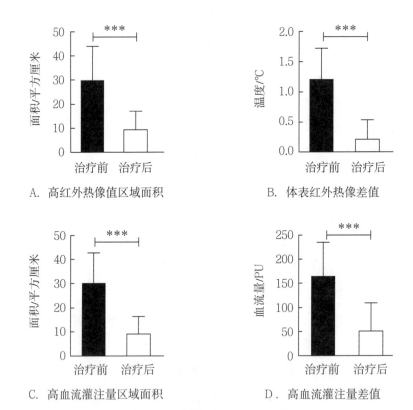

A. 高红外热像值区域面积

B. 体表红外热像差值

C. 高血流灌注量区域面积

D. 高血流灌注量差值

图9-3　神经性皮炎患者治疗前后的统计分析

[图中可见治疗后高红外热像值区域面积（A）、高红外热像差值（B）、高血流灌注量区域面积（C）、高血流灌注量差值（D）较治疗前明显缩小或降低]

附：中药内治法

（1）风热夹湿型。

主症　局部有成片肥厚丘疹，并伴有皮肤潮红、糜烂、湿润、血痂。苔薄黄或黄腻，脉濡数。

方药 当归12克，苦参、苍术、白芍、胡麻仁、栀子、牛蒡子、荆芥、防风各10克，木通、甘草各5克。水煎口服，每天1剂。

加减 情绪波动者，加珍珠母、代赭石、生牡蛎各30克（均先煎），夜交藤20克，五味子5克。奇痒者，加乌梢蛇、僵蚕各10克。

（2）血虚风燥型。

主症 病程较久，局部皮肤干燥、肥厚、脱屑，状如牛皮。苔薄，脉濡细。

方药 何首乌20克，生地黄15克，白鲜皮、川芎、白芍、当归、防风各10克，蝉蜕、独活、柴胡、荆芥、甘草各5克，大枣5枚。水煎口服，每天1剂。

二、皮肤瘙痒

（一）临床表现

皮肤瘙痒是一种仅有皮肤瘙痒而无原发性皮肤损害的皮肤病症状。该病的发生与精神、情志因素有密切关系，是典型的身心性皮肤病。临床表现为瘙痒时发时止，但周身无皮损，瘙痒剧烈，夜间尤甚，有时全身痒，有时局部发作。皮肤逐渐变软、变薄、干燥起皱。情绪变化、气温变化时特别容易发痒，受体内或体外多种因素的影响。根据皮肤瘙痒的范围及部位，一般分为全身性和局限性两大类。

全身性皮肤瘙痒常为许多全身性疾病的伴发或首发症状，如尿毒症、胆汁性肝硬化、甲状腺功能亢进或减退、糖尿病、恶性肿瘤及神经精神性瘙痒等。

局限性皮肤瘙痒的病因有时与全身性瘙痒相同，如糖尿病。肛门瘙痒症多与蛲虫病、痔核、肛瘘等有关。外阴瘙痒症多与白带、阴道滴虫病、阴道真菌病、淋病及宫颈癌有关。阴囊瘙痒症常与局部皮温高、多汗、摩擦、真菌感染有关。

（二）病因病机

中医学认为本病多因血虚风燥，肌肤失养或因风湿蕴于肌肤，不得疏泄而致发病。

（三）辨证治疗

1. 针灸疗法

（1）毫针刺法。

取穴 上星、承浆、天枢、血海、曲池、太溪、足三里、神门、间使、合谷、太冲。血虚风燥型，加膈俞、肝俞；风湿蕴阻型，加阴陵泉、三阴交、公孙；局部瘙痒，可配合阿是穴火针点刺或拔罐。

操作 实则泻之，虚则补之，每周2～3次。上星、承浆平刺0.3～0.5寸。天枢、血海、曲池、太溪、足三里、阴陵泉、三阴交，毫针直刺1～1.5寸。公孙直刺0.5～1寸。火针点刺可在阿是穴多针、浅刺，拔罐一般留罐5～10分钟。每周2次。

方解 本病主要病机为血虚风燥和风湿蕴阻，风湿为主要致病因素，其内因为脾失健运，气血失调致内在血虚，脾失运化致湿邪积聚，调理脾胃中焦是治疗本病的标。本病取穴天枢，天枢为足阳明胃经穴，其经脉属胃络脾，又为大肠募穴，是大肠经气汇聚之处，是调理胃肠中焦之枢纽，借用火针的发散之性，可健脾化湿。血海、三阴交为脾经穴，血海擅长活血以祛风，血行风自灭，风散痒自消。三阴交健脾疏肝益肾，滋阴养血润肤，微通法结合温通法，借火针发散温阳鼓动之特征，共达到健脾养胃、养血润燥，祛风化湿止痒之目的；神门、间使可宁心安神；合谷、太冲宽胸理气。

（2）脐针疗法与温灸治疗。

扫描第185页二维码即可观看皮肤瘙痒脐针疗法与温灸治疗操作视频

取穴 脐针：脾、胃、心、肾。温灸：神阙。

操作 脐针在脐蕊施针；艾灸用艾条灸或隔盐灸，每次10～15分钟。

方解 神阙穴为任脉经腧穴，居于任脉，任脉为阴脉之海，与督脉相表里，二者皆经过脐。脐又为冲脉循行之所，冲脉为十二经脉之海，故冲、任、督三脉"一源而三歧"，皆交汇于脐，故脐为经络之总枢，经气之汇海。加之奇经八脉纵横上下、沟通内外，所以脐与百脉相通，内连五脏六腑，外达四肢百骸。故用脐针可调理脾、胃、心、肾功能。神阙穴位于脐之中央，具有"上至泥丸，下至涌泉"之效力，又为先天之本源，后天之根蒂。温灸神阙可活血通络、调理一身之阴阳。

2. 中药熏洗疗法

（1）藁本250克，煮水5000毫升洗浴。

（2）苦参50克，白鲜皮50克，百部50克，蛇床子50克。上药煮水5000毫升洗浴，每次熏洗10～15分钟，每天1～2次。

（3）艾叶500克加水5000毫升，文火煎30分钟，取汁，待水温达35～40℃，以汁熏洗皮肤瘙痒处，每次熏洗10～15分钟，每天1～2次。

（四）注意事项

瘙痒症的病因复杂，全身性者如糖尿病、肝、胆疾患、贫血、淋巴瘤等均可引起瘙痒。还有一些皮肤瘙痒症是由敏感所造成的。因此在治疗中需要注意以下方面。

（1）寻求病因，积极治疗原发病。

（2）告诫患者尽量避免引发本病的诱因，如情绪激动，化纤毛织品内衣，过热和肥皂水刺激，辛辣之品等。

（3）外阴部瘙痒禁用酊剂。

（五）典型病例分析

病例

患者，男，83岁。

［主诉］周身瘙痒2个月。

［现病史］患者于2个月前开始，周身瘙痒，夜间较甚，无皮疹，但有多处抓痕，皮肤干燥，有皱纹。舌红，少苔，脉沉细。

［既往史］糖尿病10年（注射胰岛素控制），前列腺肥大。

［专科查体］皮肤松弛、干燥，多处抓痕。

［治疗］针灸疗法与中药口服与中药熏洗疗法结合。

（1）针灸疗法。①脐针疗法，取位：脾、胃、心、肾。在脐蕊施针，每周2~3次。②毫针刺法，取穴：天枢、血海、曲池、太溪、足三里、神门、间使、合谷、太冲。每周2~3次。③拔罐疗法，取穴：肾俞、肺俞、脾俞、肝俞。每周2次，每次4~6个穴位。

（2）中药口服。桂枝人参汤与四物汤合方。处方：人参9克，炙甘草9克，白术9克，干姜9克，桂枝12克，当归15克，熟地黄15克，白芍10克，川芎10克，巴戟天10克，锁阳6克，生地黄15克。7剂，水煎口服。

（3）中药熏洗疗法。藁本250克，煮水5000毫升洗浴。每次熏洗15~20分钟，每天1~2次。

经针灸疗法与中药口服与中药熏洗疗法结合治疗4周后，该患者瘙痒症状基本消失。

附：中药内治法

（1）风寒血虚证。

主症 周身瘙痒，口淡不渴，因受寒加重，舌质淡，苔薄白，脉浮。

治法 疏散风寒，补血养血。

方药 桂枝汤与四物汤合方。桂枝10克，炙甘草6克，生姜9克，大枣9克，当归10克，熟地黄10克，白芍10克，川芎10克。水煎口服，每天1剂。

加减 风寒甚者，加荆芥、防风各15克，以疏散风寒。血虚甚者，加大当归、熟地黄各15克，以滋补阴血。头晕目眩者，加枸杞子30克，桂枝15克，以通阳益目。

（2）风热阴虚证。

主症 周身瘙痒，口干咽燥，因受热加重，舌红少苔，脉浮细或数。

治法 疏散风热，滋补阴津。

方药 桑菊饮与百合地黄汤合方。百合15克，生地黄15克，桑叶15克，菊花6克，桔梗12克，杏仁9克，连翘10克，芦根12克，生甘草6克，薄荷5克。水煎口服，每天1剂。

加减 皮肤瘙痒较甚者，加大桑叶30克，菊花10克，以疏风止痒。皮肤干燥明显者，加玄参、麦冬各15克，以滋阴润燥。失眠者，加酸枣仁10克，柏子仁15克，以养心安神。大便干结者，加麻仁、郁李仁各10克，以润肠通便。

（3）风热肝郁证。

主症 周身瘙痒，口苦，因情绪异常加重，舌质红，苔薄黄，脉弦。

治法 疏散风热，疏肝解郁。

方药 银翘散与四逆散合方。柴胡12克，芍药12克，枳实12克，炙甘草12克，双花30克，连翘30克，竹叶12克，荆芥12克，薄荷18克，牛蒡子18克，淡豆豉15克，甘草15克，桔梗18克。水煎口服，每天1剂。

加减 胸闷者，加薤白、青皮各10克，以行气解郁。口苦者，加栀子10克，黄连15克，以清热降逆。瘙痒较甚者，加牛蒡子、薄荷各10克，以疏风止痒。黄疸者，加茵陈、栀子各10克，以清热利湿退黄。

（4）肝胆湿热证。

主症 周身瘙痒，口苦口腻，舌质红，苔黄腻，脉沉弦。

治法 清利肝胆，疏风止痒。

方药 栀子柏皮汤与麻黄连翘赤小豆汤合方。麻黄6克，连翘6克，赤小豆24克，杏仁7克，生姜6克，生梓白皮24克，栀子15克，黄柏6克，炙甘草12克。水煎口服，每天1剂。

加减 湿甚者，加车前子15克，滑石30克，以清热利湿。热甚者，加大连翘、黄柏各15克，以清热泻火。胸闷者，加柴胡、枳实各10克，以行气降逆。瘙痒甚者，加苦参15克，黄芩10克，以清热燥湿。

（5）阳虚血虚证。

主症 周身瘙痒，因受凉加重，面色苍白，舌质淡，苔薄白，脉沉弱。

治法 温补阳气，养血补血。

方药 桂枝人参汤与四物汤合方。人参9克，炙甘草9克，白术9克，干姜9克，桂枝12克，当归10克，熟地黄10克，白芍10克，川芎10克。水煎口服，每天1剂。

加减 阳虚甚者，加巴戟天10克，锁阳6克，以温补阳气。血虚甚者，加大当归、熟地黄各15克，以滋补阴血。气虚者，加人参10克，黄芪15克，以健脾益气。瘙痒较甚者，加荆芥15克，防风15克，薄荷10克，以辛散止痒。

（6）卫气虚弱证。

主症 周身瘙痒，口淡不渴，遇风加重，舌质淡，苔薄白，脉虚弱。

治法 益气固表，调和营卫。

方药 桂枝加黄芪汤与玉屏风散合方。桂枝9克，白芍9克，炙甘草9克，生姜9克，大枣12枚，黄芪15克，白术30克，防风15克。水煎口服，每天1剂。

加减 卫虚甚者，加人参、山药各15克，以健脾益气。汗多者，加大黄芪30克，牡蛎15克，以益气敛阴止汗。腰酸者，加杜仲、桑寄生各15克，以强健筋骨。

（7）热毒蕴结证。

主症 周身瘙痒，口渴，身热，舌质红，苔黄，脉数。

治法 清热解毒，透散止痒。

方药 茵陈蒿汤与升麻葛根汤合方。升麻10克，葛根15克，白芍10克，甘草15克，茵陈18克，大黄6克，栀子15克。水煎口服，每天1剂。

加减 热甚者，加金银花、连翘各15克，以清热解毒。口苦者，加黄连10克，苦参15克，以清热燥湿。大便干结者，加大黄、芒硝各10克，以泻热通便。

扫码观看视频

神经性皮炎火针
疗法操作视频

皮肤瘙痒脐针疗法与
温灸治疗操作视频

第十章　红斑丘疹鳞屑和角化性皮肤病

一、单纯糠疹

（一）临床表现

单纯糠疹又称为"白色糠疹""链球菌性糠疹""面部干性糠疹""链球菌性红斑"等。中医称为"桃花癣"。本病是一种以发生于颜面部位的浅表性干燥鳞屑性色素减退为特征的慢性皮肤病。

白色糠疹皮损为一个或数个圆形或椭圆形、钱币状大小的斑片，颜色较周围正常皮肤浅，呈苍白色，表面干燥，附有少量细碎灰白色鳞屑。基底炎症轻微或缺乏，损害可逐渐扩大，邻近者可相互融合。患者自觉微痒或无自觉症状。皮损好发于颜面，尤其是双颊及额部，亦可见于颈部、躯干及四肢。

（二）病因病机

本病发于面部，而"风为百病之长""伤于风者，上先受之"，本病多由风温风热引起。患者多有禀赋不耐，复感风热之邪，卫气被郁，肺失宣降，导致邪郁肌肤而发。若病程较长，外邪久蕴，可耗伤阴血，致血虚风盛。由于正气不足，卫表不固，稍感外邪即发，或正气难以驱邪外出而致病情反复发作，或病情长久难愈。

现代医学认为单纯糠疹系非特异性皮炎，发病诱因可能是日光照射、营养不良、皮肤干燥、维生素缺乏，特别是日光照射，春季日光增强，人们的户外活动增加，皮肤干燥或某些特异体质者可患此病。

（三）辨证治疗

1. 针灸疗法

（1）毫针刺法。

取穴　主穴：阿是穴（病灶局部）。配穴：风热郁肺证，加风池、曲池、大椎、肺俞、鱼际、尺泽、太渊；脾失健运证，加三阴交、阴陵泉、脾俞、天枢。

操作　病灶局部针刺，采用微针、多针浅刺的方法，以补法针刺。配穴采用平补平泻的手法针刺。每周2～3次，每次留针30分钟。

方解　病灶局部针刺，可促进皮损局部血液循环，改善皮损局部皮肤营养状况。配穴具有疏风清热、宣通肺气、健脾化湿之效。

（2）放血疗法。

取穴　耳尖、大椎、肺俞、肝俞。

操作　上述穴位交替使用，每次2～4个穴位，用一次性注射针头于穴位处点刺，配合拔罐，每次留罐5～10分钟，每周1～2次。

方解　宣肺泄热，活血化瘀，疏肝解郁。

2. 中药外敷疗法

金银花30克，苦参30克，蛇床子30克，明矾20克。以上药物水煎取汁200毫升，医用纱布浸透药液后面部湿敷，每天2次，每次15分钟。面部干燥、有紧绷感者，加用紫草油外搽，12天为1个疗程。

（四）典型病例分析

病例

患者，女，42岁。

［主诉］下颌部散在白色皮屑1个月。

［现病史］患者于1个月前开始，面部出现散在皮屑（图10-1左），偶有瘙痒，面积逐渐增大、皮肤颜色逐渐变淡。该患者身体略胖，素有倦怠乏力、大便不调的表现。舌淡胖，苔薄白，脉沉。

［专科查体］鼻翼两侧、口角、下颌部散在白色皮屑，皮肤颜色变淡。

［诊断］西医诊断：白色糠疹。

　　　　　中医诊断：桃花癣。

［治疗］针灸疗法与拔罐疗法结合。

（1）毫针刺法，取穴：阿是穴（病灶局部）、三阴交、阴陵泉、脾俞、天枢。

（2）拔罐疗法，取穴：大椎、肺俞、脾俞、天枢。

病灶局部采用微针、多针浅刺的方法，其余穴位采用平补平泻的方法针刺。留针30分钟，每周3次。拔罐疗法治疗每次2~4个穴位，上述穴位交替使用，留罐5~10分钟，每周2~3次。经针灸治疗2周后，该患者面部皮屑基本消失，白斑明显改善（图10-1右）。

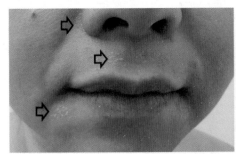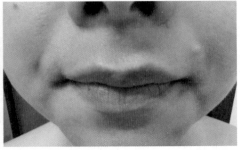

图10-1　白色糠疹治疗前后对比

（左：治疗前；右：治疗后）

附：中医内治法

（1）风热型。

主症　春季发病，皮损色淡白，有鳞屑覆盖，微痒，舌淡红，苔薄黄，脉浮数。

治法　疏风止痒，清热解毒。

方药　消风散加减。生地黄15克，当归15克，荆芥10克，蝉蜕6克，牡丹皮12克，金银花10克，连翘12克，牛蒡子12克，柴胡10克，甘草6克。水煎口服，每天1剂。

加减　瘙痒甚者，加白鲜皮、地肤子。风热重者，加重金银花、连翘、牛蒡子用量。发热甚者，加石膏、知母。

（2）脾失健运型。

主症　面部有淡白斑，挠之起白屑，食欲不振，胃脘不适。舌淡红，苔薄白，脉濡。

治法　健脾和胃，祛湿解毒。

方药　槟榔10克，使君子10克，苦楝皮6克，木香10克，乌梅10克，党参10克，白术10克，陈皮12克，茯苓15克，砂仁4克，法半夏12克，甘草6克。水煎口服，每天1剂。

皮肤病实用中医外治法

188

加减 大便秘结者，酌加大黄、火麻仁。虫积重症，加重乌梅、使君子用量，另加川椒10克。

二、银屑病

（一）临床表现

银屑病在临床一般分为寻常型、脓疱型、关节病型与红皮病型4种类型。

1. 寻常型银屑病

本类型是银屑病最为常见的临床类型。初起为红色丘疹或斑丘疹，以后逐渐扩大或相互融合，形成边界清楚的斑片，表面覆盖银白色鳞屑，轻轻刮除鳞屑后显露光滑的薄膜，再刮后可出现多个细小出血点。上述鳞屑、薄膜和点状出血是该病的三大临床特征。该病可发生于身体的任何部位，呈对称性分布，好发于膝、肘关节伸侧和头部，少数患者的指（趾）甲呈点状（顶针状）凹陷。临床上有急性进展期、静止期和退行期。

（1）急性进展期。皮疹多呈点滴状，色泽鲜红而发展迅速，鳞屑较多，易脱落，多有瘙痒感觉。

（2）静止期。病情保持于静止阶段，无新疹出现，旧疹也不见消退。

（3）退行期。皮疹缩小，逐渐消失。皮疹消退后，可遗留暂时性色素减退或沉着斑。

2. 脓疱型银屑病

脓疱型银屑病可分为泛发性、局限性两种类型。

（1）泛发性脓疱型银屑病。

发病急剧，有全身不适并伴有弛张性高热等全身症状及白细胞增多。皮损初发为急性炎性红斑，表面有多数密集针头至粟粒大小黄白色无菌浅在性小脓疱。脓疱可扩大融合形成"脓糊"状，常累及广大皮面，甚至可扩延全身。其病因多与寻常性银屑病长期服用皮质类固醇剂后，骤然停药而发病，或与感染、药物刺激有关。本病病情较重，常呈周期性复发，预后较差。

（2）局限性脓疱型银屑病。

本病又称掌跖脓疱病，多限于掌跖，常在大小鱼际或足跖部成批发生大量淡黄色针头至粟粒大小脓疱，基底潮红。经1～2周脓疱破裂，结痂，脱屑。以后又在鳞屑下出现小脓疱，时轻时重，自觉瘙痒或疼痛，可累及指甲，呈混浊肥厚，

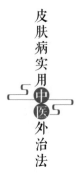

有崤状隆起。患者身体其他部位常可见有银屑病皮损。亦有先发于掌跖，经多次反复发作后转变为泛发性者。

另外，肢端脓疱病是银屑病的少见类型，其特点是好发于手指和脚趾的远端，肢端脓疱病经常继发于局部皮肤的外伤和感染。患者有疼痛感和功能障碍，指（趾）甲可以出现变形，严重者有骨质破坏。

3. 关节病型银屑病

本病常继发于寻常型银屑病或银屑病多次反复恶化后，亦可先出现关节症状或与脓疱型银屑病及红皮病型银屑病并发。关节症状与银屑病皮损有平行关系，本病多见于男性。临床主要特征为有银屑病史或与银屑病并发的非对称性外周多关节炎，累及远心端小关节，伴有指（趾）甲损害，类风湿因子阴性。

4. 红皮病型银屑病

本病多因寻常型银屑病急性进展期应用刺激性较强药物或长期大量应用皮质类固醇药物，停药或减量方法不当所致。此外，脓疱型银屑病在脓疱消退过程中，亦可出现红皮病。本病约占银屑病的1%。

初起时在原有银屑病皮损部位出现潮红，迅速扩延成大片，最后全身呈现弥漫性潮红浸润，在弥漫性潮红浸润中，常有片状正常"皮岛"，为本病的特征之一。患者常伴有发热、畏寒、头痛、全身不适等症状。

（二）病因病机

中医认为，银屑病的发病多为素体肌肤燥热，久则血热、血燥、阴耗而发病，且血热之病机贯穿银屑病发病过程的始终。现代医学认为银屑病的发病原因与遗传、免疫功能紊乱、精神刺激、外伤感染等多方面因素有关。

（三）辨证治疗

1. 针灸疗法

采取分期治疗的方法，急性进展期主要用毫针刺法、火针、刺络放血或放血拔罐、割治疗法、梅花针叩刺病灶处、自血穴位注射等治疗方法，控制皮损，攻补兼施。静止期主要用毫针刺法、耳针、火针、自血穴位注射等治疗方法，调补气血，攻补兼施。退行期主要用毫针刺法、耳针、自血穴位注射等治疗方法，以调补气血为主。

（1）毫针刺法。

取穴 风池、曲池、外关、内关、神门、百虫窝、足三里、委中、三阴交。肝郁证，加期门、太冲；血瘀证，加膈俞、血海；血热证，加大椎、灵台；血燥证，加大椎、血海、太溪。

操作 采用平补平泻手法，每周2～3次，每次留针30分钟。

方解 委中，别名血郄，善治一切血分病症，具有祛风清热、凉血活血的功效。所以凡血分有疾，再感受风热之邪引起的各种皮肤病皆可应用，是治疗皮肤病的常用穴。与膈俞同用，可调和气血而疏风。火针、梅花针叩刺疗法可改善局部气血。风池、曲池、外关、委中可疏风、清解卫分之热邪；内关、神门可宁心安神；足三里、三阴交可健脾、调补气血；百虫窝可止痒。期门、太冲可疏肝解郁；膈俞、血海活血化瘀；大椎、灵台可清营分郁热；血海、太溪滋阴润燥，与大椎相配，可解肌肤之燥热。本疗法适合急性进展期、静止期及退行期的治疗。

（2）火针疗法与拔罐疗法。

取穴 阿是穴（皮损局部）、大椎、肺俞、肾俞、膈俞、百虫窝。

操作 火针疗法，阿是穴部位点刺，每个部位点刺5～7个点，可配合拔罐。此外可在大椎、肺俞、肾俞、膈俞、百虫窝施拔罐疗法治疗，每周2次，每次4～6个穴位，每次留罐5～10分钟。

方解 阿是穴火针点刺可疏风、泄热止痒，促进局部血液循环。拔罐具有活血化瘀、解表泄热止痒之效。常与毫针刺法配合应用。本疗法适合急性进展期、静止期及退行期的治疗。

（3）放血疗法。

取穴 阿是穴、委中、大椎、膈俞、血海、耳背青筋处、对耳轮下脚。

操作 用一次性注射针头或三棱针在上述穴位散刺，常配合拔罐，每周1～2次，每次2～4个部位。耳背青筋处用三棱针点刺放血，每周1次，或在对耳轮下脚划一小口，用力适度，深度均匀，轻度出血即可，切口2～3毫米，然后用消毒敷料包扎，每周1次。

方解 中医对寻常型银屑病一般分为血热型、血燥型及血瘀型，多与血分有关，且无论哪一种都有瘀血存在，在治疗中均需活血化瘀。放血疗法与拔罐疗法为强通法，可加强活血化瘀之效。耳背穴与之相配，可增强其清血分之热、行血分之瘀的功效，活血可祛瘀，祛瘀能生新，进而达到养血润燥止痒的目的。本疗法适合急性进展期的治疗，常与毫针刺法配合应用。

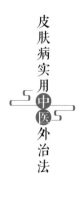

（4）耳针疗法。

取穴 肾上腺、神门、脑点、内分泌、枕、皮损部位相对应的耳穴。

操作 采用王不留行籽或磁珠、皮内针，在上述穴位敷贴，3～5天换一次，每次6～8个穴位，单侧耳敷贴，两耳交替应用，12次为1个疗程。本疗法适合静止期及退行期的治疗，常与毫针刺法配合应用。

方解 从整体对人体免疫、神经、内分泌等功能进行调整。

（5）梅花针叩刺疗法。

取穴 阿是穴（皮损局部）。

操作 局部常规消毒，用梅花针叩刺白斑区，由外慢慢向内，以白斑潮红或微有出血为宜，叩刺后涂以0.2%碘酊，隔天1次。

方解 促进皮损局部血液循环。

（6）自血穴位注射疗法。

取穴 曲池、足三里、百虫窝、三阴交。

操作 采集静脉血，注射在上述穴位，每次2～4个部位，注射深度为0.5～1寸，每个穴位注射0.5毫升，每周1～2次。15次为1个疗程。

方解 在曲池、足三里、百虫窝、三阴交施以自血穴位注射，可增强机体免疫力。本疗法适合急性进展期、静止期及退行期的治疗，常与其他疗法配合应用。

（7）脐针疗法。

取位 震、坎、离。

操作 在脐壁针刺，向外侧横刺，可施手法激发经气。可留针20分钟。

方解 调理心、肝、肾的功能。调情志，补肝肾。

（8）温灸治疗。

取穴 皮损局部、膈俞、血海、肾俞、神阙。

操作 手、足可配合温灸器治疗，将艾绒加入温灸器中，点燃后温灸病灶局部，其他穴位可用艾条灸。本疗法主要适合局限性银屑病患者，如在足部、手部或关节部位。每次15～20分钟，每天1次。

方解 艾灸疗法治疗银屑病是扶正治疗，通过体内正气的逐渐恢复，刺激人体的免疫系统功能。艾灸膈俞、血海、肾俞、神阙可改善机体的血虚或血燥状态，从而使肌肤得到滋养而改善皮肤干燥状态。病灶局部艾灸可改善局部皮肤血液循环，使皮肤荣润富有弹性。

2. 中药外敷疗法

（1）血瘀风燥型。

主症　皮肤损害偏暗红，鳞屑不厚，皮粗如牛皮样，并有色素沉着，病程长，经年不愈等。

中药外敷方　①硫黄10克，海螵蛸10克，雄黄6克，轻粉6克，冰片3克，凡士林200克。先将硫黄、海螵蛸、雄黄、轻粉、冰片和匀，磨成细粉，再加入凡士林调成糊状，涂于患处，每天1次，7天为1个疗程。②黑豆1000克，将黑豆放入锅内，小火煎熬取油，冷却后涂于患处，每天2～3次，7天为1个疗程。

（2）血热风燥型。

主症　皮肤潮红，鳞屑不厚，剥去后有小出血点，皮疹发展迅速，瘙痒不已，遇热或心情烦躁时加剧等。

中药外敷方　①杏仁60粒，猪油15克。先将杏仁去皮尖，捣烂如泥，再加入猪油调匀，涂于患处，每天1次，7天为1个疗程。②五倍子15克，枯矾10克，冰片9克。上药共研细末，用食醋浸泡7天。用棉棒蘸取药液搽患处，每天2～3次，7天为1个疗程。

3. 中药熏洗疗法

苦参60克，凤尾草60克，草河车60克。将苦参、凤尾草、草河车放入锅内，加水适量，煎煮30分钟，去渣取汁，待温后外洗患处每天2次，7天为1个疗程。

（四）注意事项

凡含有汞、砒剂药物容易发生不良反应，应在医生指导下选用药物。忌食辛辣、香燥及鱼腥发物。

（五）典型病例分析

1. 病例一

患者，女，38岁。

［主诉］周身瘙痒、皮肤发红，大量皮屑3年，近日加重。

［现病史］该患者于3年前开始，因情志不遂，出现焦虑、失眠，继之出现皮肤瘙痒，皮肤上出现红色丘疹、有鳞屑，继之逐渐扩大，并相互融合。曾多方治疗，患者用过糖皮质激素、口服过中西药等，病情时轻时重。现皮肤大片发红，瘙痒较甚，有皮屑。舌质暗，苔薄黄，脉沉。该患者因长期服药，自觉服用药物

后胃脘部不适较甚，现拒绝服药，只接受针灸治疗。

［专科查体］躯干、四肢皮肤大片发红，有皮屑，肢体外侧较甚（图10-2上）。

［既往史］无特殊记载。

［诊断］西医诊断：银屑病。

中医诊断：白疕（肝肾阴虚型）。

［治法］养阴散风，清热凉血。

［治疗］针灸疗法。①自血穴位注射疗法：采集静脉血，注射在曲池、足三里、百虫窝，每次2～4个部位，每周1～2次，15次为1个疗程。②火针疗法：皮损局部（阿是穴）点刺，每个部位点刺5～7个点，或配合拔罐。③毫针刺法，取穴：风池、曲池、外关、内关、神门、百虫窝、足三里、委中、三阴交、期门、太冲、血海、太溪。留针30分钟，每周2～3次。

经综合治疗12周后，该患者基本痊愈（图10-2下）。

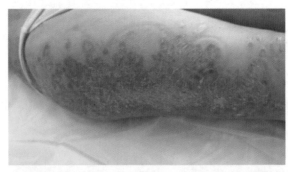

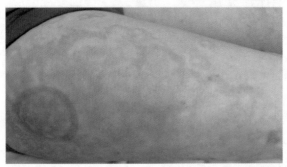

图10-2　银屑病（肝肾阴虚型）治疗前后对比

（上：治疗前；下：治疗后）

2. 病例二

患者，女，69岁。

［主诉］双侧足底见多处角化斑片、皲裂及脓疱1年余，近2个月加重。

［现病史］该患者于1年前开始，因老伴过世，过度悲伤后出现两足底瘙痒，皮肤暗红，干燥，多处点状脓疱，散布银白色鳞屑，血痂。继之足底出现多处角化斑片和皲裂，瘙痒，灼热，疼痛异常。近2个月，角化层较厚，瘙痒明显。患者伴有盗汗频作、情绪不稳、焦虑症状。舌颤，舌体胖大，色暗淡，脉沉细。

［专科查体］双侧足冰冷，足底色暗、多处裂纹、皮屑、脓疱，角化层较厚（图10-3左）。

［脐诊］脐圆，脐位下移，脐色淡。

［诊断］西医诊断：银屑病（手足脓疱疹）。

中医诊断：白疕（肝肾阴虚型）。

［治法］滋补肝肾。

［治疗］脐针疗法与毫针刺法与温灸治疗结合。

（1）脐针疗法，取位：震、坎、离。并施手法激发经气，共4分钟。在震位捻转不到1分钟，患者感到面部温热，2分钟后感到上半身温热；在坎位捻转2分钟后，全身温热，双足开始转温。每周2次。

（2）毫针刺法，取穴：然谷、太溪、涌泉、承山、委中、命门。每周2次，平补平泻手法。

（3）温灸治疗，取穴：阿是穴（足底）。用温灸器治疗，每天1次。

经综合治疗12周后，该患者病损皮肤基本恢复正常，双足温暖，每天散步2~3.5千米，终于告别了银屑病（图10-3右）。

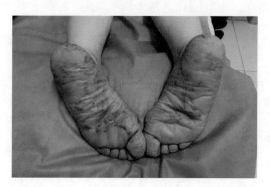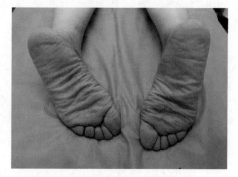

图10-3　手足脓疱疹（肝肾阴虚型）治疗前后对比

（左：治疗前；右：治疗后）

第十一章 皮肤血管性皮肤病

一、下肢静脉曲张

（一）临床表现

下肢静脉曲张主要表现为下肢大隐静脉扩张、伸长、迂曲，产生患肢酸胀、乏力、沉重等症状，严重者常伴有小腿溃疡或浅静脉炎等并发症。下肢静脉曲张分为6级：Ⅰ级是毛细血管扩张，在大腿、小腿有一些红色的像蜘蛛网状的毛细血管扩张；Ⅱ级是小腿上会有像蚯蚓状的青筋暴露，稍微有一些突出，呈网状或团状，数量也明显增多；Ⅲ级是除了静脉曲张以外还有水肿，走路时间长了肿胀、不舒服；Ⅳ级会出现色素沉着、湿疹，很多患者会去皮肤科就诊，涂了外用药也不见效果，实际上是大隐静脉曲张引起的改变，皮肤增厚，营养障碍；Ⅴ级皮肤会出现溃疡，但溃疡可以愈合；Ⅵ级是最严重的，皮肤有不愈合的溃疡，多发生在内踝，最严重的情况就是发生溃疡、溃烂，皮肤发硬，整个脚变黑。

（二）病因病机

中医外科学称本病为"筋瘤"，多由肝火亢盛，血枯筋挛，经脉失养所致。或者筋脉薄弱、复加久行久立、妊娠等致经脉受阻而屈曲扩张，或厥阴血虚寒邪外袭，客于筋脉而成，本病日久可以并发臁疮、湿疹。本病的治疗，宜以清肝解郁、养血活络、疏通经脉为主。

（三）辨证治疗

1. 针灸疗法

（1）火针疗法。

取穴 阿是穴（病损局部）。

操作 患者取坐位，患侧下肢脱掉鞋袜，裤管挽至膝盖以上，充分暴露患处，在患处上2～3厘米处用橡皮带结扎，下肢置于一次性医用垃圾袋上。疮面及周围皮肤常规消毒后，左手持酒精灯，尽可能接近施术部位，右手拇、食、中指持火针针柄（直径0.5毫米、长50毫米，针尖钝圆），置于酒精灯火焰的上三分之一处，把针烧至红中透白，对准静脉曲张部位，点刺放血，疾刺速出，深2～4毫米，当针尖刺破病变血管时，指下有落空感。然后选取相应大小的火罐迅速吸拔于点刺部位之上，每个刺激部位出血5～10毫升，使血自然流止为度。根据具体情况一般刺1～2处，留罐时间大约为5分钟。若有溃疡部位，可同时用火针轻刺溃疡周围组织，以上下左右四方围刺，放出少量组织间液。每周1～2次。此法一般用于下肢静脉曲张较严重的患者。

方解 火针点刺放血，可促进血液循环，改善下肢无力、肿胀、沉重的感觉。

（2）毫针刺法。

取穴 第1组：阿是穴、血海、鹤顶、解溪、足三里、三阴交、太冲、膈俞。第2组：委中、承山、昆仑、三阴交。

操作 两组穴位交替进行，上述穴位施平补平泻的手法。得气后，血海、鹤顶、解溪、阿是穴可施电针刺激，留针20～30分钟；委中、承山可配合拔罐治疗。毫针刺法常与火针、拔罐疗法配合应用。

方解 针刺血海可引血归经。方取鹤顶祛风除湿、活络止痛，为主足胫无力之经验效穴。解溪穴为五输穴之经穴，五行属火，针刺之可使血循常道、脉道通利。足三里为五输穴之合穴，胃下合穴，有调理脾胃、补中益气、通经活络之功。其与火针配合应用，泻中有补，降中寓升。三阴交为足三阴经交会处，针之可调节足三阴经之经气，与足三里相配，滋阴补血，益筋强脚。太冲为五输穴之输穴，足厥阴之原穴，针刺可调理气血，理气止痛。诸穴合用，祛瘀生新，理气和血，标本同治，祛邪不伤正。溃疡属有形的组织坏死失活，气血不通，缺乏活力，腐肉不去，新肉不生。根据阴阳互根互用原理，宜因势利导，从阳引阴，阴中求阳。利用火针的阳刚主动，以动制静，激活坏死的组织，激发坏死组织的活力。委中、承山为治疗下肢疾病的重要穴位。

（3）针灸疗法的注意事项。

1）禁食辛辣甘甜腥腻食物，以免邪气更盛，加重病情。多食新鲜蔬菜水果。

2）注意休息，特别是治疗后第1天，不可过度劳累，不可久立，下肢多做水平或抬高搁置，平时配合穿弹力袜，以防疾病进展。

3）嘱患者保护局部溃疡面清洁，针后24小时禁沾水，避免针孔感染。亦不可用敷料包扎针刺部位，应使针刺部位直接暴露于流通空气之中。

4）术后局部避免潮湿、水疱、日晒，也要避免搔抓、摩擦，应使其自然结痂，结痂后不要搔抓痂壳，待其自然脱落。

2. 中药熏洗疗法

（1）红花30克，食盐50克，加3000毫升水，慢火煎煮30分钟泡脚，每天1次。

（2）桂枝、附片、伸筋草、苦参各15克，加3000毫升水，慢火煎煮30分钟，煎后去渣，用按摩足浴盆浸泡双足30分钟，每天1次。

（3）鲜马齿苋捣碎，均匀敷于患处，厚约0.5厘米，再盖上自制的带孔塑料薄膜，用胶布固定，每天1次。

（四）典型病例分析

病例

患者，女，56岁。

［主诉］左下肢静脉扩张、伸长、迂曲10余年，伴下肢酸胀、沉重2个月。

［现病史］该患者于10余年前开始，出现下肢静脉曲张、伸长、迂曲。近2个月，出现双下肢酸胀、疼痛、沉重。饮食可，二便自调。舌质暗，苔薄白，脉沉紧。

［诊断］西医诊断：下肢静脉曲张（Ⅲ级）。

中医诊断：筋瘤。

［治疗］针灸疗法与中药熏洗疗法结合。

（1）针灸疗法，取穴：①阿是穴（病损局部），每周1～2次；②阿是穴、血海、鹤顶、解溪、足三里、三阴交、太冲、膈俞，每周2～3次。

（2）中药熏洗疗法。红花30克，食盐50克，加3000毫升水，慢火煎煮30分钟泡脚，每天1次。

嘱咐患者注意休息，特别是治疗后第1天，不可过度劳累，不可久立，下肢多做水平或抬高搁置，平时配合穿弹力袜，以防疾病进展。

经综合治疗4周后，该患者下肢无力、沉重、酸胀症状基本消失，静脉曲张、伸长、迂曲症状较前缓解。

附：中药内治法

（1）肝火偏盛型。

主症 除见下肢静脉屈曲扩张、小腿酸胀外，平时可见性急易怒、口苦便结、溺黄、舌质红、苔黄、脉弦实。

治法 治以清肝，佐以活血化瘀。

方药 清肝芦荟丸加减。当归、生地黄、白芍各15克，川芎10克，川黄连6克，青皮10克，生甘草5克，昆布15克，芦荟10克，丹参15克，川牛膝10克，威灵仙30克。水煎口服，每天1剂。

（2）阴虚火旺型。

主症 除见下肢酸胀、小腿静脉隆起屈曲外，平时可有心烦急躁、虚火上升等症状，舌红苔少，脉虚细数。

治法 补助为主，佐以养血活血。

方药 六味地黄汤合桃红四物汤加减。生地黄、熟地黄各10克，山药15克，牡丹皮10克，当归10克，赤芍10克，川芎10克，桃仁12克，红花6克，川牛膝12克，栀子10克，木瓜24克，泽泻10克。水煎口服，每天1剂。

（3）虚寒型。

主症 除有下肢静脉曲张外，可见畏寒肢冷不渴、脉细弱、舌淡而紫等虚寒证表象。

治法 温通经脉，佐以养血疏肝。

方药 当归四逆汤加味。当归24克，桂枝10克，赤芍、白芍各15克，炙甘草10克，细辛6克，通草10克，大枣6克，黄芪30克，鸡血藤30克，丹参30克。水煎口服，每天1剂。

二、雷诺氏病

（一）临床表现

雷诺氏病发作时以掌指关节为界，手指发凉、苍白、发紫，继而潮红。疾病晚期，逐渐出现手指背面汗毛消失，指甲生长变慢、粗糙、变形，皮肤萎缩变薄且发紧（硬皮病），指尖或甲床周围形成溃疡，并可引起感染。本病多发生在20～40岁，女性多于男性。起病缓慢，开始为冬季发作，时间短，逐渐出现遇冷或情绪激动即可发作。一般多为对称性双手手指发作，足趾亦可发生。

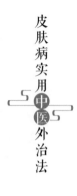

（二）病因病机

本病属中医血痹、痹症、手足厥冷范畴。基本病机为营卫不和，寒湿之邪客于经络，肝郁气滞，疏泄失常，气滞血瘀，脉络闭阻，肢末失养。

（三）辨证治疗

1. 针灸疗法

（1）毫针刺法。

取穴　主穴：极泉、臂中、曲池、阳池、八邪。配穴：百会、四神聪、风池、合谷、太冲。

操作　极泉、臂中、曲池配合电针治疗。百会、四神聪、风池、阳池、合谷、三阴交、太冲、八邪，平补平泻手法，留针30分钟，每周2~3次。

方解　极泉、臂中、曲池三穴处于主要神经、血管的分布区，电刺激三穴，可疏通经络。百会、四神聪、风池可调节内分泌和交感神经功能，尤其是协调血管运动神经中枢。阳池、八邪属近部取穴，以活血化瘀、温经通阳；合谷、太冲可疏肝理气。

（2）放血疗法。

取穴　手或足十宣穴。

操作　在患者的患肢手腕部系止血带，医者右手持一次性采血针或一次性注射器针头对准消毒后的手十宣穴处快速点刺，接着用双手拇、食指分别由手掌部向手指末端挤压，每处挤出5~10滴黄豆粒大小的血（为便于血能够顺利外泄，在挤压时可以用75%的酒精反复擦拭针刺处）。术毕将止血带解除、血迹擦拭干净后再用碘常规消毒。针刺处当天24小时内应保持干燥、清洁，禁止沾水。放血疗法常与毫针刺法配合应用，取穴：关元、中脘、四关。采用平补平泻手法，每周2~3次；十宣放血，每周1~2次。

方解　十宣放血可以改善局部组织的微循环和神经营养功能，降低局部毛细血管的渗透性，从而恢复肢体局部神经血管的正常功能，达到"祛瘀生新""祛瘀养血"的作用。关元穴为任脉与足太阴脾经、足少阴肾经、足厥阴肝经的交会穴，三焦元气所发处，联系命门真阳，为阴中之阳穴，丹田命火聚结之地，是补益全身元气的要穴，人身元阳赖此以生，有补摄下焦元气、扶助机体元阴元阳的功效。中脘为任脉、手太阳与少阳、足阳明之会。胃之募穴，八会穴之腑会。穴下正好是胃体中部，具有调理脾胃、化湿降逆（在于升降、燥湿的调理）、疏肝理气、温胃散寒、调补脾气、健中和肠之效。四关穴即合谷、太冲。合谷属多气多血之阳明经，偏于补气、调气。太冲属少气多血之厥阴经，偏于补血、调血。两穴一阳一阴，一气一血，一腑一脏，一升一降，上下相配、阴阳相配能够使气血同调、阴阳同调、脏腑同调。针刺四关穴对脉管的舒缩具有良性的双向性调节作用，既可缓解血管过度收缩，又可抑制血管过度扩张，达到调和营卫、活血化瘀、通经活络之功效。

2. 中药熏洗疗法

（1）川乌、草乌、细辛、三棱各25克，透骨草、肉桂、红花、苏木、桃仁各50克。上药煎汤，先熏后洗，每次共20分钟，每天1剂，每天1次。此疗法具有解痉止痛之效。

（2）透骨草、延胡索、归尾、姜黄、川椒、海桐皮、威灵仙、川牛膝、乳香、没药、羌活、白芷、苏木、五加皮、红花、土茯苓各10克。上药煎汤，先熏后洗，每次共20分钟，每天1剂，每天1次。此疗法具有活血止痛之效。

（3）花椒、透骨草、红花各30克，桑枝、苏木各50克，细辛20克，加水至淹没药物2厘米，浸泡2小时后煎沸，先蒸患肢待水温适宜后，将患肢浸泡药液内，每天1~2次，每次30分钟，每天1剂。此疗法具有温经散寒、通经活络、活血化瘀的作用。

（四）注意事项

避免寒冷刺激，保持手足温暖干燥，防止情绪激动、紧张和手足部创伤，戒烟戒酒。

（五）典型病例分析

病例

患者，男，40岁。

［主诉］双手指发凉、苍白、发紫半年余。

［现病史］患者于1年前开始，双手发僵、活动不灵活。近半年发现双手指时有发凉、苍白、发紫，时有肿胀。发作时以掌指关节为界。饮食可，二便自调。舌质暗，苔薄白，脉沉紧。

［诊断］西医诊断：雷诺氏病。

中医诊断：血痹。

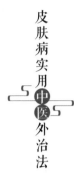

［治疗］针灸疗法与中药熏洗疗法结合。

（1）毫针刺法。主穴：极泉、臂中、曲池、阳池、八邪。配穴：百会、四神聪、风池、合谷、太冲。极泉、臂中、曲池配合电针治疗；百会、四神聪、风池、阳池、合谷、太冲，用平补平泻手法，留针30分钟，每周2～3次。

（2）中药熏洗疗法。花椒、透骨草、红花各30克，桑枝、苏木各50克，细辛20克。上药加水至淹没药物2厘米，浸泡2小时后煎沸，先蒸患肢待水温适宜后，将患肢浸泡药液内，每天1～2次，每次30分钟，每天1剂。此疗法具有温经散寒、通经活络、活血化瘀的作用。

经上述方法综合治疗4周后，该患者双手指发凉、苍白、发紫及肿胀症状基本消失。

附：中药内治法

（1）阴寒血瘀型。

主症 畏寒肢冷，皮色苍白、青紫，肢体刺痛或坏疽，得温则减，伴面色㿠白，口淡不渴，大便溏泻，小便清长，舌淡，苔白，脉细迟无力。

治法 温经散寒，活血通络。

方药 当归四逆汤加减。生黄芪、当归各30克，白芍、桂花、赤芍、红花、肉桂、地龙、乌梢蛇各15克，干姜12克，细辛3克，制附子6克，甘草10克。水煎口服，每天1剂。

（2）湿热瘀滞型。

主症 患肢热胀疼痛，阵发性发作，喜冷怕热，肢端潮红或青紫肿胀，严重者指（趾）端溃烂或坏疽，皮肤变薄光亮，舌红，苔薄黄或黄腻，脉滑数。

治法 清利湿热，活血通络。

方药 四妙勇安汤加减。金银花、玄参、当归、丹参、石斛各20克，川芎、玄胡、忍冬藤、木通、丝瓜络各15克，全蝎、制乳香、生甘草各10克。水煎口服，每天1剂。

（3）气滞血瘀型。

主症 患者有情志抑郁史，平素胸胀闷，患指（趾）发凉，麻木肤色变苍白，继则发绀，呈蜡状，阵发性刺痛，情志不畅时发作频繁，伴有烦躁不安，女性月经不调，舌质紫暗或有瘀点，苔薄白，脉弦细涩。

治法 疏肝理气，活血通络。

方药 逍遥散加减。柴胡、白芍、白术、红花、延胡索、枳实、香附、桂枝、郁金各15克，当归、茯苓各20克，生姜、甘草各10克。水煎口服，每天1剂。

（4）气虚血瘀型。

主症　气短乏力、畏寒怕冷，手指或趾端，外耳发白发凉，患肢阵发性麻木疼痛，伴见出冷汗，劳累后发作频繁，舌淡或微紫，苔薄白，脉细涩。本型多在大出血或久病后出现。

治法　补气活血，温经通络。

方药　黄芪桂枝五物汤加味。黄芪30克，当归20克，桂枝、白芍、红花、党参各15克，生姜、全蝎、乌梢蛇、制乳香各10克，大枣5枚。水煎口服，每天1剂。

加减　在上肢者，加羌活、桑枝；在下肢者，加川牛膝、木瓜。

第十二章　色素障碍性皮肤病

一、黄褐斑

（一）临床表现

黄褐斑是一种颜面部出现局限性淡褐色或褐色色素沉着性改变的常见皮肤病，属中医"肝斑""黧黑斑""蝴蝶斑"范畴。本病好发于中青年已婚妇女，发病部位多对称分布于面部，尤以颧颊多见，亦可累及眶周、前额、上唇和鼻部等部位。皮损呈淡褐色、黄褐色或深褐色斑片，大小不定，边缘一般清晰，表面光滑，无炎症，亦无鳞屑。

（二）病因病机

本病是以内因为主，外因为辅。内因主要表现为情志内伤、妇女月经不调、妊娠、房劳过度、先天不足而导致肝郁气滞、肝肾阴虚者；或因饮食不节、劳倦过度而导致脾虚湿蕴者；或因女性生殖性疾病（如子宫肌瘤等）、痛经而导致气滞血瘀者；外因主要与日光照射、化学试剂侵蚀等导致色素沉积或色斑加重有关。

（三）辨证治疗

1. 针灸疗法

（1）毫针刺法。

取穴　主穴：阿是穴（色斑局部）、太冲、三阴交、通里。配穴：肝郁型，配肝俞、胆俞、期门、日月、膻中、行间；脾虚型，配太白、百会、气海、足三里、脾俞、胃俞、内关；肾虚型，配太溪、神门、心俞、肾俞、绝骨、关元；气滞血瘀型，配合谷、太冲、膈俞、血海。

操作　上述穴位均用主穴结合配穴治疗，根据不同的辨证证型配穴，每次留针30分钟，每周2次，20次为1个疗程。

方解　黄褐斑病位在肝脾肾，因气血运行不畅，血瘀而成。三阴交为肝脾肾三条经络相交的穴位，可以调和气血，通经活络，治理内分泌失调。太冲是肝经的原穴，有调达肝气之效。行间是肝经的荥穴，有泻热之功。肝俞、胆俞、期门、日月、膻中可增强疏肝、行气之效，适用于肝郁气滞型黄褐斑。太白为脾经的原穴，与脾俞、胃俞相配，有健脾和胃之效，加百会、气海、足三里可补气、行气祛湿。内关可调情志，适用于脾虚湿蕴型黄褐斑。太溪是肾经的原穴，与肾俞、绝骨相配可以回阳益肾，与任脉的关元相配，可调理冲任，与三阴交相配可清热祛湿。神门、心俞可宁心安神，诸穴合用，适用于肝肾阴虚型黄褐斑。合穴、太冲开四关，可疏肝行气，与膈俞、血海相配可行气活血，用于气滞血瘀型黄褐斑。

> 扫描第220页二维码即可观看
> 黄褐斑耳针疗法操作视频

（2）耳针疗法。

取穴　主穴：面颊区、肺、内分泌、激素点、皮质下、子宫、卵巢、肾、脑。配穴：肝气郁滞证，加肝、胆；脾胃湿热证，加脾、胃、艇中、大肠；阴虚火旺证，加心、小肠。

操作　如果用王不留行籽或磁珠敷贴，3～5天换1次；如果用0.5寸毫针刺法，隔天1次，不宜过深透过耳软骨，有胀痛即可。两侧耳交替治疗，3个月为1个疗程。

方解　耳针疗法也要辨证取穴，根据不同证型，选用主穴结合配穴治疗。在临床治疗中，耳针疗法常与毫针刺法配合应用。

（3）温灸治疗。

取穴　阿是穴、关元、足三里、三阴交。

操作　每个穴位灸5～10分钟，以局部发红为度，每天1次，3个月为1个疗程。

方解　温灸具有疏风散寒、活血化瘀的作用，可增强通经活络、调理脏腑功能之效。温灸治疗常与毫针刺法配合应用。

（4）放血疗法与拔罐疗法。

取穴　肺俞、膈俞、肝俞、胃俞、血海。

操作　上述穴位交替进行，每次2～4个穴位。穴位常规消毒后用一次性采血针点刺出血，然后用闪火法拔罐，留罐5～10分钟，每周1～2次。放血疗法与拔罐疗法常与毫针刺法配合应用。

方解　肺俞放血拔罐，可增加清肺热、宣肺气之效。膈俞、血海放血拔罐，可增强活血化瘀之效。肝俞放血拔罐，可增强疏肝解郁、活血化瘀之效。胃俞放血拔罐，可清泄胃内蕴热。

（5）刮痧疗法。

取穴 阿是穴、督脉（第3颈椎～第2腰椎）、风池、肩井、膀胱经第一侧线（第1胸椎～第2腰椎）。

操作 在上述刮拭部位涂刮痧油，先刮拭督脉（第3颈椎～第2腰椎）、风池、肩井、膀胱经第一侧线（第1胸椎～第2腰椎），再刮拭色斑局部（刮出痧气即可）。每次刮痧20分钟，每周1次。背部痧斑较甚的部位可配合放血拔罐。

方解 传统医学认为，色斑病机为"瘀阻"。刮拭项背部穴位，排除阻滞在经络的毒素，可改善项背部的血液循环及对头面部的血液供应。在色斑局部刮痧，可促进局部血液循环、色素细胞的代谢及分解。

2. 中药外敷疗法

（1）白附子、滑石、白芷各150克，研极细末调匀，每次1匙，晚上睡前清洗面部后，涂于患处，30分钟后，用清水清洗干净，可治疗黄褐斑。

（2）青嫩柿树叶若干，白凡士林30克。将柿树叶晒干研细面，与白凡士林调匀成膏，每天睡前涂患处，晨起洗净，一般半个月至1个月后方能奏效。

（3）白僵蚕和白牵牛等份，加入烊化的凡士林中，搅拌成膏状，每晚睡前外搽斑点部位，晨起洗净，可治疗黄褐斑。

（4）白附子、白及、白蔹、白茯苓、密陀僧等份研细末，睡前以牛奶调匀，涂搽面部，可治黄褐斑。

3. 中药熏洗疗法

（1）皮肤萎黄、黯黑、粗糙及痤疮、疖疮熏洗方。苦杏仁45克，绿茶10克。将上药一同入锅，加水2000毫升，煎煮30分钟，去渣取汁。将部分药液加入"冷热喷蒸脸器"中，喷蒸10～15分钟。余下的药液倒入盆中，加热水至2500毫升，待温度适宜时泡足30分钟。本方可滋润皮肤、消炎杀菌、补充维生素及矿物质，防治皮肤萎黄、黯黑、粗糙及痤疮、疖疮。

（2）黑色素沉着、皮肤老化熏洗方。当归40克，龙眼肉25克。将上药加清水适量，煎煮40分钟，去渣取汁，将部分药液加入"冷热喷蒸脸器"中，喷蒸10～15分钟，余下药液加热水至2500毫升倒入盆中，待温度适宜时泡洗双脚，每天1次，每次泡30分钟，可养血益颜。本方适用于黑色素沉着、皮肤老化等。

（3）面部黄褐斑熏洗方。山楂、当归各16克，白鲜皮、白蒺藜各15克。将上药加清水适量，煎煮30分钟，去渣取汁取1杯代茶频饮，余液加热水至2500毫升一起倒入盆中，待温度适宜时泡洗双脚，每天1次，每次熏泡30分钟，可补血疏肝、散郁祛瘀。本方适用于面部黄褐斑，尤其适用于产后服用避孕药，而使面部长黄褐斑的妇女。

（4）老年斑熏洗方。当归40克，桂圆肉25克。将上药加清水适量，煎煮40分钟，去渣取汁，将部分药液加入"冷热喷蒸脸器"中，喷蒸10～15分钟，余下药液倒入盆中，加热水至2500毫升，待温度适宜时泡洗双脚，每天1次，每次熏泡30分钟。可养血益颜。本方适用于黑色素沉着、皮肤老化等。

4. 饮食疗法

在天然食品中，具有保养皮肤和消除黄褐斑功效的食物有许多种，现介绍几种经临床验证确有实效的食疗方法。

（1）绿豆百合美白汤。

组成 绿豆30克，赤小豆30克，百合30克。

做法 将上述材料用2000毫升清水浸泡半小时。大火煮滚后，改以小火煮到豆熟，熬至500毫升，依个人喜好，加盐或糖调味，分早、晚两次服用。绿豆与百合所含的维生素能使黑色素还原，具有漂白作用。

（2）丝瓜化瘀茶。

组成 丝瓜络15克，茯苓20克，僵蚕5克，白菊花10克，玫瑰花5朵，大枣5枚。

做法 将上述材料加500毫升水煎取汁，代茶饮服。药渣可再煎取汁温敷于脸部。该茶饮清热祛风消滞，适宜气滞血瘀之证。

（3）柠檬冰糖汁。

组成 柠檬2个。

做法 50毫升柠檬榨汁加450毫升水，加冰糖适量饮用。柠檬中含有丰富的维生素C，100克柠檬汁中所含维生素C可高达50毫克。此外还含有钙、磷、铁和B族维生素等。常饮柠檬汁不仅可以白嫩皮肤，防止皮肤血管老化，消除面部色素斑，而且还具有防治动脉硬化的作用。

（4）牛奶核桃饮。

组成 牛奶、豆浆、黑芝麻各200克，核桃300克。

做法 将核桃、芝麻放入小石磨中；牛奶和豆浆混匀，慢慢倒入小石磨中边倒边磨，磨好后倒入锅内煮沸。后加入少量白糖调味，也可在煮沸时，打入生鸡蛋，边搅边煮。每天1次，每次1小碗。可经常食用。

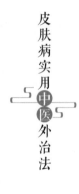

（5）三仁美容粥。

组成　桃仁、甜杏仁、白果仁各10克，鸡蛋1个，冰糖10克，粳米50克。

做法　将桃仁等3味中药研成细末；粳米淘洗干净，放砂锅内，加桃仁等3味中药细末和适量水，旺火煮沸，打入鸡蛋，改用文火煨粥。粥成时加入白糖调匀。每天1剂，早餐食用。20剂为1个疗程，间隔5天后可接着用下一个疗程。此粥具有活血化瘀、润肠通便、护肤美肤的功效。老年人常服此粥能减少色素斑，延缓皮肤衰老。

（6）猪肾薏苡仁粥。

组成　猪肾1对，山药100克，粳米200克，薏苡仁50克。

做法　猪肾去筋膜切碎，洗净，与去皮切碎的山药100克、粳米200克、薏苡仁50克加水适量，用小火煮成粥，加调料调味分顿吃。此粥具有补肾益肤的功效。适用于色斑、黑斑皮肤。

（7）干柿去斑方。

组成　干柿子，天天食之，久食有效。有润心肺、去黑斑作用。本方适用于面部黑斑、雀斑。

（8）富含维生素C的食物。

多食橘柑、西红柿、嫩辣椒、小萝卜等含丰富维生素C的食物。因维生素C可抑制皮肤内的多巴醌氧化，使深色氧化型色素变淡，进而抑制黑色素的形成。

（9）富含维生素E的食物。

常食鲜莴苣、蛋黄、芝麻、带皮谷类等富含维生素E的食物。随年龄的增长，体内过氧化脂质逐渐增多，此物质极易诱发黑色素沉着，而维生素E具有抗氧化作用，能有效抑制过氧化脂质的产生。

黄褐斑不仅仅是皮肤黑色素沉着的表现，它反映出身体内部功能出现了问题，是内部疾病反射在面部的一种信息。若想从根本上治疗黄褐斑需要外治内养，纠正紊乱的内分泌功能，方能达到标本兼治、不复发的功效。当然还要养成好的生活习惯，保持良好的情绪；科学饮食，多吃水果，饮食以新鲜蔬菜及高蛋白、低脂肪的食物为主。并且需要学会心理上的自我调节，正面积极地看待问题，放松心情，保持开朗乐观的心态，坚持适当的户外运动等。

（四）典型病例分析

1. 病例一

患者，女性，37岁。

［主诉］面部色斑3年余。

［现病史］患者近3年来因情志不遂，颧部出现片状色斑，逐渐增大，边缘清楚。伴月经量少、色暗红、有血块。时有经行气腹痛。饮食可，睡眠欠佳，时有便秘。舌质暗、散在瘀斑，苔薄白，脉弦。

［专科查体］色斑分布于颧部，大小为1.5厘米×1.5厘米，深褐色，表面粗糙，边界清楚（图12-1左）。

［诊断］西医诊断：黄褐斑。

中医诊断：肝斑（肝郁气滞型）。

［治疗］针灸疗法　①耳穴疗法，取穴：面颊、皮质下、内分泌、心、肝、脾、肾、子宫，3～5天1次。一侧耳以磁珠敷贴，两耳交替轮用。②毫针刺法，取穴：阿是穴（黄褐斑局部），睛明、攒竹、颊车、四白、颧髎、印堂、迎香、合谷、太冲、日月、期门、安眠、肝俞，每周2次。③拔罐疗法，取穴：膈俞、肝俞、肾俞，每周2次。④温灸治疗，取穴：阿是穴、关元、肾俞、命门，每天1次。

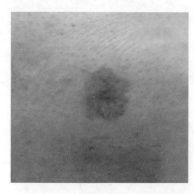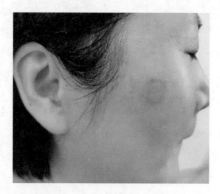

图12-1　肝斑（肝郁气滞型）治疗前后对比

（左：治疗前；右：治疗后）

经针灸治疗12周后，该患者色斑面积明显缩小，颜色变浅（图12-1右）。

2. **病例二**

患者，女性，65岁。

［主诉］面部多发、散在色斑2年。

［现病史］2年前开始，患者面部逐渐出现色斑、分布于鼻、内眼角、颧部、两颊、额部、上唇等处，时有皮肤瘙痒。常伴有失眠健忘、耳鸣、腰膝酸软、两目干涩、五心烦热、周身乏力等症状，夜尿频、大便可。舌质红，少苔，脉沉。

［专科查体］面部见黑褐色斑片，大小不等，边缘清楚，分布对称（图12-2左）。

［诊断］西医诊断：黄褐斑。

中医诊断：蝴蝶斑（肝肾阴虚型）。

［治疗］针灸疗法与中药外敷疗法与中药口服及食疗结合。

（1）针灸疗法。毫针刺法与温灸结合治疗。①毫针刺法，取穴：阿是穴围刺（在色斑局部多针浅刺）、关元、中极、气门、足三里、三阴交、太溪、筑宾、阳交、肝俞、肾俞。隔天1次，20次为1个疗程。②温灸治疗，取穴：神阙。每天灸3壮。

（2）中药外敷疗法。白附子、滑石、白芷各150克，研极细末调匀，每次1匙，早晚清洗面部后，涂于患处。

（3）中药口服。生、熟地黄各15克，山萸肉10克，女贞子15克，旱莲草15克，天花粉10克，当归10克，丹参30克，茯苓10克，牡丹皮10克，炙甘草6克，夜交藤30克，决明子15克。15剂，口服，每天1剂，分2次口服，每次200毫升。

（4）食疗。三仁美容粥：桃仁、甜杏仁、白果仁各10克，鸡蛋1个，冰糖10克，粳米50克。将桃仁等3味中药研成细末，粳米淘洗干净，放砂锅内，加桃仁等3味中药细末和适量水，旺火煮沸，打入鸡蛋，改用文火煨粥。粥成时加入白糖调匀。

经综合治疗4周后，该患者病情明显改善（图12-2右）。面部色斑明显减少，双眼干痒症状消失，色斑边界不清。患者失眠健忘、耳鸣、腰膝酸软、两目干涩、五心烦热、周身乏力等症状均有所改善。停用中药口服。继续上述外治法及食疗法。

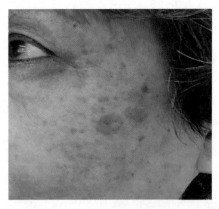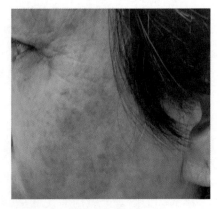

图12-2　蝴蝶斑（肝肾阴虚型）治疗前后对比

（左：治疗前；右：治疗后）

附：中药内治法

（1）肝郁气滞证。

主症 面部浅褐色至深褐色斑片，弥漫分布，平素心情抑郁或急躁，皮损程度与情绪变化有关，经前皮损颜色加深。伴胸胁乳房胀痛，或面部烘热，月经不调。舌暗红，苔薄白或薄黄，脉弦或弦细。

治法 疏肝解郁。

方药 醋柴胡12克，当归、白芍各10克，丹参15克，茯苓12克，白术10克，青橘叶6克，制香附10克，薄荷3克（后下）。水煎口服，每天1剂。

（2）脾虚湿蕴证。

主症 斑片灰褐，状如尘土附着，边界不清，见于鼻翼、前额、口周，面色萎黄。伴有倦怠乏力，纳差腹胀，大便稀薄，或痰涎较多，胸膈痞闷，或恶心呕吐，或月经后期，经色浅淡，带下清薄。舌淡胖、边有齿痕，苔白而腻，脉濡弱。

治法 健脾利湿清热。

方药 党参12克，黄芪15克，白术10克，扁豆、茯苓各12克，黄柏、黄芩、泽泻各10克，六一散6克。水煎口服，每天1剂。

（3）肝肾阴虚证。

主症 面部见黑褐色斑片，大小不等，边缘清楚，分布对称。伴失眠健忘，腰膝酸软，耳鸣，双目干涩，五心烦热，月经不定期且量少，夜尿频。舌质红，苔干或少苔，脉沉或细。

治法 温肾祛瘀、滋补肝肾、清虚热。

方药 ①熟地黄20克，山药20克，山茱萸15克，丹参15克，菟丝子15克，肉苁蓉15克，茯苓15克，牡丹皮10克，僵蚕10克，红花8克，泽泻8克。②生地黄、熟地黄各15克，山萸肉10克，女贞子15克，旱莲草15克，天花粉10克，当归10克，丹参30克，茯苓10克，牡丹皮10克，炙甘草6克。③生地黄、熟地黄各15克，玄参、天花粉、知母、黄柏、炙龟板、茯苓、栀子、柴胡、牡丹皮各10克。水煎口服，每天1剂。

（4）气滞血瘀证。

主症 面部黧黑斑，面色晦暗。伴口唇、舌体、指甲青紫色暗，胸胁胀痛，经来小腹胀痛，月经色紫暗或有血块。舌质青紫或舌体瘀斑，脉涩或弦。

治法 疏肝理气活血。

方药 柴胡10克，赤芍、白芍各15克，当归10克，茯苓10克，苍术10克，薄荷6克（后下），陈皮10克，香附10克，丹参30克，牡丹皮10克，甘草6克。水煎口服，每天1剂。

二、白癜风

（一）临床表现

白癜风是一种常见的后天性色素脱失性皮肤黏膜病，本病属中医"白癜""白驳风"的范畴。临床表现为皮损大小不一，形状不规则的白色斑片，周围色素常较深，边界清楚，表面平滑，斑内毛发变白或正常。数目不定，单发或多发，可互相融合成大片。全身各处均可发生，但以面部、颈部、手背等局限性发病者为多。可对称亦可单侧发生，有时可呈节段性或带状分布。一般无自觉症状。少数在病情进展期，局部可有微痒。露出部位经日晒后发红并可有灼痛或刺痒感。

（二）病因病机

本病发病以内因为主，外因为辅，内因多为七情内伤、五志不遂、劳倦过度、脏腑功能紊乱，亦有先天禀赋不耐（相当于遗传因素），上述内因均可导致气血运行不畅，或肝郁气滞，或心脾两虚，或肝肾阴虚等而发病。而外因多为风邪、湿邪客于肌表，亦有外伤跌仆导致邪毒乘虚而入搏于肌肤，导致气血失和而发病。

（三）辨证治疗

1. 针灸疗法

（1）毫针刺法。

取穴 主穴：侠白、白癜风穴（中指末节掌侧横纹中点至中冲穴连线的下三分之一交点处）。配穴：风燥型，取风门、风池、大椎、曲池、太溪、阴陵泉、阿是穴；湿热壅盛证，取合谷、足三里、天枢、丰隆、地机、阿是穴；寒凝经脉证，取关元、外关、命门、阳陵泉、阿是穴；肝郁气滞证，取期门、膻中、太冲、肺俞、阿是穴；肝肾不足证，取肝俞、肾俞、脾俞、三阴交、阿是穴，如果此证有头晕耳鸣者，加风池、听宫；瘀血阻络证，取血海、膈俞、膻中、阿是穴，如果此证有月经来潮后期伴血块，加归来、气海、足三里。根据症状加减，体倦乏力、气血不足者，加血海、三阴交；食少纳呆者，加中脘、三阴交；大便黏滞不爽者，加天枢；少寐心烦者，加通里；烦热盗汗者，加阴郄；病变在面加合谷；病变在上肢加手三里、内关；病变在下肢加委中、太溪。

操作 每次治疗取主穴结合配穴，平补平泻手法，每周2次，每次留针30分钟。

方解 侠白、白癜风穴为治疗白癜风的特效穴，针刺阿是穴可改善局部组织结构、促进黑色素细胞再生。此外白癜风发病除遗传因素外，与脏腑功能失调密切相关，根据临床表现，辨证配穴对白癜风的治疗意义重大。针刺风门、风池、大椎、曲池、太溪、阴陵泉，可疏风清热、滋阴润燥。针刺合谷、足三里、天枢、丰隆、地机可健脾、燥湿、化痰；针刺关元、外关、命门、阳陵泉可温肾助阳、通经活络。针刺肝俞、肾俞、脾俞、三阴交、风池、听宫，可滋补肝肾、改善耳鸣头晕的症状；针刺血海、膈俞、膻中可行气活血化瘀。针刺归来、气海、足三里可促进活血化瘀之效。针刺中脘、三阴交可健脾和胃。针刺天枢可调理肠胃功能。针刺通里可清心除烦。针刺阴郄可宁心安神。合谷是治疗面部疾患的经验穴，手三里、内关为治疗上肢疾患的经验穴。委中、太溪为治疗下肢疾患的经验穴。

（2）耳穴疗法。

取穴 交感、内分泌、皮质下、神门、肺、心、肝、肾上腺、皮损相应部位。

操作 上述穴位交替使用，每次6～8个穴位，3～5天换1次，每次贴一侧耳，两耳交替敷贴。12周为1个疗程。

方解 敷贴交感、内分泌、皮质下、肾上腺可调节内分泌，改善皮肤代谢功能，促进黑色素细胞代谢。敷贴肺、皮损相应部位，可改善皮损局部皮肤功能。敷贴神门、心、肝可调节脏腑功能，疏肝解郁，宁心安神。

（3）梅花针叩刺法。

取穴 主要在阿是穴（白斑）。

操作 梅花针叩刺皮损局部，沿着皮损外缘、按顺时针方向向中心环形叩刺，每次叩刺间隔1厘米，以皮肤表面潮红为度，每周2次。

方解 通过叩刺皮损局部，改善皮损局部血液循环，促进白斑复色。临床常用梅花针叩刺皮损局部结合体针调理脏腑功能综合治疗。此法常与毫针刺法配合应用。

（4）放血疗法。

取穴 皮损局部，常与毫针刺法配合应用。

操作 皮损局部用一次性注射器，多针、浅刺、散刺，一般3～5个点，每次做2～4个部位，交替进行，每个部位每周1次。每个部位出血量0.5～2毫升。

方解 治疗气滞血瘀型白癜风，用速刺白斑出血，辅以拔罐，促使出血的方法，配合体针全身调理。

（5）火针疗法。

取穴 在白斑处施术。

操作 患者取卧位，皮损处常规消毒，选用细火针或中火针，将针尖烧微红，在皮损区内点刺，深度以透过表皮为止，烧1次点1下，每两点间相距0.2～0.3厘米，至皮损区布满刺点。每周1次，直至皮损区内无明显白斑为止。

方解 火针具有温经散寒的功效，主要适用于寒凝经脉型和瘀血阻络型白癜风。此法常与毫针刺法配合应用。

（6）艾灸疗法。

取穴 皮损局部，常与毫针刺法配合应用。

操作 取适量醋调匀灸药（五倍子、桑叶、灵仙、当归、川芎、石菖蒲各10克，研成粉）做成皮损大小的药饼，厚约0.5厘米，贴于皮损处，再用艾绒做成高1厘米、炷底直径1厘米的艾炷若干个，置于药饼之上，点燃艾炷顶部，燃至底部患者有温热感时，另换艾炷重复操作，同一部位每次灸3～6壮。每天1次，10次为1个疗程，疗程间隔5～7天。

方解 温灸具有温经散寒之效，主要适用于寒凝经脉型白癜风。此法常与体针疗法配合应用。

（7）穴位埋线疗法。

取穴 主穴：侠白、白癜风（中指末节掌侧横纹中点至中冲穴连线的下三分之一交点处）、曲池、阳陵泉。配穴：膈俞、肺俞、脾俞、丰隆、阴陵泉、三阴交。

操作 用3-0号医用羊肠线或化学合成线，将线体埋置在相应的穴位。15～30天1次，3个月为1个疗程。

方解 穴位埋线为中医外治疗法，具有"以线代针"的长效针刺作用，由于医用羊肠线长期持续柔和地刺激穴位，可提高穴位的兴奋性和传导性，具有调和气血、疏通经络、扶正祛邪之功效，有研究证明穴位埋线可改善病变区的血液循环和淋巴循环，促进新陈代谢，营养细胞，有利于组织细胞修复。首发部位穴位埋线，有利于局部血液循环，促进黑色素细胞的代谢及增生分化。肺俞宣散卫气；脾俞、阴陵泉、三阴交、丰隆、曲池，可健脾燥湿、化痰和胃；阳陵泉、膈俞，可疏肝解郁。

（8）穴位注射疗法。

取穴 侠白、白癜风、足三里、曲池。

操作 常用复方丹参注射液2毫升，注射上述穴位，每周1~2次，10次为1个疗程。疗程间休息1周。再行下1个疗程。

方解 穴位注射为长效刺激疗法，通过药物在穴位的刺激，可以起到针、药并用的效应。此法常与毫针刺法配合应用。

2. 中药外敷疗法

（1）增色散：雄黄、硫黄、雌黄、密陀僧各6克，冰片3克，麝香、斑蜜各0.6克。上药研细末，用新鲜黄瓜或胡萝卜片蘸药粉外敷皮损处20分钟，每天2~3次，有刺激色素生长、调和气血的功能。

（2）补骨脂酊：补骨脂300克，乌梅150克，黄连100克，95%乙醇1000毫升浸泡2周。取滤液外涂皮损处，每天2~3次。

（3）密陀僧散由雄黄、硫黄、蛇床子各6克和密陀僧3克、轻粉1.5克组成，上述中药研末，用新鲜黄瓜或胡萝卜片蘸药粉外敷皮损处20分钟，每天1~2次，具有祛风、杀虫、止痒的功效。

（4）复方补骨脂酊：补骨脂150克，乌梅50克，川芎30克，当归30克，赤芍30克，菟丝子30克，刺蒺藜30克，放入95%乙醇1000毫升浸泡1周。过滤液外涂皮损处，每天2~3次。

（5）白附子、硫黄各9克，研细末，姜汁调匀，搽患处，每天2~3次。

（6）细辛6克，雄黄、白芷各3克，研细末，4%食用醋调匀，外涂皮损处，每天2~3次。

（7）白及9克，密陀僧6克，雌黄、白附子（晒干）各15克，麝香0.9克，冰片0.6克，硫黄、朱砂各4.5克。上药研细末，醋调或鲜茄子切片蘸药粉，外搽患处每天2~3次。

（8）马齿苋洗净切碎捣烂，拧出液，瓶装备用（每100毫升加硼酸2克，使pH保持3.1，可久储）。蘸药液涂患部，每天1~2次（最好晚睡前涂1次）。配合患部日光浴每天10分钟，逐日增加至1~2小时。

（四）预防白癜风

（1）保持良好的健康心态，对于突发事件泰然处之，"因郁致病"或"因病致郁"的因素对健康与黑色素代谢均有影响。

（2）避免接触某些致病酚类化学物质，如作为橡胶防护手套原料的抗氧剂氢醌衍生物，某些合成橡胶制成的凉鞋，职业性的接触如丁酚、氢醌、氢醌单苯醚、β-盐酸硫乙胺等化学物质，人们都有可能产生职业性白斑。

（3）久服某些药物可发生白斑，含磺胺基成分类药物如磺胺类、噻嗪类、格列本脲等都具有光敏感作用，含硫基药物如胱氨酸等能干扰黑色素的正常代谢。常用的甲状腺素、肾上腺素、去甲肾上腺素等药物也会影响黑色素的合成。

（4）外伤可使伤处皮肤变白，可能是因局部创伤处的神经纤维受损所致，或是机体处于高度应激状态，使体内的神经内分泌系统功能紊乱，降低了黑色素的合成代谢。

（5）避免强光暴晒。暴晒之后易引起皮肤炎症，特别是头面部等暴露部位常导致黑色素细胞受损，失去产生黑色素的能力。

（6）避免服用维生素C，维生素C常用于治疗多种疾病，但白癜风患者服用不但无益反而有害。因为维生素C能使已形成的多巴胺立即还原成多巴，从而中断了黑色素的生物合成。另外，维生素C既会影响肠道吸收铜离子，又能降低血中血清铜氧化酶活性，从而影响酪氨酸酶活性。

（五）饮食宜忌

（1）不可偏食。偏食会造成食品搭配失调，营养偏差，有可能导致合成黑色素的必需物质相对缺乏。

（2）摄食一些含铜食物。有实验资料证明白癜风患者血中和白斑组织中的铜和铜蓝蛋白含量常明显低于正常人。日常生活中不妨摄食一些含铜食物，多用一些铜勺、铜壶等铜器餐具来补充些铜。既可减轻或免除经口或静脉途径给药可能引起的中毒，又可当作一种可行的白癜风辅助治疗。

（3）多食一些富含酪氨酸的物质。如瘦肉中的牛肉、猪肉等和禽蛋、动物内脏（如肝、肾等）、牛奶、新鲜蔬菜、豆类（包括黄豆、扁豆、青豆、豆制品等）。此外，还有花生、黑芝麻、葡萄干、硬果类（如核桃等），以及富含矿物质的贝壳类食物，如母螺、蛏、蛤、牡蛎等。

（4）对富含维生素C的食物，如鲜橘、柚子、鲜枣、山楂、樱桃、猕猴桃、草莓和杨梅等，应尽量不吃或少吃。日常经验也表明过酸、过辣的食物，以及所谓的"热性食物"或"发物"，如鱼、虾、蟹、羊肉、狗肉等，其致敏的发生率很高，均应禁忌食用。

（六）典型病例分析

1. 病例一

患者，男性，36岁。

[主诉] 头面部及周身白斑3年余。

[现病史] 患者于3年前开始，周身多发白斑，以头面部、手背、大腿外侧多见。近1年发展较快，白斑色淡，边缘较清晰。伴有睡眠较差、心烦易怒的症状。饮食可，小便黄，大便不调。舌质淡红，少苔，边有齿痕，脉沉细。该患者拒绝中药口服治疗。

[专科查体] 该患者头面部、躯干、四肢、手、足多处片状白斑，最大的10厘米×10厘米（图12-3左）。

[诊断] 西医诊断：白癜风。

    中医诊断：白驳风（肾虚型）。

[治疗] 体针疗法与中药外敷疗法结合。

（1）体针疗法，取穴：阿是穴、侠白、白癜风穴、太溪、交信、水泉、阴谷穴、安眠、头维、通里、神门、曲池、阴陵泉、三阴交。每周3次，15次为1个疗程。疗程间休息1周。

（2）中药外敷疗法。复方补骨脂酊，每天外用2～3次。

此外，还需注意饮食、起居。

经综合治疗12周后，该患者白斑范围逐渐缩小，鼻翼旁、鼻唇沟部位及口唇周围颜色较治疗前明显变深（图12-3右），病情在恢复中。

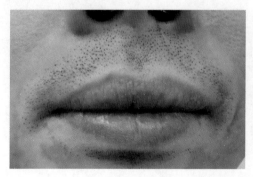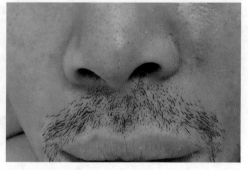

图12-3　白癜风（肾虚型）治疗前后对比

（左：治疗前；右：治疗后）

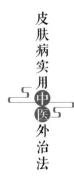

2. 病例二

患者，男，34岁。

[主诉] 周身散在白色皮损5年。

[现病史] 患者于5年前开始，面部出现散在白斑，继之面积增大，现表现为周身散在白斑，无痒痛。常伴有烦躁易怒的症状，饮食可，大便软，小便自调。舌质淡，苔厚腻，脉滑。

[专科查体] 周身散在白色皮损，最大面积10厘米×10厘米，分布在头面部、躯干及四肢。

[家族史] 无白癜风家族史。

[诊断] 西医诊断：白癜风。

中医诊断：白驳风（肝郁脾虚型）。

[治法] 疏肝解郁，健脾燥湿。

[治疗] 针灸疗法与穴位埋线疗法结合。

（1）针灸疗法，取穴：首发部位、曲池、肺俞、脾俞、关元、阴陵泉、三阴交、丰隆、太冲、阳陵泉、膈俞。

（2）穴位埋线疗法。采用一次性埋线针，在穴位常规消毒，镊取一段2厘米的医用羊肠线（3-0号），放置在针管前端，后接针芯，左手拇、食指绷紧或提起进针穴位的皮肤，右手持针迅速刺入所需深度，出现针感后，边推针芯，边退针管，将医用羊肠线埋入上述穴位，无菌棉签按压胶布固定，间隔15天1次。

经埋线治疗20次后，该患者的症状现明显改善。未有新的白斑出现，已有的白斑面积逐渐缩小，且有黑色斑点出现。继续穴位埋线治疗。

附：中药内治法

（1）风燥证。

主症 白斑光亮，多发于上半身或者泛发全身，发病快，病情进展亦快，舌质红，苔少，脉洪数。

治法 疏风润燥。

方药 二至丸加减。女贞子、旱莲草各12克，桑椹、刺蒺藜各15克，丹参、防风、浮萍各10克，白附子、甘草各6克，黑芝麻30克。水煎口服，每天1剂。

（2）湿热证。

主症 白斑呈淡褐色或粉红色，多发生在颜面七窍周围或颈项区域，并有夏秋进展快，冬春不扩展的趋势，日晒或遇热则皮肤略有瘙痒，舌质淡红，苔薄黄或微腻，脉濡数。

治法 除湿清热。

方药 胡麻丸加减。大胡麻15克，苦参、防风、石菖蒲各10克，白附子、苍术、重楼、红花、蛇蜕各6克，稀莶草15克。水煎口服，每天1剂。

（3）寒凝证。

主症 白斑晦暗，病变多在下半身和四肢末端，病情进展缓慢。舌质淡红，苔薄白，脉沉细。

治法 散寒通络。

方药 神应消风散加减。党参、白芷、苍术各10克，何首乌、鸡血藤、夜交藤、丹参各15克，红花、路路通、麻黄各6克，全蝎1~2个。水煎口服，每天1剂。

（4）肝郁证。

主症 白斑淡红，病情的进展常与思虑过度、精神抑郁有关，患者以女性为主，伴有月经不调等病史，舌质暗红，苔少，脉弦数。

治法 疏肝解郁，活血增色。

方药 逍遥散加减。当归、炒白芍、茯苓、生地黄各10克，郁金6克，八月扎、益母草各15~30克，苍耳子12~15克，磁石（或自然铜）30克。水煎口服，每天1剂。

（5）肾虚证。

主症 白斑色白，分布无一定规律，病情的进展与劳累、房劳等密切相关，患者以男性为主，常伴有阳痿、头昏、肢倦等，舌质淡红，苔少，脉细弱。

治法 滋补肝肾。

方药 五子衍宗丸加减。沙苑子、蛇床子、覆盆子各12克，枸杞子、车前子、生地黄、熟地黄、赤芍各10克，当归、何首乌、刺蒺藜各15克，黑芝麻10~15克。水煎口服，每天1剂。

加减 心情急躁易怒者，加牡丹皮、重楼、焦栀子各10克。乳房胀痛，甚则结块者，加远志、延胡索、王不留行各10克。皮疹以头面部为主者，加羌活15克，升麻5克，桔梗10克，藁本10克。皮疹以胸部为主者，加瓜蒌皮、薤白各10克。皮疹以腹部为主者，加木香10克，乌药6克，香附6克。皮疹以下肢为主者，加川牛膝15克，木瓜10克，蚕沙5克。皮疹以上肢为主者，加桑枝10克，姜黄6克。

皮疹泛发者，加蝉蜕、豨莶草、佩兰各15克，浮萍、葱白各10克。偏于风者，加秦艽15克。偏于寒者，加桂枝10克。偏于湿者，加藿香15克，佩兰10克。偏于血瘀者，加泽兰、川芎各15克。皮疹顽固者，加檀香、沉香各6克，麝香3克。偏血虚者，加阿胶、桑椹各10克。跌仆损伤而发者，加乳香、没药、苏木各6克。气不足者，加黄芪30克。女性崩漏，加阿胶15克。男性遗精，加生龙骨、生牡蛎各15克。伴有家族病史者，加服六味地黄丸。

扫码观看视频

黄褐斑耳针疗法
操作视频

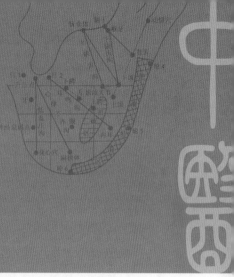

第十三章　黏膜疾病

一、外阴白斑

（一）临床表现

外阴白斑以外阴奇痒为主要症状，瘙痒时间及剧烈程度不分季节与昼夜。局部有不同程度的皮肤黏膜色素减退、变白、干燥易破裂，如伴有滴虫性或霉菌性阴道炎，则可出现分泌物增多、局部烧灼感、刺痛与瘙痒症状。

（二）病因病机

本病的主要临床表现为外阴奇痒，属中医学"阴痒"范畴，其病因大体可概括为肝经湿热、脾肾阳虚、肝肾阴虚，其病机主要为肝脾肾功能失调，精血虚衰，不能营养阴部所致。

（三）辨证治疗

1. 针灸疗法

（1）火针疗法。

取穴　阿是穴（病灶局部）。

操作　用尖头火针，施散刺法治疗。每周2次。

方解　火针局部散刺，具有疏风散寒止痒、软坚散结、活血通络之效。此法常与毫针刺法配合应用。

（2）毫针刺法。

取穴　主穴：次髎、曲骨、关元、急脉、阴廉、足五里。配穴：肝经湿热证，配合公孙、中封、三阴交、曲池；脾肾阳虚证，配合脾俞、肾俞、昆仑、命门；肝肾阴虚证，配合太溪、然谷、肝俞、肾俞。

操作 上述穴位均取双侧，根据不同辨证分型，采用主穴结合配穴的选穴原则，平补平泻手法，每周2~3次。

方解 急脉、阴廉、足五里为肝经穴，可疏肝解郁、通经活络。曲骨、关元为任脉穴，具有补气健脾、祛湿止痒之效。配合公孙、中封、三阴交、曲池，可祛肝经湿热。脾俞、肾俞、昆仑、命门补肾助阳，可起到阴中隐阳之效。配合太溪、然谷、肝俞、肾俞，可起到滋补肝肾的作用。此法常与火针疗法配合应用。

（3）温灸治疗。

取穴 阿是穴。

操作 选用艾条灸，每次15~20分钟，每天2次。

方解 局部温灸，具有祛风、除湿、止痒之效。此法常与毫针刺法配合应用。

2. 中药外敷疗法

紫草10克，洗净晾干，放香油或胡麻油100毫升，浸泡7天，再煎煮，煮沸后，去药渣取油，经高温消毒后使用。此药可外涂于患处局部，能保护皮肤防止皲裂。

3. 中药熏洗疗法

（1）黄柏、苍术、当归各15克，蛇床子、苦参、荆芥穗各20克，淫羊藿、赤芍各15克。制作：上述药水煎、煮沸后，煎煮30分钟，取汁。坐浴半小时，每天1~2次，10次为1个疗程。

（2）蛇床子、地肤子、苦参各20~30克，花椒、黄柏各12克，苍术、防风各15克。上药用纱布包扎，加水2000毫升，煎至1500毫升，待温热适度时先熏后洗，每天2次，每次30分钟，10次为1个疗程。此方具有燥湿止痒之效。

（3）艾叶100克，白鲜皮200克。上药用纱布包扎，加水2000毫升，煎至1500毫升，待温热适度时先熏后洗，每天2次，每次30分钟，10次为1个疗程。此方具有清热燥湿止痒之效。

（4）重楼30克，陈鹤虱30克，苦参15克，蛇床子15克，苏木15克，威灵仙15克，野菊花15克。上药用纱布包扎，加水2000毫升，煎至1500毫升，待温热适度时先熏后洗，每天2次，每次30分钟，10次为1个疗程。此方具有燥湿解毒之效，适用于外阴白斑痒痛之症。

（5）花椒枝（鲜品）200克或干品30克。上药煎水取液1500毫升外用熏洗外阴，待药温降至35~40℃时坐浴，每次约30分钟，每天2次，10天为1个疗程。

（四）典型病例分析

病例

患者，女，59岁。

［主诉］外阴奇痒10余年。

［现病史］患者于10年前开始，出现外阴瘙痒。10年来，多方治疗不见缓解。现外阴部角化层较厚，奇痒。饮食可，二便自调。舌淡，苔腻，脉沉。

［理化检测］无滴虫及霉菌。

［专科查体］外生殖器色淡、角化层较厚，皮肤粗糙。

［诊断］西医诊断：外阴白斑。

　　　　　中医诊断：阴痒。

［治法］滋补肝肾。

［治疗］毫针刺法与拔罐疗法与脐针疗法与温灸疗法结合。

（1）毫针刺法，取穴：会阴、关元、曲骨、次髎、命门，阴谷。平补平泻手法，每周2次，每次留针30分钟。

（2）拔罐疗法，取穴：百虫窝，神阙。每周2次，每次留罐5～10分钟。

（3）脐针疗法，取位：离、坎、震、兑。每周2次，每次留针20分钟。

（4）温灸疗法，取穴：阿是穴（外阴部）。用温灸器治疗，每天1次。

经上述方法综合治疗12周后，该患者瘙痒症状明显改善，角化层变薄，病损皮肤颜色亦有明显改善。

附：中药内治法

（1）肝经湿热型。

主症　外阴瘙痒，红肿疼痛或外阴肥厚，带下色黄，质黏味重，胸闷，口苦而腻，心烦少寐，舌质红，苔黄腻，脉滑数或弦数。

治法　清热利湿。

方药　龙胆泻肝汤加减。龙胆草、川牛膝、生地黄各15克，黄芩、栀子、泽泻、车前子、当归各10克，土茯苓、薏苡仁各30克，柴胡10克，甘草5克。水煎口服，每天1剂。

加减　大便秘结者，加大黄10克（后下），以通腑泄热。心烦不寐者，加黄连15克，以泻心经之火。

（2）脾肾阳虚型。

主症　外阴皮肤萎缩变薄或粗糙肥厚，或两者相间出现，伴周身倦怠无力，四肢不温或下肢稍见轻微浮肿，纳呆便溏，舌质胖淡，边有齿痕，脉沉迟。

治法　温肾健脾。

方药　金匮肾气丸加味。熟地黄、白术、枣皮、茯苓、泽泻各10克，桂枝、牡丹皮各6克，山药20克，淫羊藿15克，附子3克。水煎口服，每天1剂。

（3）肝肾阴虚型。

主症　外阴瘙痒干燥，夜间加重，甚至萎缩皲裂，月经量少或无，头晕目眩，双目干涩，腰酸痛无力，舌淡红，脉弦无力或沉细。

治法　滋补肝肾。

方药　杞菊地黄丸加味。熟地黄、枣皮、茯苓、泽泻、牡丹皮各10克，枸杞子15克，菊花、山药各10克，当归30克，白鲜皮30克。水煎口服，每天1剂。

加减　潮热盗汗者，加龟板、鳖甲各20克，以滋阴潜阳。带下量多、色黄臭秽者，去茯苓加土茯苓30克、白蔹15克，以利湿止带。

二、唇炎（口舌生疮）

（一）临床表现

唇炎的临床表现特点是口腔黏膜反复出现圆形或椭圆形小溃疡，可单发或多发在口腔黏膜的任何部分，有剧烈的自发痛，一般在10天左右可自愈。局部症状比较显著，全身症状多不明显。发现本病时多在溃疡期，溃疡直径2～3毫米，底浅，边缘整齐，周围有红晕，溃疡面被黄白色纤维素性渗出物覆盖，有剧烈的烧灼样痛，遇冷、热、酸、咸等刺激都使疼痛加重，语言、饮食均感困难，持续4～5天后转入愈合期，愈合后不留任何瘢痕，但可反复发作。

（二）病因病机

脾开窍于口，舌为心之苗，且足太阴脾经、手少阴心经、足少阴肾经经脉均循行于此，若因感受风热之邪或恣食膏粱厚味直接刺激口腔，或积聚生热、火热上灼；或气血虚弱，黏膜柔嫩，不耐邪热熏灼或久病体虚均可导致本病。其发病机制皆为火热循经上炎，熏蒸口舌发为口疮。

（三）辨证治疗

1. 针灸疗法

毫针刺法。

1）心脾积热证。

舌上、舌边、上腭、口角溃疡为主，周围红肿，疼痛拒按，口臭，心烦不安，口干欲饮，小便短黄，大便秘结，舌红，苔薄黄，脉数。

取穴　内庭、合谷、金津、玉液、少府。

操作　针刺泻法，每周2～3次；金津、玉液可点刺放血，每周1次。

方解　内庭、合谷可泻胃热；金津、玉液点刺放血可泄热消肿止痛；少府为心经之荥穴，清心泻火。

2）阴虚火旺证。

主症　口腔溃疡或糜烂，周围色不红或微红，疼痛不甚，反复发作或迁延不愈，神疲颧红，口干不渴，舌红，苔少，脉细数。

取穴　太溪、阴郄、廉泉、承浆、照海、三阴交。

操作　太溪、照海针刺用补法，其他穴位针刺用泻法。每周2～3次。

方解　太溪、阴郄滋阴泻火；廉泉为阴维、任脉之会，联系舌本，疏通口腔气机以治标。配以任脉穴承浆，疏通局部经气，止痛消肿；照海滋阴清热，引虚热下行。三阴交滋肾养阴清热。

3）气血亏虚证。

口腔溃疡或糜烂，溃疡处颜色较淡，周围颜色不红，疼痛不甚，不易愈合，气短懒言，少动体弱，舌淡，苔白，脉细弱。

取穴　足三里、膈俞、气海、廉泉、承浆、脾俞、三阴交。

操作　针刺补法，可灸，每周2～3次。

方解　足三里、膈俞、气海补气、补血。廉泉、承浆调和局部气血、通络止痛。脾俞、三阴交补脾以助化源。

2. 中药外敷疗法

（1）胆矾。将胆矾研细粉，薄薄地涂于溃疡面，无须多用，每天2次。

（2）五倍子5克，冰片2克，研为细末，撒布于患处。每天2次，一般2～3天即可治愈。

（3）野菊花、野蔷薇各120克，加水1000毫升煎煮后，入瓶备用。每天早晚用100毫升含漱。

（4）玄明粉15克，硼砂15克，朱砂2克，冰片2克。上药共研极细末，吹搽患处，每天2次。

（四）典型病例分析

病例

患者，男，36岁。

[主诉]口舌生疮1周。

[现病史]舌上、舌边、上腭、牙龈周围红肿，饮食困难，伴有口气较重，心烦不安，口干欲饮，小便短黄，大便秘结，舌红，苔薄黄，脉数。

[专科查体]舌上有大小不等的卵圆形溃疡，大的3厘米×2厘米，小的0.5厘米×0.5厘米，上腭、牙龈红肿较明显。

[诊断]西医诊断：口舌生疮。

　　　　中医诊断：口疮。

[治疗]针灸疗法与中药口服结合。

（1）针灸疗法。①毫针刺法，取穴：内庭、合谷、金津、玉液、少府。针刺用泻法，每周2~3次。②放血疗法，取穴：金津、玉液。点刺放血，每周1次。

（2）中药口服。栀子10克，黄芩10克，连翘15克，大黄10克（后下），芒硝10克，黄连10克，竹叶10克，甘草5克。水煎口服，每天1剂。

经上方治疗2周后，该患者舌上、舌边的溃疡基本消失，上腭、牙龈周围红肿也基本消失。

附：中药内治法

（1）外感时毒证。

主症　初起口腔黏膜局部充血、红肿，微痛，舌尖或唇内出现粟粒样小红点或小疱疹，12小时内疱疹溃破，呈表浅溃疡，边界清楚。

治法　清热解毒，健脾化湿。

方药　金银花15克，连翘10克，藿香10克，木香10克，佩兰10克，茯苓15克，神曲15克，枳壳10克，葛根10克，白术15克，代赭石10克，旋覆花（包煎）10克。水煎口服，每天1剂。

（2）脾胃积热证。

主症　口舌多处糜烂生疮，创面红肿，灼热疼痛，甚则口臭，牙龈肿痛，伴口渴多饮，尿黄便秘，舌红苔黄，脉滑数。

治法 清热泻火，荡涤胃热。

方药 栀子10克，黄芩10克，连翘15克，大黄10克（后下），芒硝10克，黄连10克，竹叶10克，甘草5克。水煎口服，每天1剂。

（3）脾肾阳虚证。

主症 口舌生疮，溃疡面色白，周围不红，数量少，久治不愈，伴四肢不温，口干喜热饮，腰背酸痛，尿频清长，大便溏，舌淡苔白腻，脉沉弱。

治法 温补脾肾，引火归原。

方药 制附子10克（先煎30分钟），肉桂5克，熟地黄15克，山茱萸15克，山药15克，牡丹皮10克，茯苓15克，泽泻15克，苍术10克。水煎口服，每天1剂。

（4）脾胃虚弱证。

主症 口舌生疮反复发作，创面色淡凹陷，伴神疲气短，不思饮食，四肢不温，大便稀溏，舌淡苔白，脉细弱。

治法 补中益气，健脾化湿。

方药 黄芪15克，党参15克，当归10克，陈皮15克，柴胡6克，升麻5克，藿香10克，茯苓15克，白术10克，甘草5克。水煎口服，每天1剂。

（5）心肾阴虚证。

主症 溃疡颜色鲜红，数量多，形状不一，大小不等，疼痛昼轻夜重，伴心悸心烦，失眠多梦，健忘，眩晕耳鸣，腰膝酸痛，咽干口燥，小便短黄，舌红苔薄，脉细数。

治法 滋阴清火，养心安神。

方药 生地黄15克，地骨皮15克，山药15克，泽泻15克，山茱萸15克，野菊花10克，连翘15克，升麻9克，砂仁10克，桑寄生10克。水煎口服，每天1剂。

（6）血虚阴亏证。

主症 口舌溃疡多发于月经前后，伴月经先期量多，五心烦热，口干喜饮，舌淡苔薄白，脉细数无力。

治法 养血益阴，潜降虚火。

方药 当归10克，白芍10克，生地黄15克，淡竹叶10克，茯苓15克，牡丹皮10克，栀子10克，柴胡6克，麦冬15克，五味子10克，玄参10克。水煎口服，每天1剂。

第十四章　皮肤附属器疾病

一、痤疮

（一）临床表现

痤疮是常见的多发性毛囊皮脂腺慢性炎症性皮肤病，为多发于颜面部和胸背部的皮疹，形成黑头、丘疹、脓疱、结节、囊肿等损害，部分形成瘢痕；好发于青春期的青年男女。严重者影响容颜。

（二）病因病机

本病多因肺经风热、脾胃积热、痰瘀互结等壅滞皮肤、熏蒸头面所致。

（三）辨证治疗

1. 针灸疗法

（1）毫针刺法。

> 扫描第252页二维码即可观看
> 痤疮毫针刺法操作视频

取穴　主穴：阿是穴（丘疹部位）、合谷、太冲。配穴：肺胃积热证，配尺泽、肺俞、大椎、内庭；湿热蕴结证，配脾俞、胃俞、阴陵泉、足三里；热毒壅盛证，配曲池、足三里、内庭、血海；冲任失调证，配关元、三阴交、子宫、大赫、大横；上热下寒证，配大椎、肺俞、命门、昆仑。

操作　上述穴位采用主穴结合配穴的方法，留针30分钟，泻法或平补平泻手法。通常为隔天治疗1次，重者可每天1次。

方解　阿是穴是局部取穴，可清泄病灶局部的热邪。合谷是手阳明大肠经的原穴，手阳明大肠经循行于面部，合谷为循经远端取穴，正所谓"面口合谷收"，所以合谷是泻热要穴，肺主皮毛，针之可祛肺经风热、清气分之热；太冲是足厥阴肝经的原穴，针之可泻血分之热、理血中之气。两穴一上一下，一阴一阳，宣通面部或全身的气血运行。尺泽是肺经的合穴，肺俞是肺经的腧穴，合之清泻肺热，大椎为诸阳之会，内庭为胃经荥穴，故肺胃热盛型加此4穴治疗。脾俞、胃俞是脾胃经之腧穴，针刺以泄中焦蕴热；足三里是胃经合穴，泻之可清利胃经湿热；阴陵泉是脾经合穴，针刺可健脾利湿。故湿热蕴结型加此4穴治疗。曲池、足三里为手足阳明经之合穴，上下合用可清阳明经之热毒；内庭清降胃火、通涤腑气；血海清热凉血、活血解毒。故热毒壅盛加此4穴治疗。关元穴可以调补元气、补益下焦，三阴交是足三阴经交会而成，针刺之可以调补足三阴之气血，子宫、大横、大赫可调理内分泌功能，这5个穴位合用可治疗冲任失调引起的脏腑阴阳失调。命门、昆仑可补下焦虚寒，与大椎、肺俞同用，可改善上热下寒之症。该方法适合各种证型的痤疮患者。

（2）火针疗法。

取穴 阿是穴（丘疹局部）。

操作 用尖头细火针。酒精灯烧红，快速点刺丘疹局部，根据丘疹的大小散刺，一般刺激3~7个点，不留针。每周1~2次。

方解 火针具有软坚散结的功效，适合有结节、根部较硬的痤疮。此法常与毫针刺法配合应用。

（3）放血疗法。

取穴 膈俞、耳尖、血海、大椎、肺俞。

操作 上述穴位交替应用，每次2~4个穴位。用三棱针或一次性注射针头点刺穴位，使局部皮肤出血。耳尖部放血量为3个黄豆粒大小的量，其余穴位点刺后加拔火罐，出血量为0.5~2毫升，留罐5~10分钟，无须包扎。每周1~2次。

方解 放血疗法为强通法，具有清热凉血、活血化瘀之效。此法常与毫针刺法配合应用。

（4）拔罐疗法。

取穴 大椎、肺俞、肝俞、命门。

操作 上述穴位交替使用，每次2~4个穴位，也可用于背部膀胱经第一、第二侧线走罐。每周1~2次。

方解 大椎为诸阳之会，肺俞是肺经的腧穴，合之可清泻肺热；肝俞可疏肝解郁，与命门相配，可起到疏肝解郁、散结止痛之功。拔罐疗法具有清热解毒、活血化瘀、通络止痛之效。拔罐可促进局部血液循环，起到清热解毒的作用。此法常与毫针刺法、放血疗法配合应用。

（5）耳穴疗法。

取穴 肺、内分泌、皮质下、脾、胃。

操作 将中药王不留行籽或磁珠或皮内针置于小块胶布中央，然后贴于穴位上，嘱患者每天按压穴位5次，每次压3秒，12次为1个疗程。

方解 王不留行籽为纯天然中药，磁珠为有磁性作用的耳豆，皮内针（揿钉式）是刺激最强的一种，适合任何证型。通过刺激相应穴位，调理脏腑功能，起到长效刺激效应。此法常与毫针刺法配合应用。

（6）水针疗法。

取穴 曲池、足三里、肺俞。

操作 用2毫升注射器，吸取药液后（常用的注射药物有维生素类制剂，如维生素B_1、B_6、B_{12}注射液及维生素C注射液），注射在上述穴位。每个穴位0.5毫升。每周1～2次。

方解 维生素族的药物具有营养神经的作用，注射在相应的穴位，具有营养神经、调理脏腑功能的长效刺激效应。此法常与毫针刺法配合应用。

（7）自血穴位注射疗法。

取穴 曲池、足三里、肺俞。

操作 用2毫升注射器在无菌室采自身静脉血2毫升，注射在曲池、足三里、肺俞等穴位，每个穴位0.5毫升。每周1～2次。

方解 自身全血或血浆注射在上述穴位，由于全血或血浆中含有多种微量元素，作用在相应的穴位，具有增强机体免疫力的功效。此法常与毫针刺法配合应用。

（8）脐针疗法。

取位 艮、坎。

操作 在脐壁施针，向外斜刺，留针20分钟。

方解 患者正值青春期，雄性激素水平升高，皮脂分泌增多，毛囊皮脂腺开口被阻，加上厌氧性痤疮丙酸杆菌繁殖而发为本病。《黄帝内经》云"诸痛痒疮，皆属于心"，心在五行属火，据五行相克，水克火，故取坎位以泻火。此外，"艮"五行属土，意象为山，主一切凸起的疾病和身体凸起部位的疾病，如凸起的炎症和凸起的增生、结石等，丘疹即为身体凸起的疾病。故取艮位既符合火生土的五行相生原理，又符合艮卦的意象。

2. 中药外敷疗法

（1）囊肿型痤疮。

生何首乌15克，柿蒂15克，黄芩15克，马齿苋15克，白鲜皮15克。上药煎水200毫升，浸湿5~6块纱块，外敷痤疮皮损处30分钟，每天1次。

（2）炎性丘疹、脓疱、结节及囊肿皮损型痤疮。

1）大黄15克，硫黄15克，硼砂6克。磨成细粉和匀，用茶水调成糊状，涂敷患处每天1次，每次30分钟，7天为1个疗程。

2）新鲜芦荟60克。将鲜芦荟捣烂取汁，涂擦患处，每天1次，每次30分钟，7天为1个疗程。

3）绿豆30克，白芷10克，面粉30克，鸡蛋1个。先将绿豆、白芷和匀，磨成细粉，再加入面粉调匀，用鸡蛋清调至糊状，制成面膜，临睡前敷贴患处，清晨洗去，7天为1个疗程。

4）生大黄200克，滑石粉100克，冰片1.5克，维生素B_6 250毫克，维生素B_{12} 120毫克。上药研细混匀，水调成糊，外敷患处，每天1次，每次30分钟。

（3）黄芩4克，黄柏4克，大青叶4克，熟石膏粉6克，淀粉2克。上药研细过筛，制成药粉，每次取20克，兑入蒸馏水约30毫升，搅拌为糊状后，外涂面部30分钟，祛除痘印效果特别好。

3. 中药熏洗疗法

本法主要用于肺经风热型。主症：皮疹色红或稍红，局部瘙痒，或焮红疼痛，多伴有颜面潮红、口干尿黄等。

（1）金银花9克，野菊花9克，蜡梅花9克，月季花9克，白芷9克，丹参9克，大黄9克。上药放入锅内，加水没过药2厘米，急火烧开后再用文火煎煮30分钟，去渣取汁，加入"冷热喷蒸脸器"中，趁热熏蒸患处，每天1次，每次15分钟，7天为1个疗程。

（2）苍耳子20克，王不留行15克，白矾5克。先将苍耳子、王不留行放入锅内，加水没过药2厘米，急火烧开后再用文火煎煮30分钟，去渣取汁，再加入白矾熔化，加入"冷热喷蒸脸器"中，趁热熏蒸患处，每天1次，每次15分钟，7天为1个疗程。

4. 饮食疗法

发生痤疮的原因是多方面的，但饮食不当、过食肥甘厚味及辛辣等刺激性食物，致使皮脂腺分泌异常，也是本病发生的主要诱因。因此，痤疮的饮食治疗非常重要。

（1）宜吃富含维生素A和B的食物。

维生素A有益于上皮细胞的增生，能防止毛囊角化，消除粉刺，调节皮肤汗腺功能，减少酸性代谢产生对表皮的侵蚀。含维生素A丰富的食物有金针菜、胡萝卜、西兰花、小白菜、茴香菜、荠菜、菠菜、动物肝脏等。

维生素B_2能促进细胞内的生物氧化过程，参与糖、蛋白质和脂肪的代谢。各种动物性食物中均含有丰富的维生素B_2，如动物内脏、瘦肉、乳类及蛋类，此外还有绿叶蔬菜。维生素B_6参与不饱和脂肪酸的代谢，对本病防治大有益处。含维生素B_6丰富的食物有蛋黄、瘦肉、鱼类、豆类及白菜等。

（2）富含锌的食物也有控制皮脂腺分泌和减轻细胞脱落与角化作用。如瘦肉、牡蛎、海参、海鱼、鸡蛋、核桃仁、葵花子、苹果、大葱、金针菇等。

（3）宜食清凉祛热食品。痤疮患者大多数有内热。饮食应多选具有清凉祛热、生津润燥作用的食品，如瘦猪肉、猪肺、兔肉、鸭肉、蘑菇、木耳、芹菜、油菜、菠菜、苋菜、莴笋、苦瓜、黄瓜、丝瓜、冬瓜、西红柿、绿豆芽、绿豆、黄豆、豆腐、莲藕、西瓜、梨、山楂、苹果等。

（4）忌食肥甘厚味。凡含油脂丰富的动物肥肉、鱼油、动物脑、芝麻、花生及各种糖和含糖高的糕点等食物最好少吃。

（5）忌食辛辣温热食物。辛辣温热食物能刺激机体，常常导致痤疮复发。这类食物如酒、浓茶、咖啡、辣椒、大蒜、韭菜、狗肉、雀肉、虾等均不宜食用。

（四）典型病例分析

1. 病例一

患者，男，21岁。

［主诉］面部多发红色丘疹，时轻时重，反复发作5年。

［现病史］患者于5年前开始，因学习压力大，出现面部多发红色丘疹，根盘大，有脓头，时轻时重，反复发作，面部油腻较多。饮食可，二便自调。舌淡红，苔白，脉弦。

［专科查体］两颧部、面颊及下颌部丘疹较多，色红，质地较硬，面部油腻较多、有多个瘢痕（图14-1左列）。

［诊断］西医诊断：痤疮。

中医诊断：粉刺（湿热蕴结型）。

［治疗］针灸疗法。①毫针刺法，取穴：合谷、太冲、曲池、足三里、阴陵泉、脾俞、胃俞，每周2次。②火针疗法，取穴：阿是穴，每周2次。③拔罐疗法，取穴：大椎、肺俞、肝俞，每周2次。

经针灸治疗8周后，该患者丘疹基本消失，亦未见新发丘疹（图14-1右列）。

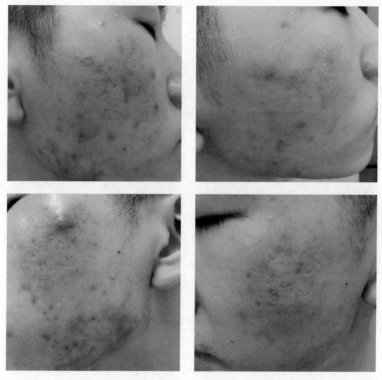

图14-1　痤疮（湿热蕴结型）治疗前后对比
（左列：治疗前；右列：治疗后）

2. 病例二

患者，女，22岁。

［主诉］面部多发散在红色丘疹3年，月经期加重，反复发作。

［现病史］患者于3年前开始，出现面部多发散在红色丘疹，逢月经期前及行经期加重，反复发作，时轻时重。该患者平素喜冷饮辣食，熬夜较多。小便黄，大便秘。舌红，苔黄腻，脉滑数。

［专科查体］丘疹主要分布于两颧及面颊部，色红、多发，皮肤油腻光亮（图14-2左列）。

［诊断］西医诊断：痤疮。

　　　　中医诊断：粉刺（冲任失调型）。

［治疗］针灸疗法。①毫针刺法，取穴：阿是穴、合谷、曲池、足三里、阴陵泉，每周2次。②耳尖放血，每周1次。③拔罐疗法，取穴：大椎、肺俞、肝俞，每周2次。

经针灸疗法治疗6周后，该患者红色丘疹变淡，亦未见新发丘疹（图14-2右列）。

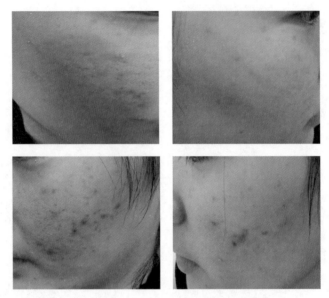

图14-2　痤疮（冲任失调型）治疗前后对比

（左列：治疗前；右列：治疗后）

3. 病例三

患者，女，19岁。

［主诉］额面部反复多发丘疱疹3年。

［现病史］患者于3年前开始，额面部多发散丘疹，后丘疹逐渐增多，部分丘疹有脓疱，触痛明显。患者平素喜食辛辣刺激性食物，学习压力较大，睡眠不佳，大便三四日一解，月经量少，色暗，伴痛经。

［脐诊］脐椭圆，脐色正常，脐味淡，脐征干燥。

［诊断］西医诊断：毛囊炎。

　　　　中医诊断：痤疮（热毒型）。

［治法］清热解毒，宁心安神。

［治疗］针灸疗法。脐针疗法，取位：艮、坎。当天针后即感面色正常，丘疹、疱疹变小，继续治疗，隔天1次，20次治疗后，面部皮肤基本恢复如常，经量

增多，大便每天1次，睡眠较好。

附：中药内治法

（1）肺胃热盛证。

本证最常见于炎性痤疮。

主症 皮疹好发于颜面部、胸背部，皮损以红色丘疹为主，个别的有脓头，痒痛相兼，舌红，苔薄白或薄黄，脉滑或滑略细，大便干结。

治法 以泻代清，通腑实，泻肺经风热。

方药 枇杷清肺饮加减。白花蛇舌草30克，重楼20克，生山楂30克，泽泻20克，枇杷叶15克，蜜桑白皮15克，黄芩10克，丹参20克，生大黄10克（同煎），甘草5克。水煎口服，每天1剂。

加减 手足心热者，加女贞子、旱莲草各20克，以凉血兼调节激素水平。药后便溏者，去生大黄，加炒枳实15克，以减缓药性。额部皮疹较多者，加服生地黄30克，竹叶15克。两颊部皮疹较多者，加广郁金20克，以疏肝行气。

（2）湿邪蕴结证。

主症 面部出油较多，皮损以红色丘疹、粉刺为主，以"T"字区为重，痒痛相兼，舌淡或边有齿痕，苔薄白，脉滑，二便自调。如皮疹发病部位以口周为主，患者常伴有大便溏薄。

治法 健脾利湿，温阳化湿，清热除湿，消积导滞。

方药 保和丸合二陈汤加减。生山楂30克，焦神曲15克，炒麦芽30克，炒薏苡仁30克，茯苓20克，泽泻20克，陈皮15克，虎杖15克，生白术15克（如大便溏改为炒白术），甘草5克。水煎口服，每天1剂。

加减 皮疹以口周为主者，可加栀子、藿香各15克，以泻脾经伏火；大便溏薄者，加防风、羌活各15克，干姜10克，以升阳除湿。粉刺较多者，加清半夏15克，浙贝母、牡蛎各30克，以化痰软坚。

（3）热毒壅盛证。

本证发病较急，临床症状较重。

主症 面部油腻，皮损以结节、囊肿、脓肿、黑头粉刺为主，属于西医囊肿性、聚合性痤疮范畴。部分患者伴有头部穿凿性毛囊炎（中医称之为"蝼蛄疖"）、腋下化脓性汗腺炎，舌红，苔薄黄或腻，脉滑或数。

治法 凉血清热解毒，兼以祛湿、软坚散结。

方药 五味消毒饮合仙方活命饮加减。金银花30克，连翘15克，蒲公英30

克，紫花地丁20克，白芷20克，浙贝母30克，天花粉20克，茵陈15克，当归15克，乳香15克，陈皮10克，甘草5克。水煎口服，每天1剂。

加减 皮肤瘙痒者，加防风、羌活各15克，以疏风止痒、胜湿（风能胜湿）。脓肿、结节较多者，加甲珠10克，皂角刺20克，蜈蚣2条，以破血软坚。大便干结者，加生大黄15克，以泻下通便、祛瘀生新。

（4）冲任失调证。

主症 皮损集中在颜面部，以暗红色的丘疹、结节为主，时有疼痛，舌淡，苔薄白，脉滑或细，伴有月经不调，常夹杂血块。

治法 调摄冲任。

方药 当归芍药散合二仙汤加减。当归15克，白芍15克，生白术15克，茯苓20克，清半夏15克，白芷15克，益母草20克，仙茅15克，淫羊藿15克，巴戟天20克，黄柏15克，知母10克。水煎口服，每天1剂。

加减 以结节为主者，加浙贝母、生牡蛎各30克，夏枯草15克，蜈蚣1条，以通络软坚散结。

（5）上热下寒证。

主症 患者多处于青春期，颜面发炎性丘疹，平素手足凉，行经腹痛，舌淡，苔薄白或舌尖边有瘀斑，脉滑或细或缓，大便溏或干。本证源于素体阳虚，虚阳浮越于上而发病。

治法 引火归原，清上温下。

方药 交泰丸合少腹逐瘀汤加减。重楼20克，黄芩10克，黄连10克，川牛膝15克，盐茴15克，肉桂5克，赤芍20克，丹参15克，郁金20克，甘草5克。水煎口服，每天1剂。

加减 便溏者，加干姜10克，茯苓20克，以温中止泻。便干者，加当归、玄参各15克，以清上焦浮游之火兼以通便。

二、玫瑰痤疮

（一）临床表现

玫瑰痤疮是一种累及面部血管及毛囊皮脂腺的慢性炎症性皮肤病。该病以阵发性潮红、持久性红斑、丘疹脓疱、肥大增生性改变为主要表现，早期表现为在颜面中部发生弥漫性暗红色斑片，伴发丘疹、脓疱和毛细血管扩张，晚期出现鼻赘。常伴有面部干燥、瘙痒、灼热、刺痛等不适症状。

（二）鉴别诊断

玫瑰痤疮和普通痤疮虽然病名中都有痤疮，但是两者是截然不同的疾病。痤疮是毛囊皮脂腺的常见炎症性疾病，临床表现为黑、白头的粉刺，炎症性丘疹、脓疱、结节、囊肿等。玫瑰痤疮是以皮肤潮红、毛细血管扩张及丘疹、脓疱为特点的慢性炎症性皮肤病，同时伴有灼热、干痒不适等。

（三）病因病机

中医认为本病是由于外感风邪湿热，素体热盛，热邪侵袭鼻及面部经络而发病，治疗的重点在于清热凉血、软坚散结、疏肝健脾。现代医学考虑本病和炎症因素、毛细血管或者血管高反应性体质有一定关系。

（四）辨证治疗

1. 针灸疗法

（1）毫针刺法。

取穴 主穴：神门、间使、太冲、合谷、曲池、三阴交。配穴：肺胃积热证，加尺泽、肺俞、大椎、内庭；热毒炽盛证，加二间、足三里、内庭、血海、曲池；血瘀凝结证，加膈俞、血海、膻中、肝俞。

操作 上述穴位采用主穴结合配穴的方法，辨证取穴。平补平泻或补法，留针30分钟，每周治疗2次。主张身心同治，标本兼治的原则。

方解 合谷是手阳明大肠经的原穴，手阳明大肠经循行于面部，合谷为循经远端取穴，合谷是泻热要穴，肺主皮毛，针之可祛肺经风热、清气分之热；太冲是足厥阴肝经的原穴，针之可泻血分之热、理血中之气。两穴一上一下，一阴一阳，宣通面部或全身的气血运行。尺泽是肺经的合穴，肺俞是肺经的腧穴，合之清泻肺热，大椎为诸阳之会，内庭为胃经荥穴，故肺胃热盛型加此4穴治疗。曲池、足三里为手足阳明经之合穴，上下合用可清阳明经之热毒；内庭清降胃火、通涤腑气，二间通腹实；血海清热凉血、活血解毒。故热毒壅盛加此5穴治疗。膈俞为血会与血海同用，可活血化瘀，膻中为气会，与肝俞同用，可疏肝行气，4穴同用，共奏疏肝行气、活血化瘀之效。该方法适合各种证型的玫瑰痤疮患者。

（2）面部闪罐疗法。

扫描第252页二维码即可观看玫瑰痤疮面部闪罐疗法操作视频

取穴　阿是穴（红斑较严重或毛细血管扩张较明显的部位）。

操作　可先用细毫针点刺阿是穴，再用直径为2～3厘米的小罐，在面部施闪罐治疗，每周1～2次。

方解　面部走罐是治疗玫瑰痤疮的特色手法，可改善面部毛细血管扩张、促进血液循环。

（3）放血疗法。

扫描第252页二维码即可观看玫瑰痤疮放血疗法操作视频

取穴　耳尖、膈俞、血海、大椎、肝俞。

操作　每次2～4个穴位，用三棱针或一次性注射针头在上述穴位点刺或散刺，每次2～4个穴位，每周1～2次。耳尖放血，放血量为3个黄豆粒大小的量。其他穴位需配合拔罐。放血拔罐，一般每个穴位出血量为0.5～2毫升。

方解　大椎为诸阳之会，大椎放血，可清热解毒。肝俞放血拔罐可疏肝、行气解郁。膈俞、血海放血拔罐可活血化瘀。耳尖放血可清热解毒。

（4）自血穴位注射疗法。

取穴　曲池、足三里、肺俞。

操作　用2毫升注射器在无菌室采取自身静脉血2毫升，分别注射在曲池、足三里、肺俞等穴位，每个穴位0.5毫升，每次2～4个穴位，每周1～2次。

方解　自身全血或血浆注射在上面的穴位，由于全血或血浆中含有多种微量元素，作用在相应的穴位，具有增强机体免疫力的功效。

（5）脐针疗法。

取位　五行针法（坎、离、震、兑、艮）。

操作　在脐壁施针，向外斜刺，留针20分钟。

方解　本病虽为皮肤病，但病机属阴阳失调、气机不畅、水火不济。五行针法取内八卦的四正位加艮位，调整全身脏腑气机，调和阴阳。因患者为女性，选五行之艮土，以阳土与患者相交，加强疗效。

2. 中药外敷疗法

（1）处方一：①白芷50克，白鲜皮20克；②硫黄粉10克。将①料洗净烘干，研成极细粉。将①料②料混合均匀，用凉开水调成糊，睡前涂于脸部患处，第2天早晨洗去。本面膜有活血祛风、解毒杀虫、清除油脂、治疗玫瑰痤疮的功效。白芷含挥发油、白芷素、香柠檬内酯等成分，有活血祛风、排脓消肿的功效，对各种细菌如丙酸痤疮杆菌、绿脓杆菌等有抑制作用。白鲜皮有清热燥湿、解毒止痒的功效。硫黄有解毒杀虫的作用，与皮肤分泌物接触时产生硫化氢和五硫黄酸，有溶解角质、抑制皮肤细菌、杀灭虫螨的功效，能治毛囊虫引起的酒渣鼻合并的痤疮。

（2）处方二：马齿苋鲜品200克或干品100克。每天1剂。鲜品绞汁外敷面部，每天2次，每次30分钟。干品水煎、浓缩成50毫升，用面膜纸吸附药液后，外敷面部，每天2次，每次30分钟，连用15天，视病情可使用1~2个疗程。马齿苋有清热解毒，消炎、润肤之效。

3. 饮食疗法

玫瑰痤疮的饮食疗法参考痤疮。

（五）典型病例分析

1. 病例一

患者，女，43岁。

［主诉］面部散在红色丘疹伴瘙痒半年。

［现病史］患者近半年来无明显诱因出现面部红色丘疹伴瘙痒，曾多方治疗（激光治疗，外用激素软膏等），时好时坏。现面部弥漫红色丘疹伴瘙痒、发干，情志抑郁，烦躁易怒，睡眠欠佳，纳可，大便正常。舌质暗，苔薄白，脉沉弦。

［专科查体］面部弥漫米粒大小红色丘疹，以鼻部为中心散在分布（图14-3左列）。

［诊断］西医诊断：玫瑰痤疮。

中医诊断：酒渣鼻（血瘀凝结型）。

［治法］行气活血。

［治疗］毫针刺法、面部闪罐疗法与拔罐疗法结合。

（1）毫针刺法，取穴：神门、间使、太冲、合谷、曲池、三阴交、膈俞、血海、膻中、肝俞。平补平泻手法，留针30分钟，每周2次。

（2）面部闪罐疗法，取穴：阿是穴（红斑较严重或毛细血管扩张较明显的部位）。可先用细毫针点刺阿是穴，再用直径2~3厘米的小罐，在面部施闪罐治疗，每周1~2次。

（3）拔罐疗法，取穴：膈俞、血海、大椎、肝俞。每次2~4个穴位，每周

1~2次。

经上述方法治疗2周后，该患者面部潮红、红斑、丘疹、毛细血管扩张症状明显改善（图14-3右列）。

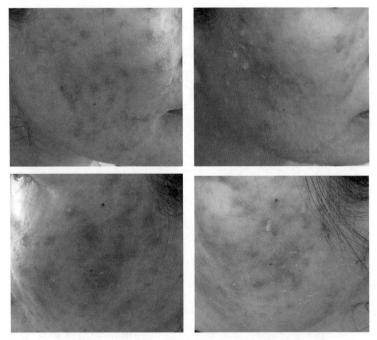

图14-3　玫瑰痤疮（血瘀凝结型）治疗前后对比

（左列：治疗前；右列：治疗后）

2. 病例二

患者，女，26岁。

［主诉］面部散在红色丘疹伴瘙痒3个月。

［现病史］患者3个月前由外地来北京工作，因工作压力大、生活环境不习惯，逐渐发现面部出现红色丘疹，以为是青春痘，未在意。但近日感觉面部红斑增多，且伴有瘙痒、发干，今日来诊。现面部呈弥漫性红色丘疹，伴瘙痒、发干，睡眠欠佳，食欲不振，便秘。舌质暗，苔薄黄，脉洪大。

［专科查体］面部两颊、颏部多发红色丘疹、有白头，伴毛细血管扩张、面部发红（图14-4左列）。

［诊断］西医诊断：玫瑰痤疮。

中医诊断：酒渣鼻（肺胃积热型）。

［治法］清热解毒，润肠通便。

［治疗］毫针刺法、面部闪罐疗法与拔罐疗法结合。

（1）毫针刺法，取穴：神门、间使、内庭、二间、曲池、中脘、天枢、足三里、血海、胃俞。平补平泻手法，留针30分钟，每周2次。

（2）面部闪罐疗法，取穴：阿是穴（红色丘疹、有脓头的部位）。可先用细毫针点刺阿是穴，再用直径2~3厘米的小罐在面部施闪罐治疗，每周1~2次。

（3）拔罐疗法，取穴：肺俞、血海、大椎、天枢、大横。每次2~4个穴位，每周1~2次。

经上述方法治疗2周后，该患者面部潮红、红斑、脓头、丘疹、毛细血管扩张症状明显改善（图14-4右列）。

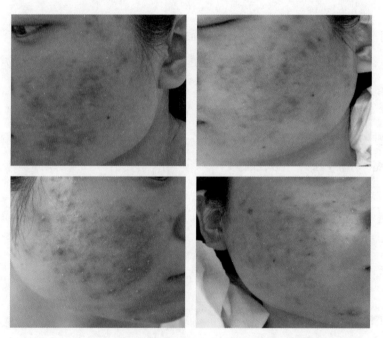

图14-4 玫瑰痤疮（肺胃积热型）治疗前后对比
（左列：治疗前；右列：治疗后）

3. 病例三

患者，女，34岁。

［主诉］皮肤瘙痒10余年。

［现病史］患者20岁左右时，颜面部皮肤出现过敏，后反复发作，每次发作均予皮炎平外抹。该患者平素脾气急躁，心情抑郁，食欲不佳，夜间睡眠欠佳，月经经常提前3~7天，经前乳房及小腹胀痛。

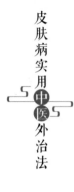

[专科查体] 面部三角区潮红明显，有色素沉着，有粟粒状突起，面颊部毛孔粗大，毛细血管扩张，皮肤干燥。

[脐诊] 脐位上移，脐色正常，脐味淡，脐征湿润。

[诊断] 西医诊断：玫瑰痤疮。

中医诊断：酒渣鼻。

[治法] 清热解毒，宁心安神。

[治疗] 五行针法（坎、离、震、兑、艮），隔天1次。经针刺治疗12次后，该患者面部三角区潮红明显改善。

附：中药内治法

（1）肺胃积热证。

主症 本证相当于红斑期。鼻头或面中部红斑，压之褪色，并伴有口渴、喜冷饮、消谷善饥、口臭、大便干燥，小便黄。舌质红，苔白或黄，脉滑数或弦。

治法 清泻肺胃之热。

方药 枇杷清肺饮加减。白花蛇舌草30克，重楼20克，生山楂30克，泽泻20克，枇杷叶15克，蜜桑白皮15克，黄芩10克，丹参20克，生大黄10克（同煎），生甘草5克。水煎口服，每天1剂。

（2）热毒炽盛证。

主症 本证相当于丘疹期。除毛细血管扩张性红斑外，常散在丘疹及脓疱，大便干结。舌质暗红，苔黄燥，脉数。

治法 清热解毒。

方药 五味消毒饮合仙方活命饮加减。金银花30克，连翘15克，蒲公英30克，紫花地丁20克，白芷20克，浙贝母30克，天花粉20克，茵陈15克，当归15克，炙乳香15克，陈皮10克，生甘草5克。水煎口服，每天1剂。

（3）血瘀凝结证。

主症 本证相当于晚期。皮损浸润肥厚或形成鼻赘，鼻头紫红肥大，呈结节状，毛孔扩大。舌质暗红，边有齿痕，苔薄白，脉沉涩。

治法 活血通络。

方药 通窍活血汤合海藻玉壶汤加减。赤芍6克，川芎10克，桃仁6克，红花9克，海藻30克，昆布15克，贝母15克，半夏10克，陈皮10克，青皮6克，当归15克，连翘10克，甘草5克，生姜9克，麝香0.15克，老葱3根，大枣7枚。水煎口服，每天1剂。

三、脱发

（一）临床表现

脱发是目前临床上常见的损容性皮肤病，随着社会的发展，其发病率越来越高。脱发种类较多，西医可分为斑秃、雄激素性秃发（也称脂溢性脱发）、休止期脱发、生长期脱发、老年性脱发等类型，其中斑秃和脂溢性脱发的发病率最高，中医称脂溢性脱发为"发蛀脱发""蛀发癣"，称斑秃为"油风""鬼剃头"。

（二）病因病机

正常脱落的头发都是处于退行期及休止期的毛发，由于进入退行期与新进入生长期的毛发不断处于动态平衡，故能维持正常数量的头发。病理性脱发是指头发异常或过度地脱落。

中医认为脱发的原因有两类，一是阴虚所致，肝肾阴虚，或血热风燥，血热偏胜，耗伤阴血，血虚风动，更伤阴血，阴血不能上顶滋养发根，发根干，或脱发；二是脾胃湿热所致，脾虚运化不足，升降失调，蕴积日久，导致湿热上浮蒸腾，头发出油、脱落。此外与精神心理因素、化妆品等有一定关系。

现代医学认为脱发的原因主要与遗传、内分泌失调、精神创伤、免疫功能异常等因素有关。

（三）辨证治疗

1. 针灸疗法

扫描第252页二维码即可观看斑秃毫针刺法操作视频

（1）毫针刺法。

毫针刺法是目前临床上应用较广的一种治疗方法，基本配穴原则为局部取穴和远端配穴。

取穴 局部取穴：阿是穴（斑秃局部）、百会、上星、头维、四神聪、风池、大椎、生发穴（风池与风府连线的中点）、防老穴（位于百会后1寸）、健脑穴（位于风池下0.5寸）。远端配穴：血热风燥证，加曲池、血海、外关、风市、合谷；脾胃湿热证，加三阴交、阴陵泉、商丘、公孙；肝肾不足证，加太溪、肝俞、肾俞、命门、交信、筑宾。此外尚需结合斑秃所在部位，根据部位归经而配穴，前额头部归属阳明经，故取内庭；头顶归属厥阴经，故取太冲；侧头部归属少阳经，故取外关；脑后归属太阳经，故取后溪。

操作　上述穴位局部配合远端辨证取穴治疗，每周2次，平补平泻手法。12周为1个疗程。

方解　阿是穴（斑秃部位）围刺，针尖指向脱发中心，施以泻法，以达激发经气直达病所的目的，可宣通局部气血；远端根据辨证选用不同的补泻手法，以达"病在上，取之下"的辅助治疗作用。贺普仁教授擅长选取上廉穴治疗斑秃脱发，这一独特经验穴是因为上廉为多气多血之手阳明大肠经穴，可调和气血。

（2）梅花针叩刺法。

梅花针叩刺法可以说是脱发的经典治疗方案，也是临床应用最多的针灸方法，尤其是治疗斑秃。梅花针叩刺可直接改善毛发区的血液循环，使气血通畅，滋润毛发生长，刺激萎缩的毛囊使其恢复生长功能，防止毛囊进入静止生长期，并能改善全身神经体液系统的功能失调。

扫描第252页二维码即可观看斑秃梅花针叩刺法操作视频

取穴　阿是穴、颈夹脊和手、足三阳经在头部的循行线。

操作　常规消毒梅花针和脱发部位，医者手持梅花针以腕力轻轻叩刺脱发部位，叩刺时针尖均匀密布，由脱发边缘开始向中心区环状移动或呈网状刺激。另有经纬旋叩刺法，即由3种针式组成的叩刺法：经式，沿经络在头部的分布纵向往返叩刺（先刺督脉，再刺膀胱经，再刺胆经）；纬式，以经络上的横向连线为主的横向往返叩刺；旋式，以脱发部位为中心顺时针、逆时针方向旋转叩刺。叩刺强度视病情而定，轻者以皮肤潮红为度，重者叩至皮肤微出血为度。频率为每周2次，每次2~3分钟。此外配合叩刺颈椎（1~7）夹脊穴（施网状刺激），或华佗夹脊穴和膀胱经背俞穴（从头叩至腰，以皮肤潮红为度）。临床常配合生姜汁外搽。每周2次，12周为1个疗程。

方解　梅花针叩刺脱发区后，使毛囊尤其是毛囊乳头周围的动脉充血，血流量增加，促进毛球细胞分裂和角质蛋白合成，提供充足的营养物质，从而增强毛囊活性，促进毛囊生长。生姜汁外搽是利用其辛热之性，增强皮肤针的作用，故临床上多用皮肤叩刺配合生姜汁外搽治疗脱发。

（3）穴位注射疗法。

取穴　阿是穴（脱发区）、百会、风池、通天、肺俞、肾俞、曲池、血海、足三里等。

扫描第252页二维码即可观看斑秃穴位注射法操作视频

操作　临床常用得宝松、丹参酮、维生素B_{12}、人胎盘组织液和薄芝菌注射液等。穴位局部消毒后，右手持注射器对准穴位，快速刺入皮下，然后将针缓慢推进，达一定程度后，产生得气感，如回抽无血，便可将药液注入。每个穴位注射0.2～0.5毫升。每次选用2～6个穴位，每周1～2次。12周为1个疗程。

方解 随着现代医学的研究发展，穴位注射疗法的临床应用日益广泛。穴位注射疗法通过注射针对经穴的机械性刺激发挥针刺样治疗作用，同时注射在经穴中的药物循经直入患处，可最大限度地发挥药物效应。

（4）热敏灸疗法。

取穴 在百会、生发穴（风池与风府连线中点）、阿是穴（脱发局部）、中脘、关元、带脉、血海、足三里、肾俞、肝俞等穴区及其附近，通过艾条悬灸，只要出现以下1种以上（含1种）灸感就表明该腧穴已发生热敏化，如：透热、扩热、传热、局部不热远部热、表面不热深部热，施灸部位或远离施灸部位产生酸、胀、麻、痛等非热感等，确定并标记该热敏腧穴。用以上方法找到的热敏穴区，每次取2个热敏腧穴。

操作 先进行回旋灸2分钟，继之以雀啄灸1分钟，再循经往返灸2分钟，最后施以温和灸。以上4个步骤为每个穴位行热敏灸的必要过程。施灸的最佳剂量以每个穴位完成饱和消敏灸量为准。

方解 回旋灸可温通局部气血，雀啄灸可加强穴位敏化，循经往返灸可激发经气，温和灸可发动感传、开通经络。此法常与毫针刺法配合应用。

（5）推拿疗法。

本法主要采用推拿、按摩的方法治疗。推拿、按摩部位主要在颈部、头面部。

操作 ①颈部推拿：患者取正坐位，医者坐于患者背后，用大拇指以轻柔手法松解颈部及肩背部肌肉5分钟。再以弹拨法，重点弹拨颈部肌肉、韧带及肩背部肌肉，以患者舒适为度。再点按风府、风池、安眠等穴，以酸胀为度。②头面部推拿：患者取仰卧位，医者坐于其头侧，依次按揉百会、四神聪、头维、率谷、四白、攒竹、丝竹空等穴，指法轻柔有力，以酸胀为度。用开天门（推攒竹）、推坎宫、按揉及运太阳、拿风池等手法，每种手法操作1分钟。用大鱼际按揉额面部，以眼睛为圆心，自额部起按顺时针至太阳、颧部再绕回至额部，每侧1～3次，再将五指分开，以五指指腹轻柔有力地按压头皮，搓摩头皮5分钟，再以扫散法、梳理法，先由前到后，再向两侧进行操作，以1～2分钟为宜，最后用指尖叩击头部，用力要有弹性。

方解 推拿疗法可改善头、面、颈部血液循环，调理手、足三阳经及相络、属的脏腑功能，促进毛发再生。

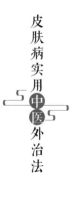
（6）火针疗法。

取穴　阿是穴、心俞、脾俞、胃俞、肝俞、肾俞、膈俞。

操作　阿是穴用多头火针，施多针浅刺的方法，其余穴位用单头火针，急进急出。

方解　通过穴位将热直接导入人体，调节体气，温通经络，使肌肤腠理开启，促进局部血液循环，加速毛囊再生，促进毛发生长。此法常与毫针刺法配合应用。

（7）穴位埋线疗法。

取穴　背俞穴为主。第1组配肝俞、肾俞、血海。第2组配膈俞、脾俞、足三里。两组穴位交替使用，均取双侧。

操作　先将严格消毒过的针具材料备齐，并将3-0号医用羊肠线剪为1～2厘米长若干段备用。患者取仰卧（四肢部穴位）位或者俯卧位（腰背部穴位），用安尔碘消毒穴位。医者洗手、消毒，8号注射针头内作为针芯的不锈钢无菌针灸针（28号2寸）稍退后，将1～1.5厘米长的线从注射针头的针尖处装入针体，线头与针尖内缘齐平。左拇指及食指捏起或绷紧进针部位皮肤，右手持针。四肢穴位直刺，刺入深度根据患者肥胖程度而定，但一定要大于2厘米的深度；腰背部穴位朝上与皮肤呈小于15°角斜刺进针，刺入穴位1.5～2.5厘米。进针得气后，边推针芯，边退针管，将医用羊肠线埋植于穴位的皮下组织或肌层内，线头不得外露，出针后，用消毒干棉球按压针孔，无须包扎。2周治疗1次，12周为1个疗程。嘱患者埋线后忌剧烈运动及忌食辛辣燥热之物。

方解　穴位埋线疗法是一种长效刺激方式，在这两组穴位埋线，具有长效滋阴补血，调理脾胃功能的效应。该方法常与梅花针叩刺法及毫针刺法配合应用，能达到局部与远端、长效与短效相结合的治疗效应。

2. 中药外敷疗法

（1）斑秃。

主症　突然脱发，脱发区可呈圆形或椭圆形，甚至全部头发脱落，脱发处皮肤光滑。

中药外敷方　①新鲜毛姜30克。将毛姜切片，擦拭患处，每天3～4次，7天为1个疗程。②斑蝥1克，红花10克，川芎10克，酒精500毫升。将斑蝥、红花、川芎放入酒精内浸泡7天后，擦拭患处，每天3～4次，7天为1个疗程。③花椒（味越麻越好）浸泡于高度白酒中，1周后，用干净的软布蘸此浸液搽抹局部头皮，秃鬓、秃顶也可只搽抹局部，不拘时间，次数不限，若经常配以姜汁汤洗头，效果更佳。

（2）脂溢性脱发。

主症 脱发于前发际及两端，逐渐稀疏，脱发处有细软毛发，头发皮脂溢出，伴有瘙痒。

中药外敷方 ①新鲜侧柏叶500克。将侧柏叶捣烂取汁，擦拭患处，每天3～4次，7天为1个疗程；骨碎补、侧柏叶、红花、旱莲草、当归、桂枝、干椒各20克，浸于1000毫升的75%酒精中7天，取汁，局部外涂，每天3次。②红花、干姜、当归、侧柏叶、草乌、皂角刺各20克，浸于3000毫升的75%酒精中10天，取汁，局部外涂，每天3次。③侧柏叶、何首乌、枸杞子、红花、桑叶、桑白皮、杭菊花、川椒、旱莲草、补骨脂、生姜各30克，浸于2000毫升95%的酒精中7天，取汁，局部外涂，每天3次。

3. 中药熏洗疗法

艾叶6克，菊花6克，薄荷6克，防风6克，藁本6克，藿香6克，甘松6克，蔓荆子6克，荆芥6克。上药加水适量，煎煮20分钟，去渣取汁，趁热熏洗患处，每天2～3次，7天为1个疗程。

4. 心理疏导

耐心听取患者倾诉，有目的地和患者进行心理沟通，消除患者焦虑情绪，使患者树立治病信心，积极配合治疗。

（四）典型病例分析

病例

患者，女，58岁。

[主诉]脱发2年，头顶片状脱发1周。

[现病史]该患者近2年因工作压力大，脱发较多。1周前发现头顶部出现片状脱发，脱发周边头发变白，脱发处皮肤平滑发亮。平素常伴有善太息、头微痛、失眠多梦等症状，怕冷，容易紧张、焦虑，睡眠欠佳，大便时干时稀，精神萎靡不振。

[专科查体]头顶部头发脱落大约4厘米×5厘米，边界头发变白，头发稀少（图14-5左）。舌淡，苔薄白，脉沉弦。

[诊断]西医诊断：①脂溢性脱发；②斑秃。

中医诊断：①蛀发癣；②鬼剃头（肝肾阴虚型）。

[治疗]热敏灸疗法与毫针刺法结合。

（1）热敏灸疗法。该患者的热敏穴：阿是穴（脱发局部）、关元、百会、生发穴（风池与风府连线中点）、足三里、肾俞、肝俞。每次取2个热敏腧穴，分别进行回旋灸2分钟以温通局部气血，继之以雀啄灸1分钟加强穴位敏化，再循经往返灸2分钟以激发经气，最后施以温和灸发动感传、开通经络。以上4个步骤为每个穴位行热敏灸的必要过程。施灸的最佳剂量以每个穴位完成饱和消敏灸量为准。

（2）毫针刺法，取穴：百会、生发穴（风池与风府连线中点）、阿是穴（脱发局部）及中脘、关元、血海、足三里、肾俞、肝俞、阳交、筑宾、安眠。平补平泻手法。上述治疗每周2次，治疗12周为1个疗程。

经上述方法治疗8周后，该患者斑秃部位周边陆续长出细小毛发，斑秃范围变小（图14-5中）。治疗12周后停止治疗，24周后随访，斑秃部位已长出较长头发，范围大大缩小。头顶中心已经长出黑发（图14-5右）。

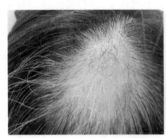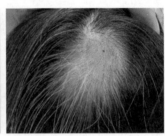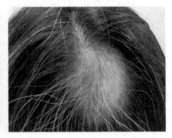

图14-5　斑秃（肝肾阴虚型）治疗前后对比

（左：治疗前；中：治疗8周；右：治疗12周）

附：中药内治法

（1）血热风燥证。

本证相当于干性脱发。

主症　头发干枯或焦黄，头发均匀而稀疏脱落，头屑较多，头皮瘙痒，自觉头部炽热，舌质红，苔微黄或微干，脉细数。

治法　凉血祛风，养阴护发。

方药　凉血消风散加减。生地黄、当归、白蒺藜各12克，荆芥、蝉蜕、羌活、苦参各6克，巨胜子、女贞子、墨旱莲、杭菊花、桑叶、玄参各10克。水煎口服，每天1剂。

（2）脾胃湿热证。

本证相当于油性脂溢性脱发。

主症 患者往往恣食肥甘厚味，或素体皮脂腺分泌旺盛，可见头发油亮，头皮潮红，发根黏腻，头发稀疏脱落，舌质红，苔黄微腻，脉濡数。

治法 健脾祛湿，清热护发。

方药 祛湿健发汤加减。炒白术、泽泻、猪苓、白鲜皮各12克，生地黄、何首乌、赤石脂、苍术各10克，羌活、川芎各3克，山楂、虎杖、茵陈、生薏苡仁各15克。水煎口服，每天1剂。

（3）肝肾不足证。

本型患者多有遗传倾向，常见于脑力劳动或体弱者。

主症 脱发处头皮光滑或遗留稀疏细软短发，常伴腰膝酸软，夜尿频多，虚烦难寐，舌质红，苔少，脉弦。

治法 滋补肝肾，填精生发。

方药 七宝美髯丹加减。制何首乌20克，枸杞子、菟丝子、怀牛膝、茯苓、桑寄生、黄精、山茱萸、熟地黄、山药、黄芪各10克，炙甘草6克。水煎口服，每天1剂。

加减 偏阴虚者，可加女贞子、墨旱莲、桑椹各10克，以补肾养阴。若心烦口干，口舌溃疡，舌红少苔，脉细数，证属阴虚火旺者，可加知母、黄柏、玄参各15克，以滋阴清热泻火。偏阳虚者，加补骨脂、杜仲、续断、淫羊藿、巴戟天各10克，以补肾壮阳。精神紧张、失眠多梦者，酌加牡蛎、龙骨、夜交藤各20克，合欢皮、酸枣仁各15克，以安神解郁。

四、腋臭

（一）临床表现

臭汗症多见于多汗、汗液不易蒸发和大汗腺所在的部位，如腋窝、腹股沟、足部、肛周、外阴、脐窝及女性乳房下方等，以足部和腋窝臭汗症最为常见。足部臭汗症常与足部多汗伴发，有刺鼻的臭味，夏天明显。腋窝臭汗症俗称狐臭、腋臭，中医称狐臭又为"体气""狐燥""狐气"，是一种特殊的刺鼻臭味，夏季更明显。

（二）病因病机

腋臭多与先天禀赋有关，禀于先天，承袭父母腋下秽浊之气，熏蒸于外，从腋下而出；或因过食辛辣厚味之品，致使湿热内蕴；或由天热衣厚，久不洗浴，使津液不能畅达，以致湿热秽浊外堕，熏蒸于体肤之外而引起。

（三）辨证治疗

1. 针灸疗法

（1）毫针刺法。

扫描第252页二维码即可观看腋臭毫针刺法操作视频

取穴　极泉、肩髃、肩井、太冲、支沟。

操作　极泉穴用重度刺激，注意勿伤腋动脉，避开动脉，直刺1~1.5寸，整个腋窝酸胀，有麻电感向前臂指端放散，或上肢抽动。其余穴位采用中度刺激。每天1次，每次留针20~30分钟，10次为1个疗程。湿热盛者加内庭、阴陵泉。

方解　极泉部位淋巴结和淋巴管丰富，皮肤汗腺发达，弹拨腋下极泉穴能宽胸理气、通畅气血、疏通经络，故刺激该穴可以治疗瘰疬和腋臭。配合针刺肩髃、肩井、太冲、支沟，可整体调节机体汗腺的分泌。

（2）火针疗法。

取穴　少海、极泉及穴位周围（毛囊和臭腺部位）。

操作　①患者取仰卧位，然后再让患者双手抱头，露出腋窝，消毒后，用火针快速刺入极泉穴及此穴周边上下左右0.8寸各1针。随后用闪罐法连续吸拔穴位及周边部位10~15次，并留罐30秒左右，达到皮肤潮红的状态。每隔7天治疗1次，3次为1个疗程。②患者取仰卧位，先将腋毛剃去，局部用肥皂水洗净。常规消毒后用2%利多卡因行局部麻醉。医者右手持粗火针在酒精灯上烧红至发白，对准毛囊和臭腺部位（极泉穴及周边部）迅速刺入毛囊臭腺基底部，穿过上下囊带，立即出针，然后连续围刺毛囊臭腺5~10针，以45°角斜刺为佳。刺后以棉球在针孔周围挤压或配合拔罐，将囊内臭液和少许血挤出，用红霉素软膏涂于局部，敷料包扎，防止感染。取双侧少海穴，在对穴位进行常规消毒后，用三棱针放血3~5滴。

方解　火针疗法具有解毒、散瘀、除臭之效，火针刺激毛囊和臭腺部位（极泉穴及周边部）可使堵塞不通的汗腺得以疏通，腋臭自然改善或消失。与少海穴配合，具有宁心安神、减少汗液分泌之效。该方法要注意不要在天气过热的夏季进行，以春、秋两季为宜。

2. 中药外敷疗法

（1）白矾、公丁香、花椒皮、白芷、胆矾各50克，全部打碎；取生姜1000克榨汁500克，加入无水乙醇500克，共浸泡1周后加冰片10克备用。蘸药液涂搽腋窝，每天3次。

（2）将大田螺放入清水中，一直养到盖张开。等到盖张开，立刻通过针头放入一个巴豆，然后将田螺放到杯子中。大约1小时之后，田螺就会化成水，将这个水涂抹在腋下，每天3次，可有效地消除狐臭。

（3）新鲜的辣椒粉和碘酒按照1∶6的比例混合，然后每天早晚各擦拭一次腋下，立即就能够看到效果。不过需要注意的是，在涂抹这种药液之前，一定要先擦拭干净汗渍。

（4）红升丹、东丹、轻粉、硫黄、公丁香。上药以12∶30∶18∶30∶10的比例共同碾成细末混匀，加入热化后的凡士林调匀，装在有色瓶中备用。每天1次，取饭粒大小，涂搽于腋下，10天为1个疗程。此方具有杀虫止痒、祛湿解毒之效。

（5）檀香、沉香、木香、甘松各等份，麝香少许。上药研细末，以茶水调匀涂搽患处1天2次。10天为1个疗程。

（6）白芷10克，公丁香20克，密陀僧30克。上药研细末以纱布包药扑患处，1天1次，10次为1个疗程。

（7）川花椒、陈皮、枯矾、白芷各10克，冰片5克。前4味晒焦研细末，再加冰片研细末和匀。先将腋臭部位用温水洗净擦干，以纱布蘸药粉，在患处揉搽按摩，1天2～3次，10天为1个疗程。

（8）白芷30克，密陀僧70克，枯矾30克。上药共研细末，将腋窝汗液洗净擦干后，用纱布蘸上药粉搽于患处，揉搽10分钟，1天1次，7天为1个疗程。

附：中药内治法

（1）秽浊内壅证。

本证常有家族史，多于青春期发病。

主症 可伴有其他部位有相同臭味，夏日更甚，腋汗色黄，黏稠如膏似脂，耳道多有柔软耵聍，舌脉如常。

治法 芳香化浊。

方药 香薷饮加减。香薷10克，白扁豆15克，厚朴10克，藿香10克，佩兰叶10克。水煎口服，每天1剂。

（2）湿热熏蒸证。

本证常无家族史，好发于夏季。

主症 腋下多汗，臭味较轻洗浴后可减轻或暂时消除，舌红苔腻，脉滑数。

治法 清热解毒利湿。

方药 四妙丸加减。苍术10克，黄柏12克，土茯苓30克，生薏苡仁30克，白花蛇舌草30克，棉花根30克。水煎口服，每天1剂。

加减 湿热重者，可加行气之陈皮10克。热重者，可加清热解毒之黄芩6～9克，重用苍术15克及黄柏15克。

（四）典型病例分析

病例

患者，女，14岁。

［主诉］双侧腋下味浓2年余。

［现病史］患者于2年前开始，双侧腋下味浓，夏季较明显，饮食可，二便自调。

［专科查体］双侧腋下、皮下有小结节，直径为0.5～1.0厘米。

［诊断］西医诊断：狐臭。

中医诊断：狐燥。

［治疗］火针疗法与毫针刺法结合。

先将腋毛剃去，局部用肥皂水洗净。外涂2%利多卡因乳膏，医者右手持粗火针在酒精灯上烧红至发白，对准毛囊和臭腺部位迅速刺入毛囊臭腺基底部，穿过上下囊带，立即出针，然后连续围刺毛囊臭腺5～10针、配合拔罐，囊内臭液被挤出，术毕用红霉素软膏涂于局部，敷料包扎24小时，每周1次。

经火针疗法与毫针刺法结合治疗2周后，该患者痊愈。

扫码观看视频

痤疮毫针刺法
操作视频

玫瑰痤疮面部闪罐
疗法操作视频

玫瑰痤疮放血疗法
操作视频

斑秃毫针刺法
操作视频

斑秃梅花针叩刺法
操作视频

斑秃穴位注射法
操作视频

腋臭毫针刺法
操作视频

第十五章 皮肤肿瘤

一、瘢痕疙瘩（面部瘢痕）

（一）临床表现

瘢痕是由于物理、生物、化学等因素的损害作用于人体皮肤软组织，导致皮肤软组织的严重损伤而不能完全自行正常修复，转由纤维组织替代修复留下的既影响外观又影响功能的局部症状。如手术、烧伤、烫伤、严重外伤后遗留的瘢痕。

（二）病因病机

通常将增生性瘢痕（HS）和瘢痕疙瘩（K）统称为病理性瘢痕。瘢痕疙瘩是以胶原等大量结缔组织基质的过度产生和沉积的皮肤纤维化疾病。传统医学认为是经络损伤不通，造成气血不和，肌肤失养，病灶局部组织异常增生。

（三）辨证治疗

针灸疗法

（1）水针疗法。

取穴 瘢痕部位。

注射药物 曲安奈德40毫克加2%利多卡因2毫升混匀。

操作 在瘢痕部位皮内注射，以围刺的方法进针。在瘢痕与正常皮肤交界处进针，向心性注射。注射后轻轻按揉瘢痕处。每周1次，一般需要连续注射3次。如果没有痊愈，1个月后可再进行治疗。

方解 曲安奈德注射液为合成的皮质类固醇，皮下注射，可刺激皮下组织胶原蛋白再生，改善结缔组织基质的过度产生和沉积的皮肤纤维化。

（2）火针疗法。

扫描第261页二维码即可观看瘢痕疙瘩火针疗法操作视频

取穴 瘢痕局部。

操作 用细或中粗的尖头火针。采用密刺法，由病灶外周按顺时针方向向中心点刺，点与点之间为1～2毫米，采用多针浅刺法。以局部有少量血星渗出为度。每周1～2次，根据皮肤恢复情况，决定治疗频次。

方解 火针作用于病灶局部，具有软坚散结、活血通络的作用，修复局部组织，使气血通畅，肌肤荣润，瘢痕逐渐被吸收。

（四）典型病例分析

病例

患者，女，59岁。

［主诉］上唇部外伤后出现瘢痕3个月。

［现病史］该患者于3个月前开始，上唇有一黑痣，激光治疗后，出现瘢痕。

［专科查体］右侧上唇部瘢痕，高出皮肤，质硬，直径0.5厘米×0.5厘米，色淡红（图15-1左）。

［诊断］西医诊断：瘢痕。

中医诊断：肉龟疮。

［治疗］用细的尖头火针在瘢痕处采用密刺法，由病灶外周按顺时针方向向中心点刺，点与点之间为1～2毫米，采用多针浅刺法。以局部有少量血星渗出为度。每周1～2次。经上述疗法治疗3周后，该患者痊愈（图15-1右）。

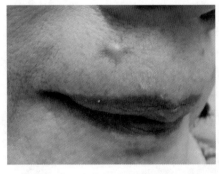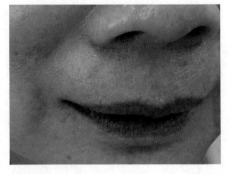

图15-1 瘢痕治疗前后对比

（左：治疗前；右：治疗后）

二、汗管瘤

（一）临床表现

汗管瘤是颗粒状小丘疹，直径为1～3毫米大小，坚实，多数密集而不融合，呈圆形或平滑状（图15-2）。皮疹为皮色、淡黄色或褐色，圆形、卵圆形或不规则形，表面光滑或附有油腻物，边界清楚，其上无毛发。最常见的发生位置在眼睛四周，包括上、下眼睑与脸颊上半部，也可能出现在前胸、腹部、腋下、生殖器官。病程漫长，很少自行消退，通常无自觉症状，有的患者在夏季因出汗困难而有瘙痒或灼热感，发生于女阴者可有剧痒。

（二）病因病机

中医认为皮肤上的赘生物大多都归于肌肤腠理毛孔不密，风热邪毒侵入皮肤，或人体肝虚血燥，筋气不荣，郁积皮肤生成丘疹而发病所致。

西医认为汗管瘤是由于表皮内小汗腺管堵塞，汗液不能正常代谢，刺激汗腺管表皮增生增厚，引起脂肪代谢功能发生障碍，汗腺导管外壁细胞的过度增生，在皮肤表面形成凸起的丘疹。组织化学研究证明汗管瘤含典型小汗腺起源的磷酸化酶和水解酶，是一种向末端汗管分化的汗腺良性肿瘤。

（三）组织病理学检查

大体特点　为多个淡棕色或肤色小丘疹，针尖至绿豆大小，常常成片生长而不融合，表面有蜡样光泽。

镜下特点　本瘤为末端汗管分化的小汗腺腺瘤，位于真皮，真皮内可见很多小导管，其壁由两排上皮细胞构成，大多扁平，但内排细胞偶或空泡化。导管腔内含有无定形物质，有些导管有小的豆点样上皮尾巴，呈蝌蚪状。另有圆形豆点状细胞索，索内可见有腔隙，类似胎儿末端汗管。

（四）鉴别诊断

根据临床特点，汗管瘤一般不难诊断，但容易和扁平疣、脂肪粒、睑黄瘤发生混淆。鉴别要点如下。

1. 汗管瘤

汗管瘤一般长在女性的眼部周围，丘疹的颜色基本和肤色接近，突起的部分是尖的，用手摸比较硬，常对称分布，左眼睛有，右眼睛基本也有。用针排不出东西。汗管瘤一般有蜡样光泽（图15-2）。

2. 脂肪粒

脂肪粒一般是白色的小颗粒，用手摸比较硬，用针排能排出白色的颗粒，不对称分布。脂肪粒和汗管瘤经常混合生长，治疗时需要同时治疗（图15-3）。

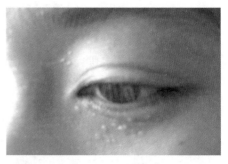

图15-2　汗管瘤

3. 扁平疣

扁平疣的疣体突出部位一般是扁平的，质地较软，疣体颜色会随着年龄的增长而加深，变成褐色、咖啡色、灰色等，汗管瘤疣体的颜色一般不会随着年龄的增长而改变。疣体分布不对称。

（五）辨证治疗

汗管瘤的治疗主要是外治法。

1. 针灸疗法

（1）火针疗法。

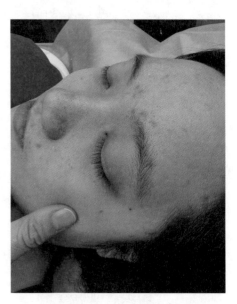

图15-3　脂肪粒

取穴　在汗管瘤部位点刺。

操作　用圆头细火针采用密刺的方法治疗，每周1～2次。

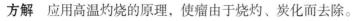

扫描第261页二维码即可观看汗管瘤火针疗法操作视频

方解　应用高温灼烧的原理，使瘤由于烧灼、炭化而去除。

（2）梅花针叩刺法。

取穴　局部叩刺与整体调整结合。局部叩刺即在病变局部按经脉循行叩刺，或在其局部由外围向中心叩刺。整体调整是按经脉辨证循经取穴，根据汗管瘤分布部位所属经脉进行叩刺，叩刺顺序为：颈部、脊背部、上肢、面部、眼部。

操作　叩刺分为3种：轻刺、重刺和中等刺法。轻刺，即叩刺后皮肤表面微微发红。重刺，即叩刺后皮肤有血星。中等刺法在轻、重程度之间，叩刺后皮肤潮红。临床多采用中等刺激。每一针之间的距离，一般在1厘米。

方解　梅花针叩刺法属于中度刺激手法，刺激汗管瘤局部，能够活血化瘀，促进表皮内小汗腺管的正常代谢，改善汗腺管表皮的增生增厚。通过循经叩刺，可改善脏腑功能，使肌肤腠理毛孔开泄正常。

注意事项　①不论轻刺、重刺都应注意运用腕部弹力，使针尖刺到皮肤后，由于反作用力而使针弹起，这样可减轻针刺部位的疼痛。此外叩刺速度要均匀，防止快慢不一、用力不匀地乱刺。针尖起落要呈垂直方向，即将针垂直地刺下，垂直地提起，如此反复操作。防止针尖斜着刺入和向后拖拉着起针，这样会增加患者的疼痛。针刺部位须准确，按预定应刺部位下针。②注意检查针具，如果发现针尖有钩毛或缺损、针锋参差不齐者，须及时更换。③针具及针刺局部皮肤（包括穴位）均应消毒。④局部皮肤有创伤及溃疡者，不宜使用本法。

（3）毫针刺法。

取穴　水分、外丘、天枢、丰隆、睛明、四白、三阴交、阳陵泉、神门、足三里。

操作　平补平泻手法，留针30分钟。每周2次。

方解　水分、外丘、天枢、丰隆、足三里、三阴交，可促进脂肪代谢；睛明、四白局部取穴，可促进局部血液循环；阳陵泉、神门，可疏肝解郁、宁心安神。

临床治疗汗管瘤常采用体针疗法结合火针疗法，或体针疗法结合梅花针叩刺法。

2. 中药熏洗疗法

组成　苦参30克，大枫子30克，紫草30克，大黄30克，枯矾20克，荆芥20克。

用法　水煎微温外洗患处，可去除面部油脂，改善局部血液循环，促进局部脂肪代谢，每天1剂。

（六）典型病例分析

病例

患者，女，47岁。

［主诉］眼部周围丘疹，对称分布，丘疹表面有蜡样光泽。

［现病史］患者于半年前开始，左眼内眼角出现与皮色相同的丘疹，继之右侧对称部位相继出现，逐渐增多，连成一株，饮食可，二便自调。舌质暗，苔厚腻，脉弦滑。

［专科查体］双侧眼内角成簇丘疹，丘疹表面有蜡样光泽（图15-4左）。

［诊断］西医诊断：汗管囊肿腺瘤。

中医诊断：汗管瘤。

[治疗] 针灸疗法。①火针疗法（细火针、密刺法），可起到软坚散结的作用。每周1次。②毫针刺法，取穴：水分、外丘、天枢、丰隆、睛明、四白、三阴交、阳陵泉、足三里。平补平泻手法，留针30分钟。每周2次。经上述疗法治疗3周后，该患者症状明显改善（图15-4右）。

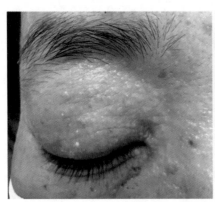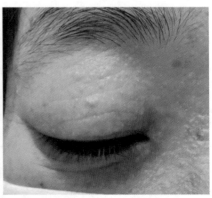

图15-4　汗管瘤治疗前后对比

（左：治疗前；右：治疗后）

三、眼睑黄斑瘤

（一）临床表现

眼睑黄斑瘤是由眼睑局部皮肤脂质代谢障碍引起的，是一种良性病变。其特征为在上眼睑内眦处发生橘黄色针头大或豆大丘疹，边缘明显，略高出皮面，触之柔软，有时波及下眼睑，融合后形成黄色圈。随年龄逐渐增大，大者占据大半部眼睑皮肤，两眼睑皮肤常同时或先后发病，呈对称型。

（二）病因病机

传统医学认为黄斑瘤与患者肝郁、血瘀甚至肾虚等有一定的相关性。现代医学认为该病与患者内分泌失调、慢性肝病、精神因素、口服避孕药、妊娠等因素有关系。此外，尤其是患有高脂血症、家族性胆固醇血症及糖尿病等的老年人，也与黄斑瘤的发生有一定的关系。

（三）辨证治疗

需要根据黄斑瘤的大小、位置、范围来决定。黄斑瘤位置靠近睑缘、面积较大，建议手术治疗；远离睑缘、面积小、数量少，可以采用火针或冷冻的方法去除。

1. 火针疗法

取穴　阿是穴（黄斑瘤局部）。

扫描第261页二维码即可观看眼睑黄斑瘤火针疗法操作视频

操作　将眼睑上提，远离眼球。用平头火针，将火针烧红后，与病变处接触，待局部变白后立即移开。待结痂脱落后，根据黄斑瘤的大小、厚薄变化，可施下一次治疗。一般需要1～3次治疗。

方解　火针疗法为一种强通法，直接刺激病灶局部，可促进眼睑皮肤沉积物的代谢，具有软坚散结的功效。

2. 冷冻法

取穴　阿是穴（黄斑瘤局部）。

操作　用棉签蘸液氮与病变处接触，待局部变白后又恢复至原来的黄色为一个冻融周期。根据黄斑瘤的厚薄可施用1～3个冻融周期。冷冻后局部勿沾水，1周左右黄斑瘤即可脱落，对于残留部分或复发患者可以再进行冷冻。

方解　冷冻治疗可使组织快速冷冻，温度降到0℃以下，细胞内、外的组织液形成冰晶，细胞结构被破坏。冷冻之后继之细胞脱水，膜系统的脂蛋白变性，组织发生缺血性梗死，营养缺乏，而终至坏死、脱落。

（四）典型病例分析

病例

患者，女，45岁。

［主诉］右眼上眼睑内侧有一淡黄色、扁平状皮损。

［现病史］患者于半年前开始，右眼上眼睑内侧出现蛋黄色、扁平状皮疹，皮疹逐渐增大，时有瘙痒、质硬。饮食可，二便自调。舌质暗，苔薄白，脉弦。

［专科查体］右眼上眼睑内侧有2厘米×1厘米、淡黄色、扁平状皮疹（图15-5左）。

［诊断］西医诊断：眼睑黄斑瘤。

　　　　　中医诊断：脂瘤。

［治疗］用平头火针，"点灼"该患者的扁平状皮疹局部，1次即痊愈（图15-5右）。

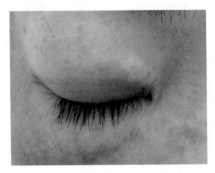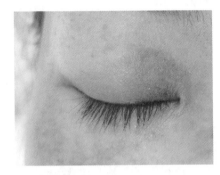

图15-5 眼睑黄斑瘤治疗前后对比

（左：治疗前；右：治疗后）

四、粟丘疹

（一）临床表现

粟丘疹俗称"脂肪粒"，多见于面部，尤其是眼部。可见白色疙瘩，无痛痒，用手摸比较硬，用针能排出白色的颗粒，不对称分布。

（二）病因病机

传统医学认为本病的发生与肝郁气滞、经络受阻有关；或脾虚湿热，湿痰内生，消化吸收失衡，导致身体的脂肪异聚，皮层发硬，产生脂肪瘤。

现代医学认为粟丘疹发生于毛囊或皮脂腺，大多是化妆品中刺激成分的伤害导致肌肤受损，从而在皮肤自行修复的过程中，生成了一个白色小囊肿。也有可能是由于化妆品太油腻，皮脂被角质所覆盖，不能正常排至表皮，从而堆积于皮肤内形成白色颗粒。

（三）辨证治疗

针灸疗法

挑刺法。

扫描第261页二维码即可观看粟丘疹挑刺法操作视频

取穴 阿是穴（丘疹局部）。

操作 病灶局部双重消毒（先用碘伏，再用75%的酒精），用一次性注射针头（4号），在阿是穴挑刺，一定注意要浅刺，会有白色分泌物溢出。一般1次即可痊愈。

方解 脂肪粒具有病灶小、表浅、局限的特点。故适合用挑治法，将针刺入病灶处皮下，使白色分泌物排出。

（四）典型病例分析

病例

患者，女，41岁。

[主诉]眼部周围数个白色颗粒状物。

[现病史]近2个月，患者眼睑周围出现数个白色颗粒状物，质硬，无痒痛感。饮食可，二便自调。舌质暗，苔厚腻，脉弦滑。

[专科查体]双侧眼睑散在分布数个白色颗粒状物，质硬。

[诊断]西医诊断：粟丘疹。

中医诊断：脂瘤。

[治疗]在患者阿是穴（丘疹局部）采用挑刺法，1次即可痊愈。

扫码观看视频

瘢痕疙瘩火针
疗法操作视频

汗管瘤火针疗法
操作视频

眼睑黄斑瘤火针
疗法操作视频

粟丘疹挑刺法
操作视频

第十六章 性传播疾病和动物源性皮肤病

一、尖锐湿疣

（一）临床表现

本病好发于生殖器和肛周，男性多见于包皮、系带、冠状沟、龟头、尿道口、阴茎体、肛周、直肠内和阴囊，女性多见于大小阴唇、后联合、前庭、阴蒂、宫颈和肛周。偶可见于阴部及肛周以外的部位，如腋窝、脐窝、口腔、乳房和趾间等。女性阴道炎和男性包皮过长是发生尖锐湿疣的促进因素。

主要表现：损害初期为细小淡红色丘疹，以后逐渐增大增多，单个或群集分布，湿润柔软，表面凹凸不平，呈乳头样、鸡冠状或菜花样突起，红色或污灰色，根部常有蒂，且易发生糜烂渗液，触之易出血。皮损裂缝间常有脓性分泌物淤积，致有恶臭，且可因搔抓而引起继发感染。本病常无自觉症状，部分患者可出现异物感和痛、痒感或性交痛。直肠内尖锐湿疣可发生疼痛、便血、里急后重感。

（二）病因病机

尖锐湿疣主要是由于湿热蕴毒引起。其发病除了与传染因素有关外，与患者的体质，以及内因和外因的相互作用有直接关系。湿热之体，由于素喜肥甘厚味，嗜好烟酒，湿热内蕴下注皮肤黏膜，使前后二阴局部潮湿，蕴久成毒，发为尖锐湿疣；外染毒邪，多由于不洁性交的直接接触或游泳等间接接触，感染湿浊毒邪；或寒凝日久，导致气滞血瘀而发病。

（三）辨证治疗

1. 针灸疗法（火针疗法）

取穴 阿是穴（疣体部位）。

操作 皮损边缘注射2%利多卡因，用平头火针烧灼皮损部位。治疗结束后，每天用碘伏、酒精局部消毒。7天不要接触水，尽量少运动。

方解 用火针烧灼疣体，使疣体蛋白组织变性、坏死，最终组织脱落。

火针疗法常与中药口服配合应用。

2. 中药熏洗疗法

（1）马齿苋60克，枯矾30克，朴硝100克。煎水熏洗，每天1～2次，每次20分钟。熏洗后以青黛散（青黛30克，石膏60克，滑石60克，黄柏30克）合六一散（滑石180克，甘草30克）混合撒疣体上，保持干燥清洁。

（2）木贼草膏。木贼草200克，水煎后滤出液再加热浓缩成糊状，将纱布条在药液中浸泡2天后取出敷于患处，每天3次，每次20分钟。

（3）坐浴方。明矾、白鲜皮、黄芩、板蓝根各30克，蛇床子、川椒、地肤子、芙蓉花各15克。上药用纱布包，加水煎至2000毫升，滤渣，降温至40℃，坐浴，每天2次，每次20分钟，每剂药可坐浴2次。本方适用于女性尖锐湿疣或男性尖锐湿疣范围广泛者。

3. 药膳疗法

（1）白花蛇舌草30～60克，水煎去渣，取汁500毫升，调入蜂蜜适量，频饮。

（2）菝葜根500克，甘草25克。上药水煎滤液100毫升，每次服50毫升，每天2次。

（3）马齿苋250克，面粉150克，制成包子蒸食，分餐食用。

（四）典型病例分析

病例

患者，女，16岁。

［主诉］大小阴唇部群集分布、表面凹凸不平、呈乳头样突起3个月。

［现病史］该患者身体较胖，阴部、肛门处常年潮湿，近半年出现外阴、肛门处散在、多发淡红色丘疹，逐渐变成乳头样突，无痒、痛感。饮食可，大便黏，舌淡，苔腻，脉沉。

［专科查体］大小阴唇部群集分布、表面凹凸不平、呈乳头样突起，呈污灰色。

［诊断］西医诊断：尖锐湿疣。

中医诊断：臊疣。

［治疗］火针疗法与中药口服治疗结合。

（1）火针疗法，取穴：阿是穴（皮损局部），每周1次。

（2）中药口服。苍术10克，黄柏10克，生薏苡仁30克，土茯苓30克，牡丹皮10克，通草10克，泽泻10克，马齿苋30克。方中苍术、黄柏清下焦湿热；生薏苡仁健脾除湿，具有抗病毒的功能；配土茯苓、牡丹皮、通草、泽泻、马齿苋解毒除湿、活血化瘀。水煎口服，每天1剂。

［复诊1］该患者治疗4周时，皮损基本消失，但外阴及肛门部位仍潮湿，时有瘙痒，停用火针疗法，继续中药口服治疗，配合中药熏洗疗法。

（1）中药口服。上方继续口服。

（2）中药熏洗疗法。明矾30克，白鲜皮30克，黄芩30克，板蓝根30克，蛇床子15克，川椒15克，地肤子15克，芙蓉花15克。上药用纱布包，加水煎至2000毫升，滤渣，降温至40℃，坐浴。每天2次，每次20分钟。

［复诊2］经上述疗法治疗8周后，该患者基本痊愈。

附：中药内治法

（1）湿热下注证。

本证是由于肝胆湿热下注，循经流注阴部所致。

主症　除上述典型表现外，伴有肛周皮损潮湿红润，或有包皮过长，或有白带过多，口苦、口黏、口渴不喜饮水，大便黏滞不畅，小便黄。舌红，苔黄腻，脉弦数。

治法　清利湿热，解毒消疣。

方药　苍术10克，黄柏10克，生薏苡仁30克，土茯苓30克，牡丹皮10克，通草10克，泽泻10克，马齿苋30克。方中苍术、黄柏清下焦湿热；生薏苡仁健脾除湿，具有抗病毒的功能；配土茯苓、牡丹皮、通草、泽泻、马齿苋解毒除湿、活血化瘀。水煎口服，每天1剂。

加减　如湿热重者，可加入龙胆草10克。大便不通者，可加入芦荟10克。

（2）外染毒邪证。

常见疣体增大迅速，或合并梅毒、淋病，有明确的不洁性交史。本证由于外染毒邪，毒气蕴滞，故疣体增大迅速。

主症　自觉症状常较轻或无，舌脉亦可正常。

治法　清热解毒。

方药　马齿苋60克，败酱草15克，紫草15克，大青叶15克，木贼草15克。水煎口服，每天1剂。

方解 方中马齿苋为主药，清热解毒；配合败酱草、紫草、大青叶、木贼加强清热解毒、活血散结之效。如皮损灰暗，或病程较长，酌加蜂房、丹参、红花等活血化瘀之品。

（3）气血瘀滞证。

本证是由于毒邪结聚日久，阻滞气机，致气血瘀阻所致。

主症 皮损暗红或暗褐色，增长缓慢，经久不消，或有疼痛。舌暗淡，苔薄白，脉细涩。

治法 理气活血，化瘀散结。

方药 桃仁10克，红花10克，川芎10克，当归10克，丹参10克，蜂房10克，柴胡10克，夏枯草30克。水煎口服，每天1剂。

方解 方中取桃仁、红花、川芎、当归、丹参、蜂房活血化瘀；柴胡疏肝理气，引药直达病所；夏枯草清热解毒，软坚散结。

加减 气虚者，可加入生黄芪30克，以补气解毒，提高机体免疫力。疣体坚硬者，可加入生龙骨、生牡蛎各30克，以软坚散结。

二、虫咬皮炎

（一）临床表现

虫咬皮炎是被虫类叮咬，或接触其毒液或虫体毒毛而引起的一种皮炎。其临床特点是皮肤呈丘疹样风团，上有针头大的瘀点、丘疹或水疱，呈散在性分布。患者常伴有不同程度的痒感、刺痛、灼痛感等，其中以皮肤瘙痒最为常见。

（二）病因病机

人体皮肤被虫类叮咬，接触其毒液，或接触虫体的毒毛，邪毒侵入肌肤，与气血相搏所致。

（三）辨证治疗

1. 针灸疗法

火针疗法与拔罐疗法结合。

取穴 阿是穴（皮损局部）。

操作 用细的尖头火针，根据皮疹的大小，在皮疹中心及周围多针、浅刺，

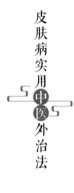

配合拔罐。罐中常常有血水被拔出，一般1次即痊愈。

方解 火针点刺局部，可以热引热，配合拔罐，将皮疹中的毒素拔出，起到清热解毒的作用，即可止痒。

2. 中药外敷疗法

（1）白花蛇舌草10克，苦参10克，薏苡仁10克，苍术10克，蒲公英10克，半枝莲10克。上药水煎浓缩，去渣滤汁50毫升，放冷后频涂皮肤。

（2）白花蛇舌草、鸡骨草、蝉蜕、苦参、冰片等份，研细末，涂在蚊虫叮咬处。用于有分泌物渗出者，每天2～3次。

（四）典型病例分析

病例

患者，女，4岁。

［主诉］周身散在红色皮疹2天。

［现病史］患者晚上外出游玩，被蚊虫叮咬，周身散在皮疹，奇痒，患者抓挠不停。饮食可，二便自调。

［专科查体］周身有7处皮疹，皮疹色红，直径为1.5～2厘米。

［诊断］西医诊断：虫咬皮炎。

　　　　　中医诊断：毒虫咬伤。

［治疗］拔罐疗法与中药外敷疗法结合。

（1）拔罐疗法。皮损处拔罐，每周2～3次。

（2）中药外敷疗法。白花蛇舌草10克，苦参10克，薏苡仁10克，苍术10克，蒲公英10克，半枝莲10克。上药水煎浓缩，去渣滤汁50毫升，放冷后涂搽皮肤，每天可数次。

经拔罐疗法与中药外敷疗法结合治疗1周后，该患者痊愈。

附：中药内治法

热毒蕴结证。

主症 皮肤成片红肿、水疱、瘀斑，发热，胸闷，尿黄，舌红，苔黄，脉数。

治法 清热解毒。

方药 五味消毒饮合黄连解毒汤加减。金银花20克，野菊花15克，蒲公英15克，紫花地丁15克，紫背天葵15克，黄连9克，黄芩6克，黄柏6克，栀子9克，地肤子10克，白鲜皮10克，紫荆皮10克。水煎口服，每天1剂。

参考文献

[1] 昊晟堂. 皮肤病的中医病因病机[EB/OL].（2019-01-02）[2021-04-26]. http://www.360doc.com/content/19/0102/17/15512571_806077016.shtml.

[2] 周珏伟. 中医论引起皮肤病的病因病机[EB/OL].（2012-11-12）[2021-05-15]. https://mip.qiuyi.cn/Disease/diseasedetail?id=2040.

[3] 艾儒棣. 中医皮肤病病因及诊断[J]. 中国中西医结合皮肤性病学杂志，2008，07（02）：119-121.

[4] 吴小红，丁旭，曾雪. 重视皮肤病中医辨证论治规律的探索[J]. 中国皮肤性病学杂志，2015，29（04）：410-411.

[5] 李建伟. 谈皮肤病中医辨证中的几个关系[J]. 中国皮肤性病学杂志，2014，28（09）：953-954.

[6] 赵怀智，屠辉辉，赵咏，等. 皮肤病郁证病机浅谈[J]. 新中医，2014，46（10）：11-13.

[7] 寿亚荷，2004. 浅谈皮肤病中医治疗原则[C]//中国中西医结合学会. 第四届中韩皮肤病会议、第二届中英皮肤病会议暨2004中国中西医结合皮肤性病学术会议论文集. 沈阳：辽宁科学技术出版社：349-351.

[8] 杨素清，柏青松，王姗姗. 仲景"汗法"在皮肤病治疗中的应用[J]. 西部中医药，2022，35（03）：64-67.

[9] 余冰. 络病学在皮肤病治疗中的应用[J]. 中医研究，2008，21（10）：46-48.

[10] 李伯华，周冬梅，张广中. 浅谈赵炳南"首辨阴阳"学术思想对皮肤病湿证治疗的指导作用[J]. 中华中医药杂志，2015，30（06）：1985-1987.

[11] 周锡奎，植兰英. 针灸治疗皮肤病的思路和方法[J]. 河南中医，2013，33（10）：1799.

[12] 王寅. 田从豁针灸治疗皮肤病效验集[M]. 北京：中国中医药出版社，2014.

[13] 杨涛. 田从豁教授形神并调治疗皮肤病经验特色总结[J]. 环球中医药，2017，10（03）：321-322.

[14] 刘巧松. 王寅老师针灸治疗皮肤病经验[J]. 针灸临床杂志，2004，20（06）：56.

[15] 齐永. 论脐针疗法中的方位补泻[J]. 中国针灸，2006，26（05）：371-373.

[16] 齐永. 脐针疗法、脐全息与脐诊法[J]. 中国针灸，2004，24（10）：70-75.